科学出版社"十四五"普通高等教育本科规划教材

职业卫生与职业医学

主　编　牛　侨

编　委　（按姓氏汉语拼音排序）

常秀丽	复旦大学	陈　杰	中国医科大学
陈　田	首都医科大学	陈　曦	天津医科大学
陈　莹	中国医科大学	陈卫红	华中科技大学
杜桂花	南昌大学	范广勤	南昌大学
凤志慧	山东大学	何丽华	北京大学
黄　敏	宁夏医科大学	黄瑞雪	中南大学
兰亚佳	四川大学	李　婕	首都医科大学
李　静	徐州医科大学	李富业	新疆医科大学
聂继盛	山西医科大学	宁　丽	新疆医科大学
牛　侨	山西医科大学	牛丕业	首都医科大学
宋　静	山西医科大学	汤乃军	天津医科大学
王　红	武汉大学	王冬明	华中科技大学
王伟轩	华北理工大学	吴永会	哈尔滨医科大学
谢　杰	南昌大学	杨　瑾	山西医科大学
杨巧云	天津医科大学	张凤梅	山东大学
张慧芳	山西医科大学	张艳淑	华北理工大学

科学出版社

北京

内 容 简 介

职业卫生与职业医学作为预防医学的重要分支，对于保护职业人群健康、提高工作效率、促进社会和谐稳定具有重要意义。我国正处于高速发展阶段，不可避免地产生各种各样的职业卫生问题，这其中既有传统的职业卫生问题，也有随着新材料、新工艺的应用而带来的新问题。本教材以当前我国职业卫生和职业医学领域的实际需求为出发点，结合国际先进理念和实践经验，力求为广大学者提供一本既具有理论深度又兼具实用价值的参考书。

本教材共分 10 章，从职业卫生与职业医学的基本概念、研究内容和方法入手，系统介绍了职业病防治、职业健康监护、作业环境监测与评价、突发公共卫生事件中的职业卫生等方面的知识。

本教材可供预防医学专业本科生、研究生使用。

图书在版编目（CIP）数据

职业卫生与职业医学 / 牛侨主编. -- 北京：科学出版社，2024.6.
(科学出版社"十四五"普通高等教育本科规划教材). -- ISBN 978-7-03-078893-1

Ⅰ. R13

中国国家版本馆 CIP 数据核字第 2024L9T000 号

责任编辑：王 颖/责任校对：周思梦
责任印制：张 伟/封面设计：陈 敬

科 学 出 版 社 出版

北京东黄城根北街 16 号
邮政编码：100717
http://www.sciencep.com

北京富资园科技发展有限公司印刷
科学出版社发行 各地新华书店经销
*
2024 年 6 月第 一 版 开本：787×1092 1/16
2024 年 6 月第一次印刷 印张：14 1/4
字数：441 000

定价：69.80 元
（如有印装质量问题，我社负责调换）

前　言

　　工作对人类的健康、生存和发展是必要且有益的，大量的劳动者构成了职业人群，健康的职业人群对一个国家的经济和社会发展，甚至政治和社会稳定都是至关重要的。但是，某些类型的工作会对劳动者造成健康损害，或者至少在某些情况下会对劳动者产生不利影响。职业卫生是研究工作对人们健康有利和不利的影响，以及如何减少工作的不利影响，维持和改善职业人群的健康。

　　与自然环境和生活环境相比，工作场所往往是特定的环境，我们称之为职业环境，如果采取有效的措施，就能够有效地控制职业环境。一般来说，工人在工作中接触到的有害物质和因素，以及发生工伤事故，用人方缺乏对其控制或控制不力是造成健康损伤甚至是职业病和工伤的主要原因。职业人群主要由 18～60 岁的人组成（在人口老龄化的情况下有些是 65 岁甚至 70 岁的人），他们一般每天可能会有 8 小时暴露于相对高浓度的有毒物质或因素，或高强度的潜在健康损害作用的生理或心理因素中。

　　随着社会的快速工业化和发展，人类的工作模式正在迅速改变。目前，在大多数高度发达和中等发达的经济体中都有相对充分的就业，但在发展中经济体和一些发达经济体中仍有很多人在做兼职或打零工，其职业危害因素暴露更为复杂。由于以市场为导向的全球产业分工，不同的暴露模式和暴露持续时间，职业危害所带来的不利影响在不同的行业和国家可能不同。制造业目前主要集中在发展中国家，这些国家的传统职业病如尘肺病及金属、化学和农药中毒仍然普遍发生。在工业化进展迅速而管理和控制措施滞后的地区，职业事故尤为常见。在发达国家，随着传统产业的去工业化和对高科技产业的重视，职业危害往往比较隐蔽，对健康的不利影响处于潜伏状态，但总有一天会发生。随着经济全球化的发展，为了满足全球经济和市场的需要，工作也更加多样化，更加密集，更加以服务为导向，更加规范，更加全天候，从而产生了长工时和过劳的问题。2020 年开始，远程工作成为政府、机构、公司和服务部门白领员工的重要工作模式，虽然通勤和商务旅行减少了，但身体过劳、人体工程学和心理问题，如忧虑、眼睛疲劳和损伤、颈肩腕综合征却增加了。

　　职业病是"可预防的疾病"，也就是说，在采取有效控制措施的情况下，所有职业病都可以得到很好的预防，即使是一些比较"轻微"的疾病，如紧张、抑郁和上肢障碍，也可以在疾病发生前通过良好的管理和控制措施来防止其发生或使其降低到低水平。遗憾的是，到目前为止，绝大多数的职业病，如尘肺病、噪声引起的听力损失等，都不能完全治愈，这些职业病患者也不能完全康复。世界各地的职业卫生和职业医学专家达成共识："治愈"不良工作环境比治愈职业病患者要更有意义。

牛　侨

2024 年 1 月

目　　录

第一章 绪 论

第一节 职业卫生概述

一、职业卫生的概念和目的

职业卫生是公共卫生的一个工作领域，旨在促进和维持所有劳动者最大程度的身体、精神和社会幸福。职业环境中存在各种化学、生物和物理因素，当这些因素的强度超过容许接触限值时，可能会对暴露工人造成不利的健康影响，甚至导致职业病和职业伤害。

职业卫生的目标是认识、评估、预测和控制工作环境中的职业危害；维持和促进工人的健康、工作能力；改善工作条件和工作环境，使之有利于工人的安全和健康。

二、劳动和健康

工作是人类自身和经济发展的基础，它促进了人类的生存和发展。职业和工作条件对健康公平有着强大的影响力。当它们有利时，可以提供社会保护、社会地位、个人发展和自尊，保护人们免受生理和心理因素的危害，并对健康产生积极影响。然而，危险的工作条件和不符合标准的就业形式造成了不可忽视的健康损害，给卫生系统和国民经济造成巨大损失。有效的干预措施可预防职业危害，发展健康的工作场所，以及保持和恢复工人的功能。然而，目前有些地区职业卫生服务的覆盖率仍然很低，无法提供最基本的预防干预和职业病防护。

工作的每一个方面都可能会带来伤害风险，生产活动本身和所生产的产品将大量危险因素引入到职业环境中，风险取决于其所涉及活动的性质，以及工人在职业环境中暴露于危害因素的程度，尤其是当暴露强度超过我们的身体所能承受的程度时。

职业人群占世界人口的一半以上，是经济和社会发展的主要贡献者。然而，全世界只有约15%的劳动者能够获得专门的职业卫生服务与必要的职业卫生知识，并获得由用人方提供的职业健康风险评估、健康监测、安全操作和工作方法培训及必要时的急救服务。工作期间，职业人群可能会经历工作场所中出现的各种危险，通常是高水平的危害因素暴露，随后会产生急性或慢性健康影响。根据国际劳工组织（International Labor Organization，ILO）的报告，与工作有关的疾病和伤害风险较高的工作场所包括许多部门，如采矿、建筑、制造、运输、电力、化学、纺织、农业和林业。特定的职业群体可能面临特定疾病的特殊风险。例如，采矿工人患尘肺病和接触性损伤；建筑工人患振动综合征和听力损失；化工厂工人中毒；冶炼厂工人烫伤和中暑；运输工人腰背痛和患肌肉骨骼疾病；办公室工作人员紧张和患颈肩腕综合征；医护人员过度疲劳和感染。几乎所有职业群体都在职业环境中暴露于职业危害，他们需要全面覆盖的必要的基本职业卫生服务。如果所有劳动者，特别是非正式行业、小型企业、个体工商户、农村、农业、垄断行业、畜牧业和流动工人不能获得职业病和与工作有关的疾病的预防，以及最基本的保健服务，那么全民保健就无法完成。

ILO和国际职业健康委员会（International Commission on Occupational Health，ICOH）估计，仅2017年就有280万人死于与工作有关的疾病和伤害。

在本章中，我们将介绍仍存在于工作场所的经典的职业性有害因素、出现在新产业和新工作模式中的新的职业性有害因素，简介它们导致的职业病和工作相关疾病。

三、化学有害因素

工作场所空气中的化学有害因素可按其化学性质分为单一化学物质、复合化合物；按其物理性质分为固体、液体、气体等。近几个世纪以来，尽管一些传统的"旧"化学品的暴露量减少，但许多新的化学品大量合成并应用，新的暴露问题随之增加。

所有的化学品在高水平的暴露下都可能对健康造成不良影响或中毒。另一个重要问题是多种化学品的"混合暴露"问题。为了调查和控制这些混合风险，必须采用各种形式的生物采样、监测和评估，制订更好的暴露测量方法和毒性评估策略。对化学品引起不良影响的测量不仅包括诸如临床诊断的中毒、死亡或癌症等重大事件，还包括更细微的影响，如可以通过免疫毒性、神经行为毒性、遗传毒性和表观遗传修饰的特定测试来评估影响，如测量免疫反应分子和抗体；神经行为缺陷指数；姐妹染色体单体交换（SCE）或 DNA 加合物；DNA 甲基化；微 RNA（microRNA）、crRNA、内源竞争 RNA（ceRNA）和长链非编码 RNA（lncRNA）的差异性表达。另一种常用于研究化学物质暴露影响的方法是比较暴露组和未暴露组的某些症状的发生，作为"可比性"的指标，这种技术已被广泛用于职业病和工作相关疾病的现场调查和流行病学研究中。

国际上公认一些化学物质是致癌剂，可能导致职业性肿瘤，如肺癌和膀胱癌；应对这些化学物质致职业性肿瘤的风险进行流行病学调查，以采取预防措施，降低患病率和死亡率。这些癌症的病变用传统流行病学方法无法进行早期识别和干预，已逐渐采用分子流行病学方法进行识别，即利用分子生物学和基因技术来衡量暴露和影响，并尽可能考虑到个体易感性。

（一）无机粉尘

粉尘通常由颗粒尺寸大于 0.5μm 的固体颗粒组成，通过破碎、爆炸、摩擦、切割或其他机械力作用于原材料而形成。在矿物开采、金属熔炼、建筑、煤矿开采、道路建设、隧道挖掘等生产过程中，产生微小粉尘。工人长期吸入含有粉尘的空气，对他们的健康造成损害，尤其是呼吸系统损害，并可能患上尘肺病。尘肺病是一类复杂疾病的总称，主要由吸入矿物粉尘引起的肺组织纤维化和肺腺泡部分的其他炎症反应组成。生产场所常见的无机粉尘主要有以下几个类型。

1. 硅 硅是地球上最丰富的元素，许多硅酸盐对人类有害。二氧化硅化学式为 SiO_2，其中主要的危害来自 α-石英，这是五种不同多晶型中最常见的一种，其化学式均为 SiO_2。原始状态的 α-石英对肺部有致纤维化作用，并可通过加热将其转化为其他两种形式，也有致纤维化作用。矽肺（又称硅肺、硅沉着病）是世界上最常见的尘肺病类型，由吸入结晶型游离二氧化硅引起，危害从事采石、采矿、石材切割和抛光、喷砂和修补工作的工人。

2. 煤炭 在煤炭生产和利用过程中，会产生煤尘。煤尘是煤、高岭土、云母、二氧化硅和其他矿物的复杂混合物，长期吸入会引起煤工尘肺病，煤尘出现在所有与煤炭开采有关的工作过程中，包括煤炭隧道挖掘、煤壁爆破、长壁开采、选煤和洗煤、煤炭装载和运输。

3. 石棉 石棉被应用在许多生产过程中，使用的石棉类型有温石棉、铁石棉、青石棉、阳起石、透闪石和直闪石。石棉肺和石棉相关疾病出现在石棉工人中。石棉肺是一种由吸入石棉纤维引起的弥漫性间质性肺纤维化。此外，吸入石棉还会引起其他几种不同的胸膜、肺疾病，包括胸膜斑块、胸膜弥漫性增厚、良性胸腔积液、肺癌和恶性间皮瘤。

（二）有机粉尘

棉尘、木尘、谷尘是在农业生产、农产品加工、纺织业和家具生产中常见的有机粉尘。吸入有机粉尘和一些低分子量的化学物质可引起外源性过敏性肺泡炎和职业性哮喘。"农民肺"和"鸟类爱好者肺"是该病最常见的形式。

（三）有毒金属和类金属

许多工业生产中使用的铅、锰、铝、铍、镉、铬、铜、铁、汞、镍、锌、砷等属于有毒金属和类金属，当工人大量接触时，就会产生健康损害，并患上职业病或与工作有关的疾病，损害范围广泛，包括过敏、肺组织纤维化、认知障碍、神经系统疾病、贫血及消化系统疾病。

1. 铅　铅化合物分为无机铅和有机铅，目前仍在许多工业中使用。存在无机铅暴露的工业场所包括铅矿开采和精炼，电池、金属铅配件的制造和回收，散热器维修，船舶和飞机螺旋桨研磨，有色金属铸造，制造枪支金属或含铅铜器，喷涂铅基油漆，打磨或火焰切割含铅金属、含铅陶瓷釉料，使用硬脂酸铅作为稳定剂的 PVC 管道制造；接触方式主要是通过呼吸系统。有机铅暴露发生在接触四甲基铅或四乙基铅的石油工人中。

铅是一种神经毒素，导致神经行为变化和自主神经系统功能障碍、认知障碍、神经传导速度下降。铅还与肾脏功能障碍、血压升高和精子异常有关。急性和慢性铅中毒可能伴有其他严重影响，如贫血、便秘、腹痛、铅线、抽搐、幻觉、昏迷、虚弱、疲劳、震颤和垂腕。

2. 镉　接触镉的主要行业和生产工艺包括镍镉电池制造、钢铁的镉电镀、焊接、钎焊、生产低熔点安全阀和制造金属合金。镉盐广泛应用于生产颜料、橡胶、油漆、油墨、塑料稳定剂、烟花、整流器、太阳能电池和电视荧光粉。镉主要经过呼吸道进入人体，通常是在将镉材料或其盐作为粉末处理的工作过程中，或在工作场所产生热烟雾的情况下。从镍镉电池废料中回收镉和焊接镀镉金属也是重要的暴露来源。长期接触镉会导致肾脏损伤，有时会形成肾结石，此外还会造成呼吸系统损伤（纤维化），镉是高度可疑的人类致癌物。

3. 汞　汞用于潜艇压舱物、雷汞炸药雷管、温度计、气压计、压力泵、电灯和汞整流器、氯碱电池电极、干电池、电气开关、化学催化、牙科汞合金及从矿石中提取黄金。汞主要在大脑和肾脏中蓄积，导致中枢神经系统损伤，导致头痛、震颤、虚弱和精神障碍（包括羞怯、易怒和兴奋）。它可以影响男性和女性的生殖功能。

4. 砷　用于制造合金、电缆护套和电池栅极。而砷化合物（氧化物和与其他金属的复合盐）广泛用于除草剂、杀虫剂、木材防腐剂、防污涂料和杀菌剂中。最近用于高科技电子加工中的半导体和各种辐射探测器。职业暴露主要是由呼吸道吸入，急性影响包括出血性胃炎、肌肉痉挛、面部水肿、周围神经病变、腐蚀作用和皮肤损伤。慢性影响包括对鼻黏膜的刺激，长期接触低浓度砷粉尘的工人会发生鼻中隔穿孔。砷也是一种人类致癌物，可导致肺癌和呼吸道癌症。

5. 铬　金属铬被广泛用作不锈钢、特殊工具金属、焊条和电阻丝的合金。铬以几种价态存在，三价铬盐被广泛使用。存在铬暴露的典型工作场所和生产工艺包括铬电镀、不锈钢的手工金属电弧焊和药芯电弧焊、铝阳极氧化、铬基木材处理、皮革鞣制、制造和使用含有铬盐作为颜料或铬酸锌作为防锈剂的喷漆、使用重铬酸盐作为染色和摄影的媒染剂、制造和使用用于腐蚀性环境的高温含铬水泥。职业性接触主要是通过呼吸吸入。金属铬、三价铬盐和铬铁矿原矿可引起呼吸道和皮肤刺激，以及皮炎；长期吸入四价铬化合物粉尘可引起肺癌。

6. 铝　是工业和日常生活中使用最多的金属：汽车制造、造船、飞机制造、电线和电缆；家用产品，如门、窗框、屋顶和隔热材料；包装材料，如铝箔、饮料罐和包装；等等。铝化合物和材料广泛用于生产玻璃、陶瓷、橡胶、木材防腐剂、药品及防水纺织品。铝盐明矾被用于水处理，天然铝矿物被用于水净化、炼糖、酿酒和造纸工业。研究认为，在电解铝车间工作的铝暴露工人出现了认知障碍，铝在阿尔茨海默病的发生中起了一定作用。铝电解冶炼工人会出现一组称为"电解车间哮喘"的症状，其特征是咳嗽并伴有呼吸困难、喘息和胸闷。

7. 锰　是工业中广泛使用的金属，主要用于炼钢，也用于生产锰合金、铸铁、碱性锰干电池、染料和化学品、消毒剂和漂白剂及杀菌剂。主要职业性锰接触发生在锰矿石的开采和冶炼过程中。过量的锰暴露会引起中枢神经系统功能紊乱，称为锰中毒。锰中毒综合征表现为冷漠、厌食和精神兴奋、言语障碍、笨拙和表情僵硬，并可能发展为步态蹒跚、肌肉僵硬、震颤。

8. 锌　用于钢铁和屋顶铁器的镀锌保护，用于玩具和高档商品的轻质金属铸件，氧化锌用于油漆和汽车轮胎填充物、锌干电池盒和合金化黄铜。在通风不良条件下从事热浸镀锌、锌冶炼的工人，以及氧化锌和粒状锌生产的工人最易患锌烟热。氯化锌烟雾也是有毒的，会引起肺部组织的炎症和腐蚀，进而导致肺部快速纤维化。

9. 镍　主要用于不锈钢和其他具有高耐腐蚀性和耐高温的镍合金中，也用于镍镉电池、镍电镀、蒙乃尔合金、镍化学反应催化剂、磁带、硬币、珠宝及电子、电气和发动机部件中，作业工人会接触到含镍的粉尘和烟雾。含镍金属的焊接也可能导致镍暴露。皮肤暴露镍的工人中会出现手臂镍痒或镍湿疹。吸入羰基镍会导致头痛、头晕和呕吐的急性症状，然后出现胸痛、干咳、呼吸急促和极度虚弱的症状。

（四）有机溶剂

暴露于有机溶剂是很常见的。喷漆、脱脂、家具制造、制鞋、印刷、干洗、金属工业、强化塑料工业及油漆、胶水和其他化学品的生产过程中可能会接触有害溶剂；一般来说，溶剂多是混合暴露的。接触有机溶剂对生殖、神经、内分泌系统可产生不利影响，接触苯可导致再生障碍性贫血和白血病。

（五）气体和蒸气

当发生某种化学反应或复杂化学物质分解时，气态污染物作为副产品释放出来，如烤箱和窑炉中天然气不完全燃烧产生的一氧化碳，柴油机尾气产生的氮氧化物。蒸气一般是由工作场所中常温下的液体蒸发产生的；大量的液体有机化学品被用作溶剂、黏合剂、油漆、化学反应物，通过自然蒸发、加热或喷涂而产生蒸气。工作场所中的气体和蒸气可根据其潜在的不良影响分为三类：刺激性气体、窒息性气体和其他气体。刺激性气体可引起呼吸道刺激、咳嗽、哮喘、眼睛流泪、视物模糊或其他视觉障碍、酸性味道感。窒息性气体分为两类，单纯窒息性气体和化学性窒息性气体。单纯窒息性气体，如甲烷、二氧化碳、氩气、氮气和六氟化硫，没有直接的化学效应，只是在密闭工作空间内置换了空气中的氧气。化学性窒息性气体会干扰血液中氧气的运输或组织对氧气的利用，如一氧化碳或氰化氢。许多气体和几乎所有溶剂产生的蒸气都是混杂的，它们会对中枢神经系统（CNS）产生急性影响，并对身体的不同器官产生慢性毒性作用。

（六）工作环境中的特定致癌物

金属［铍、镉、铬（Ⅵ）、镍和铁］、类金属（砷）和金属化合物被认为是人类致癌物。肺是所有金属致癌物的主要靶器官。主要的职业暴露发生在这些金属的开采、冶炼、铸造和精炼过程中。职业性癌症是指在工作场所或特定职业中由于暴露于某些制剂或因素而引起的任何恶性肿瘤。这种暴露可能是特定的化学物质、物理因素、纤维状石棉、生物制剂或可能释放特定致癌物的生产过程。在职业人群中，五分之一的癌症可能归因于职业暴露。芳香胺是化学致癌物，膀胱是主要靶器官。与芳香胺风险有关的传统职业是制造化学品和染料的行业。一些多环芳烃可能是尿路致癌物，在炼铝厂和接触溶剂的油漆工中可见。患石棉沉着病的工人中，患肺癌的风险至少增加 5 倍，超过 40% 的石棉沉着病患者死于肺癌，其中约 10% 死于间皮瘤。

四、物理有害因素

物理有害因素是指危险的物理因素，通常是指通过物理方式（如辐射、热、噪声和振动）向人体传递能量的因素，或者与自然界水平物理特性不同的环境因素，如高温和低温、高气压和低气压、高海拔。

（一）噪声

生产中产生的噪声问题仍然是工作环境中的一个大问题。噪声对工人造成的主要损害是听力受损，这可能局限于听力水平的可逆性改变，定义为暂时性的听阈位移，在安静的地方会自动恢复正常。如果长期暴露在高噪声水平下，可能会发生永久性的听力下降，称为噪声聋。噪声也可影响工作效率、睡眠和血压，精神症状包括疲劳、头痛和易怒。

（二）振动

振动可通过多种途径到达人体，对健康所致不良影响主要集中在全身振动和手臂振动。接触全身振动发生在使用车辆时，如农场工人、货运车辆司机和起重卡车司机。全身振动引起的身体功能紊乱被称为"晕动症"，主要症状是胃部问题、前庭功能障碍、循环系统变化、月经紊乱、心理影响和背痛。手臂振动或手传振动发生在使用手持电动（或风动）工具、手动机械或手持机器加工材料或半成品的工人中。手传振动在农业、建筑、采矿、工程、林业、金属加工和维修、铸造、道路作业、公共事业和造船业中很常见。手传振动引起的疾病被称为"雷诺综合征"。

（三）高温和低温

如果环境温度过高，人体获得的热量大于汗液蒸发丢失的热量，热量在体内积聚，会导致热应激、中暑甚至热衰竭，威胁到个体的生命。可能导致热应激、中暑和热衰竭的工作包括处理熔融金属、金属精炼、玻璃制造、锅炉和熔炉维护、采矿和隧道挖掘、消防及在炎热气候下的户外工作。低温可能导致冻伤、体温过低，并对操作产生不利影响。可能导致体温过低的工作包括在寒冷环境和低温下进行的工作：室外作业和室内（冷库、肉类加工），以及其他寒冷环境下的内陆和海上工作。

（四）电离辐射

电离辐射的危害可能来自于对全身或部分身体的均匀照射（外辐射），以及由于吸入放射性物质造成的照射，这些放射性物质可能集中在某些器官和组织中（内辐射）。电离辐射能够穿透身体并损害组织，通常是电离组织分子。高剂量的电离辐射，特别是急性高剂量暴露，会导致大脑、肠道和造血系统受损而致死。这种暴露只发生在核电站事故或核弹爆炸中。较低剂量的暴露可以损伤皮肤或眼睛的晶状体。辐射通常用于无损检测、发电、医学研究和诊断程序。

（五）非电离辐射

非电离辐射是指波长大于 100nm，能量较低，不能引起物质电离的电磁波，如紫外线、可见光、红外线、微波和高频电磁场，其能量不足以破坏分子键，因此不会导致电离。近年来，有研究观察了电磁场与癌症、生殖和神经行为损害之间的关系。有报告指出，电气工人患白血病、脑瘤和男性乳腺癌的风险增加。激光辐射的特点：单色、相干、明亮、高辐照度，并能在小表面上积聚强烈的能量。激光束通过热烧伤和光化学损伤产生生物损伤，并可集中在视网膜上产生高强度的照射。

（六）光辐射

光辐射由紫外线、可见光和红外线辐射组成，波长为 100nm ～ 1mm，其损伤基本上局限于皮肤和眼睛。紫外线辐射与非黑色素瘤和黑色素瘤有关。户外工作者，如农民、地质调查人员、石油工人、建筑工人、输电线路架线和维修工人及船舶甲板船员，患非黑色素瘤的风险增加。紫外线辐射可引起电光性眼炎和雪盲症，这些症状主要发生在明亮的紫外线辐射源（如焊接电弧和雪地反射的强烈阳光）暴露的数小时后。红外线辐射会对皮肤和眼睛造成热损伤，眼睛过度暴露在红外线辐射下可能会诱发白内障，并可能因脱水发作而加剧。光辐射暴露也可能引发光敏症。

（七）环境压力的改变和不利影响

长时间深潜及从深水中快速上浮会产生减压病和骨坏死。在较高的压力下，惰性气体（主要是氮气）会溶解在组织中。当压力迅速降低时，氮气会从组织释放到血液中并形成气泡，如果这些气泡在血液循环或中枢神经系统中出现，就会造成严重影响，可能危及生命。长期在高海拔地区生活和工作会引起急性高原病、高原肺水肿和脑水肿，这些都是由低气压和缺氧引起的。

五、生物有害因素

有些职业人群会暴露于生物有害因素，如病毒、细菌、真菌，并被生物制剂感染。生物有害因素对卫生保健人员具有特殊的风险。结核分枝杆菌、人类免疫缺陷病毒（HIV）是最常见的生物有害因素，它们可以感染医务人员，并引发结核病、获得性免疫缺陷综合征（AIDS）。牧民、畜牧业工人、兽医、动物屠宰场工人、毛皮加工工人可能感染布鲁氏菌患布鲁氏菌病。林业工人可能被蜱虫脑炎病毒感染，患森林脑炎。

六、人体工效学因素

人体工效学用于研究如何将工作场所使用的设备及操作设备的姿势设计得健康、安全、舒适、易于操作，同时保持最佳工作效率。近年来，更多的机械化和自动化减少了传统的重物搬运问题，但同时导致了更多的单调工作，并引发新的问题，如紧张和颈肩腕综合征。目前，肌肉骨骼疾病，特别是影响背部和上肢的疾病，是服务、通信、智能技术（IT）和其他计算机化行业最重要的职业健康问题。这些新的人体工效学问题很少导致严重的残疾，但可能会严重损害患者日常生活的质量，并会因为生产力损失和生病缺勤而给职业人群带来沉重的经济负担。重复用力的手工工作与手-腕肌腱综合征和腕管综合征的危险度增加有关，在键盘或机器手柄上长时间重复操作与患肩颈疾病的危险度增加有关。

七、心理因素

在现代职业人群中，工作环境中的社会心理因素对健康不良、生病缺勤和疾病的影响已经成为一个与生理因素同等甚至更严重的问题。能够影响工人心理感受的工作组织，工人在工作组织中的地位，影响他们自己的工作模式，并增加工作压力和某些其他疾病的危险度。社会心理因素与心脏疾病、睡眠障碍和肌肉骨骼疾病的危险度有关。工作的心理要求、工人控制其工作模式的能力及工作场所的社会支持对于减轻与工作有关的压力和背部疼痛都很重要。

如今，工作模式的改变正在创造对社会心理能力要求较高但对体力活动要求较低的工作。支柱产业可能从非技术性工作转向主要从事久坐的高技能或多技能的工作，从劳动密集型产业转向技术密集型和信息密集型制造业与服务业、智能制造业、人工智能应用产业和5G电信应用产业，新的职业危害造成的新问题可能会出现，并占主导地位。

利用信息和通信技术进行远程工作在工作场所发挥着重要的作用，并日益增长。如果组织和实施得当，远程工作可平衡工作与生活，减少交通和通勤时间，减少空气污染，间接地改善身心健康。除了上述益处，远程工作环境可能无法满足传统工作场所的职业安全和健康标准。不合格的环境和工作场所及设备和支持的不足可能导致肌肉骨骼疾病、眼睛疲劳和损伤。在数字环境中工作，与同事身体隔离可能导致心理健康问题和不健康的行为。

政府、雇主和工人在远程工作时，都应该保护和促进健康与安全。雇用远程工作者应该制订计划，这些计划应评估和管理健康与安全的风险因素；提供工作站、计算机和外围设备，以及远程信息和通信技术（ICT）支持。职业健康服务可以提供人体工程学、心理健康和社会心理支持。工人应与雇主合作实施这些措施，履行自己的健康和安全职责，以确保远程工作的体面和安全的条件。

（牛　侨）

第二节　发展中国家职业病和职业伤害的预防

根据世界银行和国际货币基金组织的分类，发展中国家人口约占全球总人口的70%。因此，发展中国家人口的健康状况决定了全世界人口的健康状况。全球每年仍有1220万人在工作年龄死于与环境（包括工作、职业环境）有关的疾病，这种情况大部分发生在发展中国家。

一、发展中国家职业卫生状况的复杂性

在发展中国家，职业卫生是医疗保健系统中一个相对被忽视的领域。发达国家和发展中国家在发展和工业化程度上有差异，职业和环境健康体系也有差异，这些差异主要表现为职业卫生问题、需求和服务的不同模式。职业卫生状况在很大程度上是由每个国家的社会政治、

文化和经济结构决定的，导致城市、农村、工业、农业、传统产业和新兴产业、正规和非正规生产部门的职业卫生问题混杂在一起。健康服务涵盖职业卫生服务、一般健康服务、国家健康服务和私人健康服务。总的来说，由于经济、社会发展和工业化模式不平衡，发展中国家的职业卫生系统发展薄弱而且不平衡。

工业发展对健康会产生直接和间接的影响，包括对生产工人和普通人的直接或间接的毒性作用。因此，必须采用从发达国家的历史经验中学到的传统方法，全面处理发展中国家的职业卫生问题，预防由职业因素直接引起的疾病。然而，传统的职业卫生服务往往集中在城市工业区域和服务部门中的正规工厂的工人，而忽视了许多发展中国家大量从事非正规或无管制生产人群的职业卫生问题，因此发展中国家完全照搬发达国家经验导致职业卫生服务明显不足，未能充分关注高危的工作条件、自营职业、家务劳动、零工、不适合妇女从事的危险工作及童工等特殊问题。农药和农业化学品在发展中国家的农业生产中广泛甚至过量使用，因此应关注发展中国家这些化学品产生的职业卫生问题。

二、发展中国家特有的人口结构和生产模式

发展中国家的 16 岁以下的人口占比很大，因此存在童工问题。在一些国家 70% 以上的人口生活在农村地区。在过去几十年里，许多农民离开土地，到工业部门工作，成为农民工。发展中国家的生产特点为技术密集度较低，信息密集度较低。有些行业属于正规行业，但有些属于非正规行业，这也导致职业卫生状况更加复杂。

一般正规行业自身拥有职业卫生服务，或与各种职业卫生服务和危险工作环境监管机构有联系。但是，这些服务不足，只能为一小部分员工提供。正规生产行业主要由采掘业和农业组成。矿物开采可能会产生由粉尘引起的呼吸道疾病，如尘肺病，由噪声引起的听力损失，以及由振动引起的雷诺综合征；而农产品的生产则与农药中毒和过敏性肺泡炎有关。这些生产活动也与职业伤害率升高有关。在康复设施落后的低技术社会中，职业病和职业伤害造成了罹患者身体残疾。建筑业、筑路业中职业危害因素也很显著，如使用石棉和沥青等危险材料会造成不良的健康后果。一些发展中国家制造业生产所用的技术、机械和原材料都比较落后，工人的工作条件往往更差，职业病的发病率更高。在某些情况下，发达国家被禁止使用的工艺和材料仍然在发展中国家合法或非法使用。发达国家的企业经常利用发展中国家当地法律的漏洞，将过时的技术、机器和材料转移到发展中国家，以获得更多的利润，被称为危害因素和危害工艺的出口或转移。薄弱的立法和恶劣的生产条件造成了灾难性的后果，如印度的博帕尔惨案。

非正规产业雇用的工人不分性别和年龄，这可能危害不适合从事该产业的女性和青少年健康。以家庭为基础的传统手工工艺生产与采用现代工艺和材料的小规模生产并存，它们的产品种类繁多，如鞋子、衣服、钢铁、水泥、煤炭、家具、化学溶剂、黏合剂和农药。非正规产业经常非法雇用儿童和年长工人，并合法地雇用在生育年龄的工人，其中许多女性已经怀孕，并接触到有生殖毒性的材料。

在发展中国家，劳动力的技能水平通常较低，大多数工人从事半技术工作。资本密集型产业的生产工艺需要高技术，这些产业的引入，对相对年轻、低学历、无技能劳动力的健康和安全构成了巨大威胁。在正规产业之外不受控制地使用有毒或危险物质，会带来更大的危险。在发展中国家，国家对工业有害物排放、暴露工人的保护、事故和职业病受害者的医疗或赔偿等领域管控通常都较为薄弱。

三、发展中国家的职业安全和健康服务不足

为工作在发展中国家的劳动者提供职业安全健康（occupational safety and health，OSH）服务逐渐被关注并成为一个热门话题，但实际上并未引起足够重视。ILO 1985 年第 161 号公约和世界卫生组织（World Health Organization，WHO）2008～2017 年全球行动计划都呼吁，国际社会应积极应对职业健康与安全问题。不幸的是，发展中国家在"治愈"有害的工作环境和为劳动者提供职业健康与安全服务方面都远远落后于工业化国家。在发展中国家，只有 5%～10% 的劳动者能获得 OSH 服务。更重要的是，缺乏足够的 OSH 服务导致了与工作有关的疾病和伤害的发生率增高。

在大多数发展中国家，农业仍然是主要产业，雇用了超过 70% 的劳动力，但现行 OSH 法律并未完全涵盖农业。有证据表明，由于在农业生产过程和收获过程中接触到农药，农业生产发生的农药中毒和其他与工作有关的疾病最多。发展中国家的农药使用量远远高于发达国家，而发展中国家农民的受教育年限和对农药毒性的认识水平普遍较低。另外，由于经济水平差，技术落后，使用有故障或有缺陷的设备也是导致农业工人意外急性农药中毒的另一个重要因素。

尽管农业雇用了大量的劳动力，并存在很高的与工作相关疾病患病率，农业的职业安全卫生仍未得到足够重视，很少有专门针对农民或农业工人 OSH 问题的法规，以详细说明其他造成危害的职业安全和健康问题，如粉尘、振动和噪声，这些危害因素来源于拖拉机、割草机、链锯和手锯等动力农用设备，特点不同于重工业。此外，鉴于缺乏检查服务、监管、补偿和医疗监督等的相关法律规定，农业工人在获得 OSH 服务时可能被边缘化。ILO 2001 年第 184 号公约第 19 条和第 21 条规定，相关各方（立法机构、政府、农业协会、农场主）应采取措施，通过制定、实施和审查国家 OSH 政策及职业病、事故和伤害预防立法，来改善农业部门的 OSH 问题，并强调农业部门的工人必须参加保险或社会保障计划，以应对职业伤害和职业病，其程度应与其他部门，如采矿、化工、冶炼、建筑和制造行业相同。另外，尽管发展中国家的采矿业、建筑业和制造业在国家 OSH 特定行业的立法中有着丰富的内容，但此类法律并未真正或完全实施。

最重要的是，政府和立法机构应明确政府、行业管理部门、用人方和劳动者在 OSH 问题上的一般义务细节。对一些发展中国家来说，OSH 服务的投资机制没有被纳入 OSH 法律或明确说明，这种情况可能导致一些用人方对其应负担的 OSH 服务投资不足。此外，在一些发展中国家 OSH 相关法律的执法方面，用人方可能不采用国际上关于职业病和伤害预防的最佳做法，如职业健康与安全评估系列（OSHAS）18001。

一些发展中国家的 OSH 法规并没有强调对粉尘、噪声、振动和化学品等危害因素制定国家标准，也不推荐使用接触限值，如阈限值和时间加权平均值。此外，法律中很少包含危害分析、审计和风险评估，也没有法律规定用人方必须向监管机构提交此类报告。一些旨在处理粉尘暴露职业的法律，完全忽视了工作场所的风险评估和预防性 OSH 措施。相反，他们只强调工人的健康体检和提供防护设备，这些设备不能从根本上解决工作场所的职业危害因素问题，仅在紧急情况下可以发挥重要作用。应扩大控制措施范围，用最优先级预防（如一级预防）措施，消除、替代和控制职业危害因素，这可以从根本上解决问题，使工作环境安全卫生。

四、三个人口众多的发展中国家的 OSH 实例

(一)中国的职业卫生与职业医学

在中华人民共和国成立之前，没有职业卫生服务。在 20 世纪 50 年代初中国工业化的初期，职业病（如尘肺病、急性和慢性化学中毒）患者数量迅速增加，引起了中国政府的强烈关注。1954 年，中国政府在北京建立了第一个国家职业卫生研究所。职业医学也被认定是临床医学领域的一门新学科。自 20 世纪 80 年代以来，在不同的行政区域（省、自治区、直辖市、县和镇）建立了全国性的职业医学服务网络。中国的职业卫生和职业医学，既是预防医学体系的一部分，也是临床医学的一部分，是预防医学与临床医学的完美结合，为预防和控制职业病及与工作有关的疾病做出了巨大贡献。

1. 职业卫生和职业医学的法律框架　《中华人民共和国职业病防治法》和《中华人民共和国安全生产法》是中国最重要的两部关于职业卫生与职业医学的法律，强调了用人单位、员工、政府机构、授权职业卫生服务机构和其他利益相关者的责任。中国政府颁布了一系列法规和标准，强制、鼓励或指导用人单位履行其责任。中国的职业卫生和职业医学的管理是立法控制。以《中华人民共和国职业病防治法》为基础，制定并实施了一系列涵盖工作场所职业危害因素监测、检查和防治的职业卫生法规，以及与职业医学相关的法规，包括医疗监护、生物监测、职业病诊断和管理、工伤和职业病致残评定等。1957 年发布了第一份官方认定的 14 种职业病名单，之后随着工业化进程的加快、诊断技术的发展和财政支持力度的增加，目前这份官方认定的职业病名单已经扩大到 10 大类 132 种。

中国已经为 132 种官方认定的职业病制定了国家诊断标准。这些诊断标准是在以下基础上制定的：①对疾病的临床表现、流行病学证据和具体调查结果进行分析；②同时考虑国内临床经验和国际参考文献；③合理排除其他疾病。到目前为止，所有官方认定的职业病诊断标准均由国家卫生健康委员会和国家标准化管理委员会发布，作为技术指导性文件，供全国各级授权医院的合格医生在提交职业病疑似病例诊断申请后使用。

中国颁布了一系列的职业卫生标准，并随着工业化的发展逐步建立和修订。这些职业卫生标准以健康为基础，在技术和经济上是可行的，并根据职业危害因素的化学和物理特性，以及工作场所的实际接触情况，设计了最大容许浓度（MAC，即在任何有代表性的采样中都不应超过的最高值）、时间加权平均容许浓度（permissible concentration-time weighted average，PC-TWA）和短时间接触容许浓度（permissible concentration-short term exposure limit，PC-STEL）。截至 2022 年 3 月 31 日，中国共颁布了 506 项职业卫生标准，其中监测和评价标准 303 项（生物监测限值 59 项，工程防护标准 71 项）。

2. 职业卫生服务　国家卫生健康委员会下属的职业健康司负责制定法律文书，促进国家层面的职业健康检查，并组织制订和修订国家职业病诊断标准。在职能层面上，每个行政区域的职业卫生和职业医学机构、疾病控制和预防中心的职业卫生和毒物控制所（科）承担职业卫生和职业医学的研究，并为职业卫生服务提供技术支持。

职业卫生服务网络包括省、市、区（县）三级独立运行，设在疾控中心及行业部门的职业卫生研究所或职业病防治院（所）。现在有 10 个独立的省级职业病防治专业机构，20 个省级中毒救治基地。这些机构的职责是：①对工作场所的工作环境进行监测，对接触职业危害因素的劳动者进行生物监测；②对接触职业危害因素的劳动者进行医学监测；③对职业病和

与工作有关的疾病进行诊断和治疗；④对需赔偿病例进行医学鉴定；⑤对职业病进行通报和报告；⑥对劳动者进行健康教育和宣传。

3. 工伤和职业病致残评估分级标准 该分级标准于1996年由劳动部和卫生部联合发布，在全国范围内使用，为各级劳动部门实施职工工伤和职业病补偿立法提供了科学原则和法律依据。

4. 职业病医师的职能 大多数中国职业病医师与职业流行病学家、工业卫生学家、职业安全卫生官员和其他职业卫生与安全从业人员一起在多学科环境中工作。在诊断和治疗出现症状的职业病患者时，他们往往还与其他临床医生如神经科医生、内科医生、皮肤科医生、血液科医生、呼吸科医生、放射科医生等合作。

职业病医师的职能包括：①对特殊工作人群的健康状况进行岗前评估，对特殊的劳动者群体进行定期体检，以及在立法要求或接触特定危害因素后进行健康监测；②诊断职业病病例；③在照顾和治疗患者方面发挥临床作用；④记录和报告经核实的职业病病例；⑤就个人是否适合从事不同的工作活动提供咨询；⑥评估因工伤和职业病引起的残疾；⑦发挥预防作用，访问工作场所，评估接触职业危害因素的范围和程度，并提供预防因工作场所危害因素而患病的建议。

5. 职业病的现状 国家统计局的数据显示，2020年中国有8.8亿16～59岁的劳动年龄人口。新报告的职业病病例数从2012年的27 420例下降到2021年的15 407例，下降了43.8%。县区职业病危害监测覆盖率达到95%以上。

目前，我国的主要职业病仍然是尘肺病、职业性化学中毒、职业性噪声性听力损失和职业性放射性疾病。随着新技术、新工艺和新材料的广泛应用，劳动者在职业活动中接触的职业危害因素更加复杂多样，职业接触人群不断扩大，职业病谱也随之发生变化。职业性慢性和急性化学中毒的报告病例数下降，而物理因素引起的职业病报告病例数则增加，与工作有关的精神和身体疾病等新的职业健康问题也呈上升趋势。

几乎所有设有公共卫生学院的医科大学和综合类大学医学院都提供3年制的职业卫生和职业医学研究生教育，并颁发硕士学位。一些有资质的大学还提供3～4年制的职业卫生/职业医学博士学位课程。继续医学教育活动有助于职业病医师水平的提升。有关职业医学多学科、多层次短期课程一直是职业病医师继续教育的主要部分。

6. 存在的问题和挑战 随着以市场为导向的工业化迅速发展，大量的乡镇、村所有、私营和合资小型企业如雨后春笋般涌现出来。这些行业雇用了大约70%的劳动力。在这些小企业中，职业危害因素的控制普遍低于国有大企业，可能存在更多、更高水平的职业危害因素，OSH服务不足，这些小企业预防性工业检查的覆盖率和工人体检率都很低。随着城市化进程的推进，越来越多的农民进城寻找工作，并获得了临时工作。临时工在城市各行业中从事的职业种类较多，往往从事风险较高的工作，但获得职业病医疗的机会较少。在农民工中，由于缺乏相应的健康保护和医疗体检，以及缺乏危险提示和健康教育而导致的职业卫生问题更加频繁出现。

（二）南非的职业卫生

1. 概况 制造业、公用事业和农业等经济行业是存在职业危害的主要行业。这些行业的员工经常接触到物理、化学和生物方面的职业危害因素。制造业是最危险的行业，制造业中暴露于噪声的工人数量最多，燃煤发电厂、纺织厂、化工制造厂和钢铁厂的工人，在日常活动中也暴露于超过规定暴露限值的噪声水平。因此，最常发生的职业病是噪声引起的听力损失（noise-induced hearing loss，NIHL），其他主要问题是同时暴露于化学品、冷热应激和振动。根据一项长达 19 年的观察，2001～2019 年，有 3 852 071 起职业事故需要赔偿，其中 3 808 177 起为职业伤害，44 014 起为职业病。此外，南非一项与尘肺病有关的死亡率统计表明，制造业工人患尘肺病死亡的优势比为 4.77。特别是，工程师和机械技工是尘肺病死亡人数增加比例比较高的职业，患尘肺病死亡的优势比为 6.85。

2. 立法相对充足，但职业卫生与安全法规的应用不足 南非的职业卫生与安全领域由就业和劳工部管理，该部主要以《职业健康与安全法》和其他法规的形式监督职业卫生与安全立法的实施和执行。

南非拥有一些世界上先进的卫生与安全立法，因为它们是基于国际标准，有些则直接使用英国的标准。然而，这也导致了一些问题，即发达国家的标准直接用于发展中国家，不适合当地的实际情况，因此这些标准不能得到很好的应用，反而造成了一些问题。

这些法规对生物监测和医学监护有相当严格的要求。但是，在南非有许多主要的非洲文化群体，由于血液和其他体液采样的禁忌及对巫术的恐惧，生物监测不易实施。即使获得了样本，由于缺乏先进的分析设备、缺乏专业知识或费用，许多化学代谢物在南非无法进行分析。在小型企业中，这种情况要更加严重。

在南非，由于受教育年限低和缺乏职业危害知识，大多数工人不了解工作场所遇到的危险因素或接触这些危险因素的长期后果。

3. 对职业危害因素的检查不充分、不专业，缺乏合格的职业卫生专业人员 就业与劳工部在南非雇用了大约 100 名职业卫生与安全检查员，南非总人口为 4000 万，从事经济活动的人口约为 1400 万。这些检查员最近被部署为一般工作场所检查员，而不是专家，他们被要求监督和执行所有的一般职业卫生和劳动立法，这使他们的工作重点进一步偏离了重要的职业卫生问题，从而减少了他们在工作场所进行检查的时间。检查员不再进行常规的工作场所检查，只提供被动支持，以处理工业事故的案件。现在，新检查员需要拥有大学预科级别证书，并了解《职业健康与安全法》和所有其他一般劳动法规，没有提到职业卫生与安全、风险评估或任何其他相关专业的专业技能。这样看来，新的工作场所检查员被派遣到现场，只不过是检查基本立法要求的文员而已。就业与劳工部已经批准了一些私营职业卫生与安全咨询公司作为批准的检查机构，这些机构在获得批准前必须符合一些要求，包括资格、经验、设备和专业能力，以便进行工作场所风险评估和危害监测。就业与劳工部的检查员会在例行检查中发现潜在的危险，并指示用人方请经批准的检查机构进行风险验证。

职业卫生与安全专业通常是通过其与环境卫生的密切联系而进入的，大多数专业人员是通过获得环境卫生文凭而进入该领域。在南非，每个合格的环境卫生官员都有职业卫生的基本背景，但在地方当局结构中实际使用这些技能和知识的人非常少。南非的职业卫生研究一直有限，部分原因是过去缺乏基于研究生培养的职业卫生与安全学位课程。

（三）印度的职业卫生与安全

1. 职业卫生与安全的基本情况 印度是一个不断增长的经济体，尽管城市人口一直在上升，但大多数印度人仍然居住在农村地区，从事无组织行业的工作。处于工作年龄段的人口占比约为 63.6%。90% 以上的人在无组织行业中工作，主要是农业和服务业（60% 为自营职业，30% 没有固定工作）：不到 10% 的人在有组织的行业工作，主要是工业、矿业和一些服务业，主要的职业风险是事故、尘肺病（尤其是矽肺）、肌肉骨骼损伤、慢性阻塞性肺疾病、农药中毒、棉尘沉着病、石棉肺、噪声引起的听力损失和工作场所压力。农业、矿业和建筑业的职业事故和疾病发生率很高。2005 年和 2011 年露天矿工人胸部 X 线片尘肺阴影的检出率分别为 12% 和 13%。在一个采石场区患有呼吸道疾病的 101 名工人中，73 人患有矽肺，其中 16 人患有矽肺并伴有进行性大块纤维化（progressive massive fibrosis，PMF）。在一项地下开采金属矿进行的调查显示，几乎 75% 的矿工有噪声引起的听力损失。国家矿工健康研究所最近在各个矿区进行的调查显示，在 117 台 HEMM（重型运土机械）中，100% 的推土机、95% 的装载机、90% 的翻斗车和自卸车、15% 的挖掘机和 8% 的铲运机因全身振动对操作人员造成中度到高度的健康风险。在 48 名 HEMM 操作员中，85% 的工人主诉有各种与背部、肩部、颈部和膝盖有关的肌肉骨骼疾病。

2. 政策和立法 印度有 16 部与工作时间、服务条件和就业有关的法律。保护健康和安全的主要法律规定包含在两项法案中：1987 年修订的《工厂法》（1948）和《矿山法》（1952）。《工厂法》规定了就业前和定期体检的条例，以及对危险行业工作环境的强制性定期监测。对一些化学品规定了最高允许限值。《矿山法》中也有类似的规定。还有关于禁止和管理童工的法律规定，但没有得到很好的执行。

劳工部对职业安全与健康负有主要责任，实施职业安全与健康监督。

3. 提供 OSH 有组织的行业，无论是私营行业还是公营行业，都根据 ILO 的公约，制定了良好的 OSH 政策；然而，这个行业规模非常小。在最大的无组织行业中 OSH 几乎是不存在的。目前，没有一个政府机构或部门专门处理 OSH 事务。OSH 的职责被分配给几个政府机构，这可能会造成复杂的局面：工厂咨询服务和劳动机构总干事（DGFASLI）负责处理工厂和港口工人的安全和健康问题，而矿山安全总局负责处理矿工的安全和健康问题。劳工部下属的其他一些部门负责处理不同部门的 OSH 问题，如建筑部门。遗憾的是，没有机构为迫切需要职业安全和健康服务的无组织行业的工人提供安全和健康保障。法律法规要求所有危险行业设立中心安全委员会，雇主和工人都必须参与，委员会旨在促进工人和管理层之间的合作，参与 OSH 方面的培训和交流。对安全专业人员和职业卫生专业人员有单独的 OSH 培训计划，对安全员的培训要求是对工厂的法定要求，但职业健康培训仍然不是一个强制性要求。一些非政府组织，也定期为工业医生、安全专业人员和工业管理人员举办职业卫生的短期培训课程，目前还没有开设职业卫生方面的研究生课程。

先进的行业已经推出了许多促进职业卫生的举措。《工厂法》规定在危险行业设立职业卫生中心（OHC）。除紧急医疗服务外，OHC 还为员工提供预防性、促进性和治疗性的健康服务。这些服务包括预防性医疗服务、医疗监测、工作场所监测、生活方式的改变、健康意识、压力管理、急救培训等。

（牛 侨）

第三节 职业卫生与职业医学面临的问题

职业卫生与职业医学所面临的问题与社会经济发展密切相关。近几十年来，我国经济发生了翻天覆地的变化，在经济快速发展过程中，大量的新技术新工艺被应用于各个领域，使中国的产业结构、生产方式和技术发生了巨大变革，促进了传统产业模式的转型，出现了大量的新兴产业。产业发展模式改变和产业结构转型及新技术新工艺的广泛应用，都对职业卫生与职业医学产生重大影响，表现为传统的职业性有害因素带来的职业卫生问题逐渐减少，而新的职业卫生问题不断出现。因此,认识我国当前面临的职业卫生与职业医学问题,将有助于制订防控职业健康危害的精准措施与方案,保护职业人群健康,并为新技术安全合理使用提供重要的保障。下面对我国目前职业卫生与职业医学面临的主要问题做如下描述。

一、新型职业性有害因素的职业卫生问题

由于我国地区经济发展不平衡,存在许多落后的产业、生产工艺和产品;同时,伴随着经济迅猛发展,某些领域出现了一大批生产水平先进,甚至国际领先水平的产业、生产工艺和产品。因此,当前我国职业性有害因素的特点是种类繁多且分布广泛。从传统产业到新兴产业,都存在一定的职业性有害因素所致的健康危害。不仅有发展中国家落后生产方式导致的职业性有害因素,而且存在发达国家高科技、高技术生产带来的新型职业性有害因素。目前,我国的职业性有害因素主要分为传统与新型两种。传统职业性有害因素是指以粉尘、化学毒物和某些物理因素(如噪声)为主的威胁职业人群的有害因素。在职业接触、毒理学致病机制、诊断标准及治疗干预措施等方面对于传统职业性有害因素的了解和研究已相对较深入。新型职业性有害因素是指伴随新技术、新工艺和新材料的推广应用而出现的职业性有害因素,这些新型职业性有害因素在新兴产业中占据显著地位。此外,新型职业性有害因素还包括一些尚未纳入管理或者管理不足以有效防控其风险的有毒有害因素的生产与使用,它们带来的职业危害目前尚不清楚。下面从几个方面重点叙述新型职业性有害因素。

1. 化学毒物 被认为"清洁生产"典范的电子信息产业,是接触化学物质种类最多的工业。电子信息产业中的化学毒物包括醚、醇、酯、酮及苯系等有机溶剂,金属及类金属化合物(如锑、锗、砷及硼等),氟化物(如氟化氢)和硅化物(如三氯氢硅)等。它们导致的职业健康危害已经取得一定研究成果和进展,但还需要深入研究。

2. 新型清洁非核能源技术开发应用所产生的有害因素 为实现碳达峰碳中和"双碳"目标进行的产业结构转型,钢铁、石化、有色金属工艺重构导致的生产过程变化,更多的新材料用于储能技术的开发和利用,这些都将不可避免地使作业工人面临未知风险,带来新的职业健康风险和职业卫生问题。如相关重点职业人群的健康风险预测性评价、新兴能源产业带来的环境污染问题、太阳能电池的生产过程及其使用产生的新的化学物质、工业部门的工艺重建和产业结构的改变与工人健康效应等。

3. 纳米材料 目前我国纳米材料产业发展迅猛,已经形成了新兴的产业链,包括原料供应和加工(如纳米材料的粉碎、混合/分散、测试等涉及纳米材料制备和加工)、纳米材料的生产制备(如纳米粉体、纳米薄膜、纳米纤维和纳米块体,还包括以此加工形成的纳米复合粉体、纳米磁性液体、纳米涂层材料、纳米改性纤维及金属/陶瓷/塑料基等纳米复合材料)及纳米材料在众多领域的应用(如电子信息、新能源、生物医药、建筑化工、服装纺织和节能环保等)。纳米材料的职业危害基本上由两部分构成:一是传统的粉尘危害或传统的化学危害;二是纳米粉尘极细颗粒导致健康危害。因此,纳米产业引发的潜在职业健康损害是迫切要研究的职业卫生问题。

4. 基因工程产品 目前西方发达国家已制订比控制放射性核素污染更为严格的生物基因工程产品实验室安全卫生管理条例。我们也面临着如何通过毒理学方法技术评价基因工程产品的应用对人类安全性的问题,以及它们的应用可能导致的职业危害问题。

5. 职业工效学危害因素 职业工效学主要是以职业人员为中心,研究其在工作过程中的

健康、安全、效率和舒适等问题。在职业工效学中，国内外对工作相关肌肉骨骼疾患（work-related musculoskeletal disorder，WMSD）问题都给予了极大的关注。WMSD 是由于个体暴露于职业场所中的各种不良工效学因素所导致的肌肉、神经、肌腱、关节、软骨和椎间盘等的损伤疾病，主要包括下背痛和颈肩腕综合征等。近年来，WMSD 具有涉及行业和人群广泛、患病率高等特点。职业人群 WMSD 不仅在疾病治疗、医疗赔偿和工作缺勤等方面导致了直接的巨大经济损失，还很大程度上降低了职业人群的工作效率，已成为全球性的主要职业卫生问题。目前职业工效学危害的职业卫生问题表现在以下几个方面。① WMSD 发生机制：尚不清楚，相关研究多为横断面研究，病例对照研究少，基本没有队列研究，需要开展 WMSD 的职业工效学及职业人群流行病学调查，加强危害识别和工效学负荷风险评估。② WMSD 诊断与防治：目前缺乏权威统一的早期诊断指标、特定治疗药物、有效的预防控制和干预措施，需要深入开展人群干预和生物标志物等研究。③ WMSD 立法意义：从立法上讲，目前美国、英国、德国和西班牙等国家已将部分 WMSD 列为职业病或可赔偿疾病，国家卫生健康委员会职业健康司于 2021 年 7 月 30 日发布《职业病分类和目录》（征求意见稿），已将部分 WMSD 列入职业病目录。

6. 职业紧张和心理障碍危害因素 职业紧张是劳动者个体所在工作岗位的要求与个人所拥有的能力和资源不平衡时出现的心理与生理反应，可引起不良的心理行为效应和精神紧张效应，诱发紧张有关疾患、职业性紧张综合征甚至"过劳死"，也被称作"职业应激"或"工作压力"。职业紧张的产生与劳动内容、劳动环境及社会与经济等方面的因素密切相关，如劳动内容中的工作量大、监督多、工作单调重复、快节奏、生产自动化和智能化程度高等因素；劳动环境中的噪声、通风不良、光线和温度令人不适、设备和工具不符合人体工效学要求等因素；社会与经济因素中的就业竞争激烈、就业状态不稳定、角色更迭和人际冲突、职业心理负荷和脑力疲劳加重及智能化新技术的广泛应用等。我国的职业紧张研究尚处于初步阶段，通过对"职业相关疾病"的研究、行为功能测定和症状自评量表分析发现，多种职业人群（包括高度脑力负荷的科研人员、大学教师、医务人员和噪声环境作业人员等）心理障碍因子，如强迫症、人际关系紧张、抑郁、焦虑、恐怖和偏执等得分明显增高。近年来，中国疾病预防控制中心精神卫生中心公布的数据显示，我国比较严重的精神心理障碍患者人数超过 1600 万，各类精神心理障碍人群数量在 1 亿人以上。WHO 将职业紧张视为"21 世纪的流行病"，并将 2017 年世界精神卫生日的主题确定为"工作场所的精神卫生"。职业场所的抑郁和焦虑等对社会经济也有着重大的影响。据估计，全球经济每年可因职业紧张损失 1 万亿美元的生产力。2021 年 7 月 30 日发布的《职业病分类和目录》（征求意见稿）中，已将创伤后应激障碍列入职业病目录。因此，职业紧张已成为职业卫生和职业医学领域不容忽视的问题。

7. 电磁辐射 由于电磁辐射在各行业的广泛应用和社会生产中的作用，特别是伴随着核电工业、清洁核能技术和航天事业等快速发展，它所带来的职业危害需持续给予关注。①非电离辐射：极低频电磁场（工频电磁场）和射频电磁辐射的长期暴露可能对职业人群健康影响的问题，目前还没有定论，还需要长期持续关注。②电离辐射：快速发展的核电工业和清洁核能技术在核电站中应用了 X 射线装置或大量放射性核素，产生电离辐射的设备装置在我国的广泛应用历史比较长，近 20 年有逐步增加的趋势，由于新工艺设备的电离辐射危害随着设备的不断更新与自带防护设施的优化，并没有导致更多的放射病发生。但是，对于核电生产中放射性核素应用的防护安全、放射性工作人员的健康危害、可能引发的环境污染等问题，一直是该领域关注的热点。近年来，我国航天航空产业得以迅速发展，宇宙射线对航天员职业群体带来的职业危害问题也引起广泛关注。

二、职业病与其防治的问题

我国接触职业性有害因素人群数以亿计，职业病防治工作涉及多个行业，法定职业病名单达 132 种。接触职业危害人数，职业病患者累计数量、死亡数量及新发病人数量，都居世界首位。职业病所造成的经济损失严重，据粗略估算，每年我国因职业病（含工伤事故）产生的直接经济损失达 1000 亿元，间接经济损失 2000 亿元。近 20 年来，我国新产业带来的职业病危害问题并未使我国职业病疾病谱发生改变，煤工尘肺、矽肺、电焊工尘肺仍然独占鳌头，其次是噪声性耳聋，再其次是铅等重金属中毒、苯等有机溶剂中毒。以上职业病基本都发生于煤矿、非煤矿山、隧道挖掘等交通基础建设，以及非金属矿物质产品生产加工、金属冶炼、机械加工、石油化工、基础化学品制造、涂料与胶黏剂生产与使用、造车、造船、蓄电池生产、家具生产、箱包生产、制鞋、印刷、电子产品组装（电镀、有机溶剂清洗剂、胶黏剂使用）等产业或工艺。这些产业或工艺全部都是传统产业或工艺。随着科技的进步与环保政策的实施，上述传统产业或工艺的生产环境、生产工艺、生产设备、工程防护得到很大的改善，很多高毒化学品得到淘汰，职业病呈现减少的趋势，但仍然处于高发平台期。因此，我国未来的职业病防治工作还需在如下方面进一步加强，如完善职业健康治理体系、减轻职业病危害状况、改善工作场所劳动条件、进一步规范劳动用工和劳动工时的管理、有效控制尘肺病等重点职业病、提升职业健康服务能力和保障水平、增强全社会职业健康意识及提高劳动者的健康水平等。

三、职业伤害和职业卫生突发事件的问题

近年来，我国发生了一些职业伤害与职业卫生突发事件，尽管整体上呈现下降趋势，但这些问题仍需持续给予关注。职业伤害与职业卫生突发事件都能显著影响劳动者健康、造成劳动者过早失去劳动能力及惨重的人员伤亡和财产损失，进而造成恶劣的社会影响。它们的共同特点是病因明确、职业性有害因素是主因、各种促发因素或触发因素是辅因及事件的发生有偶然性和不确定性。职业卫生突发事件是可预防的，如果将职业性有害因素主因和辅因消除或严格控制在一定范围内，职业卫生突发事件就有可能避免。职业伤害又称工作伤害，简称工伤。职业伤害轻者引起缺勤，重者可导致残疾和死亡，其主要涉及 18 ～ 60 岁的青壮年劳动力。职业伤害是劳动人群重要的安全和健康问题，也是我国重要的公共卫生问题之一。职业卫生突发事件是指在特定条件下由于职业性有害因素在短时间内高强度（浓度）作用于职业人群，导致的群体性严重健康损害甚至死亡事件，如设备泄漏和爆炸导致的群体急性化学性中毒、大型生产事故、核电厂泄漏、煤矿瓦斯中毒、瓦斯爆炸及煤尘爆炸等事件。职业卫生突发事件可在较短时间内造成大量人员职业性损伤、中毒甚至死亡，后果严重，被认为是最严重的群发性职业损伤。因此，严格预防和控制职业伤害与职业卫生突发事件是职业卫生工作者的重要任务。

四、特殊职业人群的职业卫生问题

随着我国的产业结构、生产方式和技术发生变革，企业对劳动力的需求也发生了重要变化，出现了一批特殊的职业人群，包括"进城务工人员""非固定工种或工作""退休后再就

业""女性/未成年人""残障人士"等群体。这些特殊人群的安全和健康问题，同样是我国重要的公共卫生问题。

"进城务工人员"这一职业人群的出现主要与第二产业和第三产业的比例增加及对劳动力需求的增加有关。它是指农村的大量劳动力进入工业和服务业，在城市的各个行业里，有很多进城务工人员从事工作，甚至在某些行业和岗位上已占据主导地位，如建筑、采矿、道路施工及水利施工等。该职业人群具有以下特点：受教育程度较低，通常缺乏正规培训，职业卫生和安全知识贫乏，自我防护能力差等。因此，在这个特殊人群中出现了较多的职业卫生问题，甚至出现了群体性职业卫生事件，如农民工尘肺病群发事件和群体中毒恶性事件，这些事件常可造成恶劣的社会影响，甚至危害社会安定。

"非固定工种或工作"职业人群的出现主要与国家经济模式和企业用工制度的改变有关。这一群体主要包括了在国家从计划经济转向市场经济的过程中，以及企业用工制度发生变革后，出现的大量合同制、临时工及合同工等工作人员，还包括由于不适应新的产业需求而失业的许多中年职工。该人群的特点是工作时间不固定，工种和工作单位频繁变动、所接触的职业性有害因素也随之频繁变动及职业卫生的应有保障难以落实等。由于他们曾长期接触某些职业性有害因素，可能给他们晚年健康带来潜在的危害，如长期硅尘接触人员可能发生晚发型矽肺。因此，对这类弱势群体的职业卫生问题，应给予足够关注，这也是职业卫生与职业医学工作提出和解决这些新问题的迫切要求。

"退休后再就业"职业人群是指那些超过退休年龄后又返聘回原工作岗位，或在原单位退休后又在别的单位再就业等人员。他们的出现，主要与国家医疗水平和社会生活条件提高与改善，使人们寿命延长及职业工作者的工作寿命增加有关。该人群的特点是新应聘的工作单位大部分是在缺乏技术力量而职业卫生条件较差的乡镇或个体企业，他们面临着由于老年生理功能衰退极易罹患老年性疾病和职业性有害因素所致的职业性病损；另外，由于中青年时期长期接触低剂量或低强度有害因素对人体健康的影响具有潜隐性和迟发性趋势，有害效应随年龄增加而逐步显现出来，呈现所谓"衰老作用"。例如，长期接触低剂量铝与早老性痴呆的相关性；环境有害因素暴露可能与早衰、老年性退行性疾病、恶性肿瘤的发病率增高有关联性。因此，职业劳动者退休后再就业的健康问题也是一个重要研究领域，将为我国制定应对人口老龄化策略提供科学理论依据。

"女性/未成年人"职业人群专指劳动密集型个体和"三资"企业所雇用的女性职工或者未成年工。由于女性和未成年人的生理特点，使该类人群更易受职业性有害因素的危害，如不能对这些人群加以有效的保护，将会带来严重的职业卫生问题，甚至影响后代健康和人口素质。

"残疾人"职业人群专指被安排在职业危害严重的工作岗位，例如，珠宝玉石加工等。近年来随着残疾人就业程度的提高，这个特殊社会群体的社会地位也得到了提升，其职业卫生问题也应受到关注。

五、职业危害转嫁的职业卫生问题

一些发达国家或地区将在本国或地区禁止的原料、生产过程或产品转移到发展中国家或地区进行生产是一个严重的职业危害问题，称之为"危害转嫁"。职业危害转嫁发生的原因之一是全球经济一体化。全球经济一体化是世界经济发展的主潮流，它的积极作用是能有效利用各种资源和市场、推动各国经济发展，以及缩小包括职业卫生与安全在内的各个方面的国际差距；但是，全球经济一体化又不可避免地发生以下职业危害转嫁负面效应。

1. 标准执行问题 如一些境内外地区投资方，单纯追求经济利益，忽视职业卫生、安全和环境保护，甚至对职业性有害因素采取"双重标准"，故意隐瞒有害物质的化学名，有意地向受资国和地区转嫁危害。

2. 产业转移问题 如某些国内经营的企业，表现为发达地区向欠发达地区、城市向农村转嫁危害，而这种转嫁最严重的受害者为"进城务工人员"。

3. 监管问题 如某些地区的地方政府对引进项目不严格审查，或明知其危害性，仅为短期的经济利益，牺牲环境和人民健康。解决这些问题的主要办法是提高认识、加强监管，其根本对策是社会发展和技术创新。

六、生物致病原的职业卫生问题

布鲁氏菌病、炭疽及莱姆病等列入职业病危害目录的职业病一直存在于我国每年新报告职业病的病谱中。结核病、病毒性呼吸道感染（包括流感、COVID-19 等）、艾滋病和乙型肝炎等传染病，在我国也是很突出的生物性职业病。此外，深入开展潜在的生物致病原致病机制以寻找防治靶点的研究，也是重要的职业卫生问题。

七、研究与解决职业卫生与职业医学问题的对策

综上所述，我国目前还存在着纷繁复杂影响职业健康的危险因素，它们所导致的职业卫生与职业医学问题也亟待解决，以下叙述研究和解决职业卫生与职业医学问题的主要对策。

1. 职业卫生与多学科交叉合作 基于众多复杂的健康危险因素，职业卫生与其他学科交叉合作势在必行。①与流行病学、临床医学、药学、基础医学、环境科学、信息科学等多学科交叉：采用这些学科的技术与方法，将更有助于研究有害因素对职业人群健康效应影响以及寻找有效的干预措施和手段。②与人工智能、大数据和计算毒理学学科交叉合作：通过大数据（包括多种数据库资料）、人工智能及计算毒理学等技术手段，探索和发现众多有害因素中关键致病因素和毒性效应机制，构建有害因素毒性效应预测模型与模拟技术，揭示职业损害发生病因、建立疾病预警模型、确认健康损害早期关键事件及干预标志物、制订毒物暴露接触浓度限值及指导疾病干预对策等。③与现代生物技术交叉融合：现代生物技术在职业卫生与医学的研究中发挥着越来越重要的作用，如生命多组学分析技术中的表观遗传组学（包括 DNA 甲基化、组蛋白乙酰化修饰及多种非编码 RNA）、转录组学、蛋白质组学、代谢组学、基因编辑技术、遗传学技术等。在人群调查、动物实验和细胞培养中应用这些现代技术方法，有助于发现职业性有害因素的作用特征与机制，从整体、细胞和分子等不同水平阐述机体与职业环境中化学、物理、生物等因素的交互作用机制。④与材料科学等学科交叉合作，尤其是充分利用纳米材料相关科学的优势和特点，为职业卫生问题研究提供全新的技术手段，如借助新的材料科学和纳米科学开拓性研发快速灵敏的职业性有害因素和人体生物材料检测分析技术，包括样本处理技术、特异性吸附解析与富集技术、关键靶向标志物的标记及示踪技术等；用以评估职业性有害因素暴露风险和监测毒物健康损害动态过程。职业卫生的研究成果还能为新材料应用过程中的健康风险进行有效的评价和提供坚实的指导，由此保障新材料科学、新能源产业的健康发展。

2. 新理念和新理论在职业卫生与职业医学研究中的应用 如基于系统生物学和生物信息学的理念和研究方法，将以往仅关注个别的基因和蛋白质的分子生物学向研究细胞信号转导

和基因调控网络、生物系统组成之间相互关系方面转化，有助于整合有害因素暴露后基因、细胞、组织、个体多层次的毒效应信息，综合分析和解读职业性有害因素毒性效应的特征性规律与机制，并建立新型健康风险评价体系。

3. 职业人群队列在职业卫生与职业医学研究中的作用 应高度重视不同职业人群队列的建立和发展，因为前瞻性队列研究是发现和证实病因、探索发病机制和验证防治策略的可行性、有效性的必要途径，也是证实环境与机体交互作用在职业损害发生、发展中作用的重要前提条件。我国在职业人群队列研究中取得了显著成绩，在证实职业病病因和评价控制效果中发挥了重要作用。"十三五"期间，我国建立了大量的人群队列，其中包括一些针对职业人群的前瞻性队列研究，在此基础上通过发挥多组学技术优势，研究职业性有害因素暴露与人群健康效应及其规律。如将职业队列与暴露组研究和生物标志物研究结合，有利于探索环境暴露、遗传及表观遗传因素对健康影响的关键事件，有利于发现新职业性有害因素的健康效应并阐释职业病的流行特征及研发新的预防控制技术；在对职业人群队列的长期动态观察中，也有利于研究职业生命周期慢性疾病的发病规律，解析职业人群发病的差异及影响因素。因此，职业人群队列是职业卫生与职业医学研究中的重中之重。

（凤志慧）

思 考 题

1. 什么是职业卫生？什么是职业安全卫生？
2. 列举一些常见的金属毒物。
3. 发展中国家的职业卫生问题和发达国家一样吗？如果不一样，为什么？
4. 和发达国家相比，发展中国家和卫生专业人员更应该关注哪类工人？
5. 从中国、南非、印度三个国家职业卫生工作的经验，给出你对发展中国家职业卫生工作的建议。
6. 归纳总结我们面临的职业卫生问题。
7. 阐述解决职业卫生与职业医学所面临问题的基本对策。

第二章　职业卫生与职业医学研究方法

第一节　职业流行病学

一、概　述

（一）流行病学的定义

流行病学经典定义是研究疾病在人群中分布及影响或决定这种分布的因素。与临床医学不同，流行病学是从群体的角度来观察和研究疾病或健康状态。首先是描述疾病在具有不同特征人群中的发生是否具有差异，如果观察到差异存在，则需要进一步研究是哪些因素在影响这种分布差异，并尽力解释为什么这些因素会造成分布差异。疾病分布的影响因素可能来自个体特征的不同，或者来自不同环境因素的影响，还可能是个体特征与环境因素的交互作用。

现代流行病学在定义上已经进行了扩展，流行病学被定义为"研究特定人群中与健康相关状态或事件的分布和决定因素，并将该研究应用于控制健康问题"。这一定义涉及的学科范围更加广泛，既包括对学科内容的描述，也包括开展流行病学调查的目的或应用。

在流行病学中，疾病分布和疾病决定因素是两个非常重要的术语。疾病分布主要包括疾病在不同时间、不同地点和不同人群中的发生情况，即所谓疾病的"三间"分布，揭示疾病分布特征是描述流行病学的基本任务。时间分布是对疾病动态变化的基本描述，可以揭示疾病从暴露到发病所呈现出来的季节性、周期性或长期趋势等信息。地区分布则呈现疾病发生在地理空间上的差异，提供了进一步探索地理、气候、环境因素对疾病影响的线索。人群分布描述不同特征的群体在疾病发生上的差异，这些特征包括年龄、性别、遗传、种族、职业，以及其他社会特征、生活场所、病因暴露等。

疾病决定因素包括影响疾病风险的特定病因和复合病因。许多疾病都具有一个特定的原因，即特定病因导致特定疾病，这种现象在传染病和职业病中非常多见，如乙型肝炎病毒（HBV）导致乙型病毒性肝炎，油漆工接触苯导致苯中毒，工人接触粉尘发生的尘肺病等。但大多数疾病病因是复合病因，即病因是由复杂的多种因素共同构成的，如高血压，病因和影响因素可能包括年龄、遗传、个性特征、饮食、工作环境等。复合病因可以分为两大类：一类是决定个体易感性的个体特征因素，另一类是决定个体暴露于特定病因的环境因素。

（二）职业流行病学的定义

职业流行病学是研究工作场所暴露对职业人群疾病与损伤频度及分布影响的一门学科，它综合使用流行病学和职业卫生学为主的方法来研究工作场所暴露对职业人群疾病发生发展的影响，制订和评价预防干预措施，以达到控制工作场所暴露，减少职业性疾病和伤害的目的。在过去几十年中，职业流行病学逐渐发展成为流行病学和职业医学领域中的一个分支学科。它的任务之一是确定暴露于工作场所及职业相关因素可能导致的健康后果，据此作为制订预防干预措施的依据。任务之二是为制定卫生标准，提供监测数据，包括对暴露的监测和疾病的监测。基于这些数据建立工作场所暴露的剂量 - 反应（效应）关系，预测职业相关疾病和损伤的风险。

职业流行病学的早期研究主要关注与职业相关的罕见疾病，如煤气发生炉工人中的肺癌、染料厂工人中的膀胱癌及石棉工人中的胸膜或腹膜间皮瘤。随着流行病学、毒理学、工业卫生学、生物统计学、生理学和心理学等相关学科的进步，职业流行病学可以针对更加复杂的问题展开研究，以解决工人目前面临的各种潜在职业病和职业伤害。分子生物技术的迅速进步，不断拓展职业流行病学应用的范围，分子流行病学在职业损害的基因 - 环境相互作用研究中得到越来越多的应用，无论是在暴露评估，效应评估，还是易感性评估，以及致病机制研究中，都可以做得更加深入和精确。

二、职业暴露评估

职业流行病学的基本任务是确定工作场所暴露因素可能导致的疾病或伤害，这涉及剂量 - 反应（效应）关系的确立，以定量评估特定职业人群所受到的健康影响，并据此形成职业和非职业接触指南。剂量 - 反应（效应）关系的可估计性在很大程度上取决于历史暴露数据的数量和质量，然而，在实践中由于技术或可行性限制，大多数工作场所缺乏完整和准确的历史暴露数据，建立剂量 - 反应（效应）关系通常存在较大困难，导致暴露水平通常需要根据其他数据进行间接推断。

暴露评估是采用科学的方法来对个体工人的累积暴露水平进行估计，这是一个复杂的多学科过程，涉及职业流行病学家、生物统计学家、职业医生、工业卫生学家、生理学家、毒理学家和安全工程师的努力合作。目前虽然已经开发了多种定性和定量暴露评估方法，但还没有一种方法被公认为权威标准。

（一）暴露与剂量

暴露可以被定义为观察对象所处外部环境中的某种物质存在，常意指某物质含量水平高于环境的背景水平。根据工作环境中物质的强度和暴露持续时间来评估暴露水平。强度通常以浓度来衡量，它指的是每单位相关环境介质中的物质量（如每立方米空气中的粉尘毫克数）。在建立剂量 - 反应（效应）关系时，最理想的剂量是毒物靶点（器官、组织或者细胞）的量，而反应（效应）则是靶器官（靶组织或靶细胞）出现的损害。在大多数情况下，不能直接测量靶点剂量，必须根据工人在外部环境中的暴露数据来建立替代测量，如将暴露浓度或强度作为物质剂量率的替代值，将累积暴露（即浓度与持续时间的结合）用作剂量的替代值。由于剂量率可能随时间而变化，在流行病学分析中，通常会考虑使用一些综合指标（如平均或峰值剂量率）来表达暴露水平。

（二）暴露资料的类型和来源

工作环境中暴露特征获取的第一步是识别潜在的有毒物质并确定相关的暴露途径。对于暴露类型简单、毒性较为明确的化学物质，如石棉纺织厂中的石棉，识别过程相对简单。而对于毒性所知甚少、暴露类型和强度差异很大的行业，识别过程可能就会极其复杂。在某些情况下，工人的症状或疾病报告有助于确定潜在毒物暴露（如工人的皮疹或皮炎报告，提示需要识别是否存在刺激性或致敏性化学物质）。

表 2-1-1 列出了职业流行病学研究中常用的一些暴露数据类型，它按照暴露剂量与真实剂量的接近程度进行了排序。对工人的定量个体测量数据是较为理想的暴露测量，其次是定

点区域测量或按工种测量的环境暴露强度，最差的情况是仅仅知道工人就业于某工厂或某行业，而缺乏更多的暴露信息。在实际的职业流行病学研究中，要获得最佳的暴露测量非常困难，即便是使用个人剂量计监测设备来获得工人暴露剂量，收集到的数据也经常是不完整的或不准确的。

表 2-1-1　职业流行病学研究中使用的暴露数据类型

数据类型	反映真实剂量的程度
对所有工人的个体暴露定量测量	好
按区域或工种的定量测量	
按工种或任务的暴露等级	
在某工厂的工作时间长度	
是否在某工厂工作过	差

（三）暴露分类方案

暴露分类方案的基本结构是工种（或工作区域）和暴露水平的矩阵。该矩阵可以包括简单或多种化学物质的任何暴露类型，如果暴露浓度随时间变化的，或者可从多个工厂获得暴露数据，则可以在矩阵中添加时间或地点参数。根据暴露水平对工种（工作区域）进行分类是一项复杂的任务，需要各种技术和数据源。Checkway 对用于建立暴露分类的不同数据源进行了讨论，这些数据包括工业卫生或健康体检数据（区域或个人）工艺流程图、工厂生产记录、检查和事故报告、工程控制记录、防护设备及生物监测结果。如果生产工艺和损伤过程的信息很充分，研究者即便不到现场，也可以较好地估计出工人的暴露水平。

暴露重构的关键环节是开发工作暴露矩阵（job exposure matrix，JEM），其中暴露水平按工种和时间估计。研究中每种化学物质都需要单独的工作暴露矩阵。矩阵条目是对特定作业中特定化学物质在特定时间段内的暴露强度的估计。JEM 通常使用算术平均浓度表达暴露强度，也可以根据数据特点使用几何均数或中位数。目前在西方发达国家有对工作场所一系列化学物质进行常规暴露监测的管理要求，我国也有相应的监管要求。实际工作中，可用于流行病学调查的完整、有效的历史监测数据非常罕见，数据不完整或缺失是常见的问题，使用历史暴露监测来完成 JEM 的构建还是存在不少困难，风险评估人员通常必须通过综合各种来源的数据来重建过去的风险。

对于缺乏个人监测数据的研究，暴露评估最终需要将暴露数据与工人个体联系起来。单位人事部门提供的工作记录是具有重要参考价值的文件，这些记录通常包含所从事的每项工作的工厂或部门、单位或工作区域的名称、职务及相关的工作日期。

三、研 究 设 计

职业流行病学研究的目的是探索职业暴露与健康风险之间的关系，有一系列研究方案用于达成研究目标。从人群选择的方式来看，可以找出所有暴露于某物质的人然后进行随访，以便获取人群的疾病发病率，然后与适当的非暴露人群疾病发生率相比较。也可以只从暴露者和非暴露者中抽样，而不对全部对象进行研究。还可以找出在一定时期内所有发病的人（病例）及另一组未发病的人（对照），然后比较两组人群暴露于可疑危险因子的形式是否不同。从数据获得的时间特征来看，一种方法是对研究对象进行随访（纵向研究），另一种方法是在一个时间断面上对研究对象进行调查（横断面研究）。在大多数情况下，受到伦理和成本的限制，职业流行病学主要采取非实验性或观察性研究。由于在观察研究中无法控制环境暴露，研究者需要通过细致合理的研究设计和研究对象的选择来使研究结果接近于对照实验研究。

（一）病例研究

病例研究也称为病例报告，这种研究主要是通过疾病聚集的观察、识别和报告，并提出解释疾病聚集现象的假设。对职业相关疾病的认识最初往往来自病例报告，当工人或医生观察到工人群体中某种疾病发生明显过多时，会假设群体的疾病异常发生可能与某些需要关注的因素有关，并据此进行相应的流行病学调查，向有关部门报告调查结果，或者将报告发布于公开媒体上。

病例报告在发现罕见疾病的情况下尤其有用，因为罕见疾病在普通人群中很少见，同时也缺乏病因线索。因此即便在工人中发现"前哨病例"数量不多（如与石棉暴露密切相关的恶性间皮瘤），病例报告作为建立疾病因果假设的初步证据是具有独特价值的。劳动者中出现疾病或症候群的聚集现象经常难以用现有的知识来解释，即使是罕见疾病聚集也可能出现这种情况。例如，某研究在一家铝冶炼厂某部门（"绿色车间"）的工人中发现了4例垂体腺瘤病例，在进一步对公司所有工厂更多病例进行广泛调查后，并没有发现任何可解释的共同暴露因素。如果出现聚集的疾患在普通人群中也属常见疾患，如头痛、头晕、上呼吸道刺激和腰痛等，这时病因识别就会变得更加困难。因此病例报告的价值主要在于提供病因假设的初步线索，而对病因的深入探索还需要开展进一步的分析流行病学研究。

（二）横断面研究

横断面研究是在某一特定职业人群中应用普查或抽样调查等方法，收集特定时间内疾病或健康状况及有关因素的资料，描述疾病的分布，以确定和比较按照暴露状态分类的工人群体之间的疾病患病率，为探索暴露与疾病的联系提供病因学假设。

横断面研究主要适用于具有可定量测量指标的疾患（如高血压），或持续时间较长的、相对频繁的非致命疾病（如慢性支气管炎），不适合研究罕见疾病和持续时间短的疾病。横断面研究主要存在两个局限性，首先，研究得到的是患病率而不是发病率；其次，纳入的调查对象往往是那些比较活跃的在职工人，而离职者和不愿参与调查的工人常未被纳入，容易出现选择偏倚。

横断面研究在推断暴露时间和健康结局的因果联系方面会产生困难，因为暴露和结局的信息通常是在同一时间点上收集的，但在实际研究中横断面设计也可以通过适当改进研究方法来解决这一问题。例如，横断面研究使用历史暴露信息（来自结合工作历史数据的工作暴露矩阵）来解决暴露信息与结局信息同步带来的推论困扰。此外，结合使用重复横断面研究结果也有助于得出更有意义的结果。由于横断面研究测量的是某一时间点的疾病流行率，而不是随时间变化的发病率。因此，研究结果可能受到影响疾病持续时间的因素影响。例如，高浓度粉尘暴露可能导致暴露者呼吸系统疾病快速发展，从而加快死亡进程，此时若在单一时间点上开展横断面调查可能会低估尘肺病的发生频率。

（三）队列研究

队列研究也称为随访研究，是最类似于对照实验的观察性研究设计，其病因论证强度高，是评估工作人群的健康和疾病总体模式最直接的方法。

根据队列研究时研究对象进入队列的时间和结束观察的时间不同，可将队列研究分为三种类型：前瞻性队列研究、回顾性队列研究和混合型队列研究。在前瞻性队列研究中，研究对象分组是根据研究开始时研究对象的暴露状况来确定的，此时健康结局还没有出现，需随访观察一段时间才能观察到；回顾性队列研究也称历史性队列研究，研究对象分组是根据研究开始时研究对象过去某时刻暴露历史资料来确定的，此时研究的健康结局已经出现，不需要随访观察；在历史性队列研究的基础上进行队列随访研究即为混合型队列研究。在大多数情况下研究者会首选历史队列设计，因为它为研究罕见病或潜伏期较长的疾病提供了最具成本效益的可行方案。然而，由于重建历史队列和估计其相关风险所需数据记录的容易缺失或不完整，历史队列设计也存在较大的局限性。

职业队列通常会将罕见慢性病（如职业性肿瘤）作为主要的关注点，要想获得符合统计要求的病例数或死亡人数，职业队列研究必须纳入数量庞大的观察对象。事实上，样本量在多达 10 000 名或更多受试者的历史队列研究中并不罕见，观察对象中许多人是在研究开始前40 年或 50 年首次就业的。由于队列研究规模较大，因此其成本高昂且耗时耗力，需要多学科研究团队的努力来开展暴露评估，并提供强大的档案管理和计算机编程来支持队列随访、数据处理分析及数据质量控制。

队列研究中的常见问题是存在选择偏倚，不完整的队列入组或随访会导致这种偏倚。"健康工人效应"是职业队列中一种特殊形式的选择偏倚，这是因为就业人群的平均健康水平往往高于同龄非就业普通人群，患有慢性致残性疾病的人很可能被选择性地排除在就业之外。因此，随着时间的推移，就业人口的死亡率往往低于人群平均水平，不过健康工人效应对癌症发生率和死亡率的影响相对较小。职业群体中还会出现其他特殊形式的选择偏倚，例如，短期雇用的临时工可能具有不同于普通工人的生活方式，因而具有不同的疾病风险，而接触高浓度毒物的工作往往分配给短期雇用临时工人。

巢式病例对照研究是结合队列研究和病例对照研究的一种混合型设计，它将队列中已经发病的对象设为病例组，并从队列未发病的人群中抽取一定数量的对象设为对照组。巢式病例对照研究可能会显著降低数据收集和分析的成本与工作量，统计效率损失相对较小，对进行疾病早期生物学改变研究具有明显的优势。

（四）病例对照研究

病例对照研究是通过比较病例和非病例两组人群的历史暴露水平，来评估暴露对疾病影响程度的一种观察性研究。理想情况下，病例和对照应在重要的特征上具有可比性，包括暴露的先验概率、样本确定方法、数据收集方法、暴露状态、潜在混杂变量数据的可靠性和有效性等方面均可比。由于在研究开始时较难确定病例和对照组是否在可能混杂因素方面具备可比性，因此许多研究者会在设计阶段采用匹配设计，即根据一个或多个混杂因素将病例与一个或多个对照组进行匹配，在分析阶段则采用分层分析、多因素模型等方法来控制混杂偏倚。

相较于队列研究，实施病例对照研究更节约成本和时间，在获取调查对象暴露情况和混杂因素信息方面更具有灵活性。虽然病例对照研究不能提供疾病发病率的直接测量，但可以应用比值比（OR 值）来估计暴露的相对风险。

职业流行病学研究中经常使用两种基本类型的病例对照研究。一种是基于已有职业队列框架上的巢式病例对照研究，它既提供了完整病例确定的基础，也提供了选择对照的抽样框架。当难以获得所有队列成员的暴露或潜在混杂因素数据时，通常需要进行巢式病例对照研究。另一种是基于登记资料的病例对照研究，病例组是从一个或多个基于普通人群或基于公司的癌症或死亡率登记、医院记录或其他社区数据源确定的，并与对照组的职业暴露进行比较。在暴露特征方面，基于登记资料的病例对照研究通常没有巢式病例对照研究提供的信息丰富。尽管如此，在开展队列研究很困难或不可行的情况下，这种研究设计仍然是较好的选择。

四、研究的有效性

有效性是指研究反映真实事态的能力。一项有效的研究就意味着研究结果能够正确揭示疾病与暴露间的联系，描述出危险度的真实方向和大小，包括正向联系、负向联系或无联系。有效性分为内部有效性和外部有效性两种，内部有效性反映的是来自研究对象的结果，而外部有效性则反映将研究结果推广到非研究人群中的情况。

（一）内部有效性

当一项研究能够真实地揭示研究对象中存在的暴露与疾病间联系时，被认为是内部有效的。影响内部有效性的最重要因素是各种偏倚，它们会扭曲客观现实状态，使研究得出无效的结果。偏倚又称为系统误差，分为三种类型：选择偏倚、信息偏倚、混杂偏倚。

（二）外部有效性

如果研究被证明具备良好的内部有效性，那么下一步需要对其外部有效性进行检验。外部有效性就是结果的外推性，即将研究结果外推到研究对象外的人群，如总体人群，或者与研究对象相似的人群，常见外推需要确认从男性得到的结果是否也适用于女性，因为很多职业流行病学研究是专门针对男性进行的。20世纪中期，研究发现美国、英国和瑞典的男性化学家白血病、淋巴组织瘤和胰腺癌危险性增加。这些主要研究结果是否也适用于女性，如果基于对暴露于溶剂和其他化学物质的效应的知识，应该支持这种外推。但在随后的几十年时间内，由于缺乏外部有效性验证的证据，女性化学家中是否存在同样的肿瘤高发现象一直没有结论。直到20世纪80年代中期，一项对女性化学家的研究发现了与在男性中相同的结果，才完成了对男性研究的外部有效性验证。

（兰亚佳　马景璇）

第二节　职业毒理学

职业毒理学（occupational toxicology）既是职业卫生与职业医学的重要理论基础，也是毒理学的一个分支，主要研究职业活动中的各种有害因素对接触人群的损害效应，旨在阐明有害因素与接触者健康之间的相互关系。结合流行病学和环境科学，职业毒理学能够阐明职业性有害因素的毒性和潜在危害，系统评价职业暴露对人群健康产生损害作用的风险，并通过制订控制措施以防止或尽量减少接触，最终达到预防职业性疾患，促进职业人群健康，提高劳动者生命质量的目的。

职业毒理学的研究对象包括工作环境中可能遇到的化学、物理或生物有害因素，工作场所化学有害因素是职业毒理学研究的主要对象。随着工业化和信息化的融合深化，新产业新业态不断增长，装备制造业和高新技术制造业正呈现出集群化、信息化和智能化发展态势。劳动者在职业活动中接触的职业性有害因素更为多样复杂，表现为传统职业性有害因素所致职业中毒频次高居不下，新的或未知的职业性有害因素种类不断增加，同时工作场所中多种因素的联合作用也亟待评估。因此，掌握职业毒理学的理论和研究方法更显重要。随着现代生物技术信息的快速扩增、现代分析技术与方法、数据挖掘建模技术和大数据与物联网技术的发展，毒理学研究领域、风险评价过程和相关管理及信息系统正发生着革命性变化，这必将推动职业卫生与职业医学的研究在深度和广度上进入一个新阶段。

一、职业毒理学的研究内容

职业毒理学既阐述不良工作条件对机体的损害作用（毒性效应）和机制，也探讨机体对有害因素的作用（反应），并对职业性有害因素开展毒理学安全性评价和健康风险评估，最终达到预防职业性疾患发生，促进接触人群健康，提高劳动者职业生命质量的目的。至少包含以下四个层次的内容。

（一）职业性有害因素在体内的生物转运和生物转化

本层次主要阐述工作场所化学有害因素侵入机体的途径及机体对化学物质的处置，是职业毒理学研究的基本内容。机体对于化学物质的处置包括吸收、分布、代谢和排泄四个过程。其中吸收、分布和排泄是化学物穿越生物膜的过程，其本身的结构和性质不发生变化，统称为生物转运；代谢是化学物质在体内经历酶促反应或非酶促反应而使其化学结构和理化性质发生改变形成新衍生物的过程，称之为生物转化。采用毒物动力学理论和方法明确化学物质或代谢产物的数量在机体内的动态变化规律，确定有害因素的靶器官，揭示机体对化学物质进行处置的特征，有助于探讨有害化学物质所致健康损害的机制。

工作场所的化学有害因素主要经呼吸道吸收，亦可经皮肤和消化道吸收。空气中以气态（气体、蒸气）和气溶胶（烟、雾、粉尘）等形式存在的化学有害因素，呼吸道是其吸收的主要途径，肺是主要的吸收器官；脂溶性、分子量小的化学有害因素，如芳香族氨基和硝基化合物、有机磷酸酯类化合物、金属有机化合物（四乙基铅）等主要经皮肤吸收。在生产过程中，工作场所化学因素经消化道摄入的比较少见，常见于事故性误服，或者在工作场所内吸烟、饮水、吃东西，这些不良行为可致化学有害因素通过消化道进入体内。

（二）职业性有害因素的健康损害效应及机制

1. 健康损害效应　判断工作场所职业性有害因素是否造成劳动者健康损害是职业毒理学的核心任务。职业性有害因素的不良作用与剂量（或强度）、接触时间、接触途径、接触方式及其物理、化学特性有密切关系，但大多数情况下接触量是决定因素。职业性有害因素可通过多种方式干扰或破坏机体的生理生化过程。一些有害因素可直接引起局部损害，如接触具有腐蚀性的强酸强碱造成的皮肤损伤，吸入刺激性气体可直接引起呼吸道损伤，强红外线造成受照部位灼伤，紫外线造成电光性眼炎，噪声引起听觉损伤等；一些有害因素可引起全身性中毒或损伤，如吸入一氧化碳引起全身性缺氧、电离辐射所致放射病、高温作业引起热射病等。最初表现为局部损伤的化学毒物也可能通过神经反射或被机体吸收后引起全身性反应，从而引起神经系统、呼吸系统、血液系统、消化系统、泌尿系统、心血管系统、生殖系统、内分泌系统或听觉系统损伤，甚至产生致畸、致癌、致突变等效应。生物性因素主要导致感染性疾病，包括法定职业性传染病，如炭疽、布鲁氏菌病、森林脑炎、艾滋病、莱姆病等；法定非传染性职业病，如职业性哮喘、过敏性肺炎和职业性皮肤病等；此外，也包括挤奶工结节、牧民狂犬病、钩端螺旋体病、寄生虫病等与工作有关的疾病。

2. 毒作用机制　目前已知的化学物质毒作用机制可概括为以下 7 个方面。

（1）影响酶的合成或活性：化学毒物进入机体后可影响酶的合成，或与酶发生作用，改变酶的活性而产生毒性效应。例如，苯并芘是细胞色素 CYP1A1/2 等的诱导剂，可使其合成增加，且活力增高，经代谢活化生成终致癌物，进而导致肿瘤。抑制酶活性是化学中毒最常见的一种机制。某些毒物的结构与酶的底物相似，因而可竞争性地结合在酶的同一活性中心，干扰酶与底物结合，使酶的催化活性降低，这种结合可逆或不可逆。例如，有机磷农药中毒就是通过抑制胆碱酯酶活性，使其失去分解乙酰胆碱的能力，导致乙酰胆碱堆积，从而产生神经系统功能紊乱；氰化物进入机体后，CN^- 即与氧化型细胞色素氧化酶活性中心的 Fe^{3+} 结合，使其不能还原为 Fe^{2+}，抑制该酶活性，使细胞色素失去传递电子的能力，阻断呼吸链，造成组织不能摄取和利用氧；Hg^{2+} 可与蛋白质的巯基（—SH）结合，干扰其活性。有些化学毒物与酶的非活性部位结合或作用于酶的辅基和激活剂，使酶失去催化正常反应的能力，阻碍细胞的呼吸和正常代谢，造成细胞损害。

（2）影响能量代谢：As^{5+} 可干扰线粒体氧化磷酸化过程，使氧化磷酸化过程解偶联，抑制三磷酸腺苷（ATP）生成，干扰能量代谢；氰化物、一氧化碳和硫化氢则通过抑制呼吸链递氢或传递电子，使偶联磷酸化无法进行，ATP 生成减少；2, 4- 二硝基酚能增加线粒体内膜对 H^+ 的通透性，使 H^+ 的跨膜梯度消除，则氧化产生的能量不能用于 ADP 磷酸化。

（3）缺氧性损伤：一氧化碳、硫化氢、氰化物等窒息性气体可通过不同途径阻碍氧的摄取、转运和利用。一氧化碳与血红蛋白结合形成碳氧血红蛋白使血液携氧能力降低；苯胺形成高铁血红蛋白，使血红蛋白失去携氧功能，引起氧运输障碍；CN^- 与氧化型细胞色素氧化酶 Fe^{3+} 结合，使细胞色素失去传递电子的能力，呼吸链中断，组织摄取和利用氧受阻。

（4）膜自由基损伤：有些化学毒物在体内代谢过程中产生氧自由基，有些毒物本身就是氧自由基。如四氯化碳在体内经酶催化形成自由基，作用于肝细胞膜中的不饱和脂肪酸，产生脂质过氧化，使溶酶体破裂，线粒体、内质网变性，肝细胞坏死。有些则通过抑制抗氧化酶活性，导致机体不能有效清除自由基，使脂质过氧化作用增强。自由基还可对蛋白质造成氧化损伤，引起酶活性改变，使膜和细胞功能改变。活性氧也可对 DNA 产生碱基修饰和链断裂损害。

（5）与生物大分子结合：毒物可与体内蛋白质和核酸等生物大分子发生共价结合，导致其结构变异和功能损害。如汞、砷可与膜蛋白中的—SH 结合，造成膜的传输功能障碍；苯胺可与血红蛋白中珠蛋白的—SH 结合，导致溶血；光气与组织蛋白中的功能基团发生酰化反应，影响蛋白结构与功能。绝大多数毒物经代谢活化后产生的亲电子活性产物与 DNA 形成加合物，这是 DNA 化学损伤最重要和最普遍的形式。氮芥、环氧乙烷、亚硝酸盐、甲醛等可以直接与 DNA 共价结合，引起 DNA 损伤。

（6）细胞内钙稳态失调：细胞内钙稳态失调在细胞中毒性损伤中起重要作用，其中，细胞内钙超载是细胞损伤最重要的分子机制。如铅、镉等二价金属毒物具有与 Ca^{2+} 相似的原子半径，可与 Ca^{2+} 发生竞争，部分或完全取代 Ca^{2+}，进而导致细胞内钙稳态失调；四氯化碳可直接作用于内质网的 Ca^{2+} 载体，使其失活，致使胞内 Ca^{2+} 浓度显著升高，引起细胞死亡。

（7）表观遗传调控机制：化学物质可改变 DNA 甲基化、组蛋白修饰、染色质重塑和非编码 RNA 组成的表观调控网络所调控的组织和细胞特异性基因表达模式，这是当前职业中毒机制研究的热点。

（三）职业健康损害发生的影响因素

1. 职业性有害因素的性质 决定了职业人群在作业环境中是否易发生职业危害及危害的严重程度。

（1）化学结构是决定化学有害因素毒性的物质基础：有害因素化学结构的细微改变可能会导致化学物质生物学效应的显著变化。如苯环上的氢被甲基取代后，抑制造血作用不明显，麻醉作用增强；苯环上的氢被氨基取代后，具有形成高铁血红蛋白的作用；苯环上的氢被硝基取代后，具有肝毒性。在不同结构的石英中，其致纤维化和矽肺的能力大小依次为结晶型＞隐晶型＞无定型。

（2）有害因素的理化特性影响致病效应：呈气态的化学物质在空气中容易扩散，扩散的程度除取决于化学物质的初始浓度外，也受气态化学物质的比重和环境中气流（风速）等因素的影响，如二硫化碳（CS_2）蒸气的比重为 2.60，比空气重，容易下沉，在空间的分布呈梯度状态，处于低位置的作业者易发生中毒，当 CS_2 在空气中的初始浓度小于 1mg/L，这种现象就不明显；CO 的气体比重为 0.96，接近于空气的比重，可在空间快速扩散，只要达到一定的浓度，可导致工人普遍中毒。烟、尘、雾等气溶胶，其毒性与粒径大小有关。外源化合物的粒径大小与分散度（即物质被粉碎的程度）成反比，分散度越大粒径越小，其表面积越大，生物活性也越强。如各种石棉纤维中，直径大小依次为直闪石＞铁石棉＞温石棉＞青石棉。粒径越小沉积越多，穿透力也越强，因而，青石棉的致纤维化和致癌性最强，而且病变出现最早。液态化学物质在脂／水中的分配系数是影响化学有害因素在组织中的吸收、分配特性的重要因素之一。脂溶性高的化学物质易经皮肤吸收、在脂肪组织中蓄积或易通过血脑屏障侵犯神经系统，但其不易排泄；水溶性直接影响化学有害因素毒性大小和毒作用的靶点，一般来说水溶性越大，毒性越大。如砒霜（As_2O_3）的毒性远远大于雌黄（As_2S_3），主要是因为 As_2O_3 在水中的溶解度是 As_2S_3 的 3 万倍。又如在铅锌矿冶炼时，工人发生氧化锌急性中毒往往先于铅中毒，其原因是锌的沸点为 907℃，铅的沸点为 1620℃。在加热熔炼时，锌早于铅蒸发到空气中形成氧化锌烟尘，工人吸入后到下班时即可发生金属烟雾热。噪声的性质影响其对机体的作用，如脉冲噪声比稳态噪声危害更大。辐射因子的电离密度和穿透力，是影响辐射损伤的重要因素。例如，α 粒子的电离密度虽较大，但穿透力很弱，其主要危害是进入人体后的内照射；β 粒子的电离能力较 α 粒子为小，但高能 β 粒子具有穿透皮肤表层的能力；X 射线、γ 射线和中子可穿透整个人体组织。

2. 职业性有害因素的暴露特征 是机体所产生健康损害效应的关键因素。通常情况下影响职业性有害因素的暴露因素有暴露的剂量或强度、暴露途径、暴露持续时间、暴露频率等。

（1）化学有害因素对机体损害作用的性质和强度，除了与化学因素的毒性密切相关外，直接取决于其在体内的剂量，但测定此剂量比较复杂。一般而言，暴露的剂量越大，化学有害因素的吸收剂量越大，靶器官内的剂量也越大，最后毒物的生物有效剂量也就越大。空气中化学有害因素浓度越高、接触时间越长，若防护措施不力，则吸收进入体内的量越大，就越容易发生损害效应。

（2）物理因素对人体的损害效应与物理参数之间并不呈现直线相关关系：物理因素的健康损害常表现在某一强度范围内对人体无害，高于或低于这一范围才对人体产生不良影响。正常气温与气压对人体生理功能是必需的，而高温可引起中暑，低温可引起冻伤。高气压可引起减压病，低气压可引起高山病。长期接触 85dB（A）以上的噪声，主诉症状和听力损失程度均随声级增加而增加；置身绝对安静空间的人会感觉到孤独和轻微的恐惧甚至出现幻觉。

3. 职业危害作业的环境因素 作业环境的好坏对生产性毒物发生中毒有很大影响，环境温度和湿度也是影响噪声、振动危害的重要因素。

（1）气温：环境温度可改变化学因素存在的高温环境，可使有机溶剂的挥发加快，空气中的浓度升高，从而增加了人体吸入中毒的可能性。汞在常温下可以蒸发形成汞蒸气，而且随着气温升高而蒸发速度明显加快。如工人在高温季节接触汞，比常温时接触同等浓度的汞蒸气出现症状和体征的发生率要高出 2 ~ 3 倍。

（2）气湿：高湿环境中，一些水溶性较高的气体，如氯化氢和氟化氢，对人体的刺激性和毒性会明显增强。液态苯胺及其蒸气都可经皮肤吸收，其吸收率随着室内温度和相对湿度的升高而增高。

（3）风力与风向：在农田中喷洒农药时，作业者除了由于农药经皮肤吸收导致中毒外，还常常与喷洒农药时行进的方向及当时的风向有关，顺风退步打药可有效降低农药中毒的风险。

（4）噪声与辐射：噪声与辐射等物理因素与化学因素共同作用于机体时，可影响该化学物质对机体的毒作用。如噪声可通过影响 2- 萘胺的代谢增加其对大鼠的毒作用强度；紫外线与某些致敏化学因素的联合作用，可以引起严重的光感性皮炎；全身辐照可增强中枢神经系统兴奋剂的毒作用，降低中枢神经系统抑制剂的毒作用。

（5）环境条件对物理因素的影响：振动、高温、寒冷或某些有毒物质（CO、苯等）共同存在时，可加大噪声对听觉器官和心血管系统等方面的影响。低气温、高气湿可以加速手臂振动病的发生和发展，尤其全身受冷是诱发职业性雷诺现象的重要条件。

4. 接触者个体易感性与职业危害程度的关系 虽然职业性有害因素导致的机体损害普遍呈剂量（或强度）- 效应关系，但劳动者的个体差异可导致在同一作业环境中机体的损害存在明显的差异，即在相同的作业环境中，接触同种浓度水平的化学毒物，部分劳动者易发生中毒，而另外一部分劳动者可能不发生中毒；或者在中毒者中，存在症状的轻重或出现先后之分。

（1）个体遗传特征：目前认为，遗传多态性是劳动者健康损害效应个体差异的主要原因。例如，工人接触有机磷农药时，对氧磷酶（PON1）Q192R 基因多态性对精液质量和精子 DNA 的完整性起着重要作用；铅中毒的易感性与 δ- 氨基 -γ- 酮戊酸脱水酶（ALAD）基因多态性有关；苯中毒的易感性与代谢酶 CYP450 的基因多态性有关。

（2）性别：在职业人群的暴露中，不同性别对化学物质毒作用的反应不同。例如，在相同的接触条件下，女性对化学物质比男性更加敏感，如铅、锰、汞等金属及有机物苯乙烯、氯乙烯等。但目前尚没有任何资料表明何种毒物明确作用于女性特有的器官或系统。

（3）靶器官特异性：无论是动物实验还是人群体检，都存在机体某些器官或系统对特定化学物质易感且易受到伤害的现象。例如，苯对造血系统的抑制作用；苯的氨基和硝基化合物对红细胞及肝脏的特异性损伤作用等。

以上个体差异现象都是职业禁忌证制订的理论依据。尽管有文献或专著提及个体的年龄、健康情况、营养状况、生活习惯、体育锻炼等因素会导致机体对化学物毒性反应有明显差异，但目前仍缺乏系统的调查分析及确切的数据和资料。因此这些仍是目前职业毒理学研究中的薄弱环节。

（四）职业性有害因素暴露的健康风险评估

职业健康风险评估（occupational health risk assessment）就是通过辨识和分析职业活动过程中接触的有害因素（风险因素），判断职业危害发生的可能性及其严重程度，从而制订合适的防护措施以降低风险概率的过程。开展职业健康风险评估工作已经成为我国卫生行政部门的主要职能之一，也是我国职业健康保护工作的重要内容。2007年，我国颁布实施的《建设项目职业病危害预评价技术导则》明确提出风险评估这一评价方法，并鼓励在实践建设项目评价过程中灵活运用。2018年4月15日，《工作场所化学有害因素职业健康风险评估技术导则》正式实施，主要适用于作业人员接触化学有害因素所导致的职业健康风险的评估。上述法律、法规、规范的实施，将更好地推动我国职业健康风险评估工作。

近年来，我国学者为探讨适宜的职业健康风险评估方法，在不同行业和不同领域探索应用了国外多种风险评估模型。目前，国外应用较为成熟的主要包括新加坡化学物质职业暴露半定量风险评估法（新加坡风险评估法）、美国环境保护署（EPA）吸入风险评估法（美国EPA风险评估法）、澳大利亚职业健康与安全风险评估法（澳大利亚风险评估法）、罗马尼亚职业事故和职业病风险评估法（罗马尼亚风险评估法）、国际采矿与金属委员会职业健康风险评估法（ICMM法）、英国安全与健康委员会工作场所健康危害物质控制策略（COSHH Essential模型）等。欧美等发达国家及某些国际组织，自20世纪80年代开始陆续发布了职业健康危害风险评估指南或规范。借鉴发达国家的先进经验，研发符合我国职业病防治实际的职业健康风险评估方法、模型，并建立相应的指南或标准是当务之急。

二、职业毒理学的研究方法

职业毒理学的研究方法主要包括动物实验（或体内试验）、体外试验、志愿受试者的人体观察和职业人群流行病学调查。

（一）动物实验

随着科学技术的发展和生产工艺水平的提高，职业环境中不断涌现新的化学物质。人类接触之前必须先通过整体动物实验来了解其大致毒性，并外推于人，确定一个暂时、可接受的接触限值，并提供其对人体毒性的估计水平，从而制订出相应的职业卫生标准，提出针对性的防护措施。但是，动物实验具有其局限性，由于存在种属差异，以及进入人体途径、毒作用过程和环境条件不可能保持一致，导致任何一种化学物质对动物和人体的毒作用不可能完全相同。因此，在进行职业毒理学的动物实验时，必须要以接近职业人群的接触情况来进行实验设计，从而获得更加科学、合理的实验结果，为职业卫生工作提供依据。

（二）体外试验

随着国际社会对动物实验"3R"原则［减少（reduce）、优化（refine）、替代（replace）］的认同和实施，体外试验已经替代了部分动物实验，在职业毒理学的研究中发挥了重要的作用。可用于致癌物筛选的体外试验如下。

1. 基因突变试验 如细菌回复突变试验［埃姆斯（Ames）试验］、哺乳动物细胞胸苷激酶（TK）或次黄嘌呤鸟嘌呤磷酸核糖基转移酶（HGPRT）基因正相突变试验。

2. 染色体畸变试验 如啮齿类动物精母细胞或精原细胞染色体畸变试验、啮齿类动物骨髓细胞染色体畸变试验、小鼠骨髓微核试验、体外细胞系细胞遗传毒性试验。

3. 原发性 DNA 损伤 如彗星试验（comet assay）、姐妹染色单体交换（sister chromatid exchange，SCE）试验、DNA 加合物检测、DNA 链断裂检测、程序外 DNA 合成（unscheduled DNA synthesis）试验。

4. 细胞恶性转化试验 主要是检测工作场所的有害因素对体外培养的细胞所诱发的恶性表型改变，如细胞形态学改变、集落形成能力的改变、细胞增殖速度的改变等。目前常用的试验包括叙利亚仓鼠胚胎原代细胞试验、动物细胞系如 BALB/C-3T3 细胞试验和 C3H10T1/2 细胞试验、病毒感染的永生化细胞（如大鼠的 RLV/RE 细胞）试验和仓鼠 SA7/SHE 细胞试验。

虽然体外试验有利于阐明职业性有害因素的作用机制及制订预防措施，但其不能真实地反映出体内的毒物动力学过程及调控作用，因此需要慎重地解释和应用体外试验的结果。

（三）志愿受试者的人体观察

人体接触化学物质后，可获得化学物质在血中到达高峰的时间、最高浓度、消除半减期等毒物动力学主要指标，对化学物质发生效应的剂量或浓度，以及毒效应的主观感受和警戒反应能力等效应，是动物实验无法替代的，在流行病学调查中也难以获得。因此，招募工作活动场所的劳动者作为观察对象，进行必要的人体观察是必需的。志愿受试者的试验研究必须按照《赫尔辛基宣言》的规定，在受试者知情同意的基础上，按照自主、有益、公正、无害的原则开展必要的人体观察。

（四）职业人群流行病学调查

动物实验是获得外源性化学物质毒效应不可或缺的手段，但其毒效应不仅与毒物本身的毒作用有关，还与化学物质在职业环境中的来源、分布、作用方式等因素密切相关。因此，有计划、系统地进行作业环境接触水平的监测、职业人群健康效应的观察和疾病谱的调查等职业流行病学研究工作也是非常必要的。

三、职业毒理学的实际应用

职业毒理学的研究目的和任务主要是改善职业人群的作业环境，防止职业性有害因素对人体产生损害，保护职业人群的健康，提高职业人群的生命质量。该任务贯穿于职业人群生命的始终。因此，作为职业生命科学研究中的重要组成部分，职业毒理学主要用于识别、评价、预测和控制职业性有害因素对职业人群健康的影响。

（一）职业性有害因素的识别

科学进步和生产发展促使作业环境中不断涌现新的职业性有害因素，通过职业毒理学研究，这些有害因素的危害程度或毒性、剂量（或强度）-效应关系等不断被阐明。职业性有害因素的识别分为定性和定量两种，定性识别主要是判断是否为有害因素；定量识别则是进一步明确其危害的程度，是进行风险评价的基础。生物科学技术（如分子生物学、分子流行病学等）的高速发展和职业人群对健康需求的不断增加，使得我们要借助职业毒理学的理论和方法来研究与发现传统的、新的职业性有害因素的潜在危害和早期生物学效应，因此对职业毒理学也提出了更高的要求。

（二）职业性有害因素的评价、预测、控制

职业毒理学的研究结果可以帮助职业人群管理部门的领导者了解职业人群接触有害因素

的危险程度，为政府相关决策部门制定职业性有害化学物质的管理策略及对职业防护措施的投入提供科学依据。

危险度评价（risk assessment）包括定性评价和定量评价，方法包括危害鉴定、剂量 - 反应关系的评定、人群接触评价和危险度特征描述 4 个环节。主要通过对职业毒理学的测试、环境监测、生物监测、健康监护及职业流行病学调查资料的分析，定性和定量地认定及评价职业性有害因素潜在的不良作用，为预测职业性有害因素的远期效应、制订出安全接触限值和相应的防控对策提供科学的依据。在整个危险度评价过程中，确定健康损害效应的观察或测量指标是非常关键的环节。

近年来，生物标志物尤其是分子生物标志物的发展和应用，为危险度评价提供了崭新的发展前景。例如，我们可以通过检测 CYP450 2E1 mRNA 的含量来评估制鞋业工人甲苯的职业接触水平，以此作为监测甲苯暴露的敏感生物标志物。该生物标志物还能够有效评估暴露于苯或其他污染物人群的风险。我们还可以通过微阵列技术广泛筛选因职业暴露而修饰的基因，结果比其他类似技术更准确、更快。另外，蛋白质组学和其他"组学"科学等方法也有助于提出新的生物标志物，以鉴定由化学物质职业暴露引起的职业病。与此同时，生物信息学和完整数据库的开发能够帮助我们防止化学物质暴露对工人健康造成的损害。因此，将分子方法与目前用于评估工作场所环境的经典化学分析方法结合，可以更好地制订改善综合健康控制的策略。

四、职业毒理学研究的不确定性

将实验动物和细胞的毒理学实验结果外推到职业人群接触的安全性评价时，会存在很大的不确定性，其根本原因在于职业性有害因素的作用受多因素影响，主要有以下 5 个方面。

（一）种属的差异

由于实验动物和人在基因的数量和结构方面存在不同，因此对职业性有害因素的反应敏感性存在差异，有时甚至存在质的差异。尽管能够采用两种或两种以上的动物，同时尽可能选择与人对职业性有害因素反应类似的动物来减少物种间差异，但要完全避免是不可能的。

（二）职业性毒物的作用方式不同

由于接触剂量、方式、进入机体的途径不同，可进一步导致外推的不确定性，例如，为了寻找毒作用的靶器官，动物实验选用的染毒剂量往往较高，通常比人的实际接触剂量大，这就导致了从高剂量向低剂量外推的不确定性。

（三）暴露数量的差异

由于职业毒理学实验所用的动物数量有限，因此对于发生率低的毒性反应，在少量动物中是很难被发现的，但是接触人群的基数往往巨大，这就导致由小数量实验动物外推到大数量人群的不确定性。

（四）接触人群与实验动物在年龄和体质上的差异

实验动物一般都是由实验室培育出的品系，在年龄和体质上较为一致，反应较为单一，而职业人群包含了不同的种族、年龄、性别、体质等个体，对职业性有害因素反应的易感性和耐受性上存在很大的差异。

（五）体外细胞研究和体内整体反应的差异

虽然替代试验是毒理学发展的重要方向之一，但即使采用人源性细胞进行毒性和机制研究，也会由于内外微环境的不同，存在一定的局限性。例如，由于体外培养细胞中的代谢酶活性较低，会降低体外细胞研究系统对间接致癌物的检测敏感性。

（凤志慧　张凤梅）

思　考　题

1. 职业毒理学的主要研究内容包括哪几个层次？
2. 开展职业毒理学研究有哪些基本方法？应注意什么？

第三章　工效学与工作相关肌肉骨骼疾患

工效学（ergonomics）的形成和发展已有 100 多年的历史，"ergonomics"源于希腊语中的"工作"（ergo）和"自然法则"（nomos），其含义指工作的法则，即工作和产品的设计应该符合人的能力与习惯。由于研究的侧重点不同，不同国家和地区的科学工作者给予了不同的名称，在美国称为人因学（human factors）或人机工程学（human engineering）；在日本称为人间工学。目前国际上通用的名称为人类工效学（ergonomics），我国也采用了这一名称，简称工效学。国际人类工效学联合会（International Ergonomics Association，IEA）认为工效学是研究人在工作环境中的解剖学、生理学和心理学等方面的因素，研究人和机器及环境的相互作用，研究在工作中、生活中和休假时怎样统一考虑工作效率、人的健康、安全和舒适等达到最优化的问题。其本质在于把人、机器和环境作为一个系统整体来考虑，同时又强调人在这一系统中的中心地位，以人为主，研究人、机、环境三者的最佳匹配关系。

我国对工效学的深入系统研究在 20 世纪 80 年代初开始。我国工效学学者在人机工程、认知工效学、工作场所照明、人体尺寸与测量、生物力学、工作相关肌肉骨骼疾患、工效学标准化等方面做了很多卓有成效的工作。我国于 1989 年成立了中国人类工效学学会（Chinese Ergonomics Society，CES），下设 14 个分支机构，并已经成为国际工效学联合会的会员。

第一节　工　效　学

一、概　　述

随着人们对工效学的认知，工效学在工作场所的应用及重要性日益突出。职业工效学（occupational ergonomics）是工效学应用的重要分支，以解剖学、心理学、生理学、人体测量学、工程学和社会学等多学科的理论知识为基础，以职业人群为中心，研究人 - 机器 - 设备环境之间的相互关系，旨在实现人在工作中的健康、安全、舒适，同时保持最佳工作效率。

职业工效学的研究内容十分广泛，主要包括人体各部分的尺寸，人的视觉、听觉等感觉通道的正常生理值，人在工作时的姿势，人体活动范围、动作节奏和速度，劳动条件引起工作疲劳的程度，以及人的能量消耗和补充；机器的显示器、控制器（把手、操纵杆、驾驶盘、按钮等及其组合）及其他与人发生联系的各种装置（桌、椅、工作台等）；工作环境的温度、湿度、噪声、振动、照明、色彩、气味等。

二、生　物　力　学

生物力学（biomechanics）是将力学和生物学的原理和方法有机地结合起来，研究生命过程中不断发生的力学现象及其规律的科学。对工作中肌肉骨骼力学的研究被称为职业生物力学（occupational biomechanics），它主要研究工作过程中人与机器设备（包括工具）之间的力学关系，目的是提高工作效率，减少肌肉骨骼损伤的发生。

（一）肌肉骨骼的力学特性

人体运动系统主要由肌肉、骨骼和关节组成，其中肌肉是主动部分，骨骼是被动部分。

在神经系统的控制下，肌肉通过收缩，带动骨骼围绕关节运动，产生位置变化，完成运动过程。体力劳动是通过人体或人体一部分的运动来实现的。

劳动时，肌肉工作的效率与负荷大小有关。当负荷太大时，肌肉不能缩短或缩短得很少，这种情况不仅效率低，而且容易造成肌肉或骨骼损伤；当负荷太小时，肌肉收缩几乎没有能量用于做功，效率也同样低。骨骼是身体的重要组成部分，主要起支撑、运动和保护作用。人体骨骼结构具有抗力强的特点，但骨骼的不同部位对压缩、拉伸、剪切等力的抵抗力不同。年轻人的骨密度比老年人高，男性比女性高约5%。软骨是一种具有良好弹性和韧性的结缔组织，长骨软骨具有吸收冲击能量和承受载荷的功能，关节软骨摩擦系数很低，有利于运动。

（二）姿势

人在劳动时需要保持一定的姿势（posture）。最常见的姿势是站姿和坐姿两种，其他还有跪姿、卧姿等。

站立时人体动作灵活，便于用力，适用于体力劳动，尤其是重体力劳动或活动范围大的工作。坐着时身体相对稳定，适合精细作业。坐着时，下肢不需要支撑身体，处于放松状态。无论是站姿还是坐姿，都存在一些不利于健康的因素，工作时长时间维持某一姿势可以引起损伤。如站姿状态下下肢负重大，血液回流差。坐姿状态下腹肌松弛，脊柱"S"形生理弯曲的下部由前凸变为后凸，使身体相应部位受力发生改变，长时间可以引起损伤。

不管采取何种姿势，人体都要承受由于保持某种姿势所产生的负荷，称作姿势负荷（posture load）。体力劳动强度越小，外部负荷越小，即为了克服姿势负荷所消耗的能量在总能耗中所占比例越大。

长时间保持静态姿势，会使某些特定肌肉处于持续收缩状态，容易引起疲劳。条件允许时，应该让操作者在劳动过程中适当变换姿势。为了方便操作和减少姿势负荷及外加负荷的影响，在采用工作姿势时需注意：①尽可能使操作者的身体保持自然的状态；②避免头部、躯干、四肢长时间处于倾斜状态或强迫体位；③使操作者不必改变姿势即可清楚地观察到需要观察的区域；④避免手和前臂长时间位于高出肘部的地方；⑤如果手和脚需要长时间处于正常高度以上时，应提供合适的支撑物。

（三）合理用力

劳动者在劳动过程中常常需要克服外界及自身的重力、阻力等，以维持特定的作业姿势或体位。合理运用体力，可以减少能量消耗，降低慢性肌肉骨骼损伤的发病率，提高工作效率。

1. 简化动力链 包括关节在内的某些解剖结构结合在一起可以完成以关节为轴的运动，称为动力单元（kinetic element）。一个动力单元可以完成简单的动作，两个以上的动力单元组合在一起称为动力链（kinetic chain），可以在较大范围内完成复杂的动作。生产劳动中多数操作是通过动力链来完成的，但是一个动力链包括的动力单元越多，出现障碍的机会也就越多。在组织生产劳动时，尽可能选用较简单的动力链。

2. 减小力矩 搬运重物或手持工具时需要克服物体的重力，重力以一定的力矩作用于人体，其中力臂是物体重心至人体支点（关节）的垂直距离。在物体重量固定的情况下，人体承受的负荷与物体重心到支点的垂直距离成反比。生产劳动中尽可能使物体的重心靠近人体，可以使力矩变小，减轻劳动负荷，减少用力。

3. 控制重心 除了物体重心以外，人体本身也有重心。当人体向某一方向倾斜时，重心也随之发生偏移，此时需要肌肉收缩来保持某一特定姿势和维持平衡。除了整体重心以外，人体各个部分（即体段 segment）也有各自的质量和重心，如头、手、前臂、上臂、躯干等，每一部分力矩的大小取决于该体段的空间位置与相应的关节（支点）之间的垂直距离。距离越大，力矩越大，机体的能量消耗也随之增加。

（四）静力作业和动力作业

劳动生理研究表明，根据肌肉收缩状况、参与劳动肌肉量的多少及是否做功等因素，可以将作业分为不同的类型。其中，静力作业（又称静态作业）主要依靠肌肉等长性收缩（等长收缩）来维持体位，使身体和四肢关节保持不动。从物理学的角度来看，这种作业时人并没有做功。当肌张力在最大随意收缩力的 15% ~ 20% 以下时，心血管反应能够克服肌张力对血管的压力，满足局部能源供应和代谢产物的清除需要，因此这种静力作业可以维持较长时间。但是，静力作业时肌张力往往会超过这个水平，导致局部肌肉缺氧和乳酸堆积，容易引起疼痛和疲劳，因此也被称为致疲劳性等长收缩。

静力作业的特点是能够消耗的能量水平不高，肌肉的氧气需求量通常不超过每分钟 1L，但是却很容易导致疲劳。当静力作业停止后的几分钟内，氧消耗反而先升高后再逐渐下降到原来的水平。这是由于肌肉在缺氧条件下工作，无氧糖酵解产物如乳酸不能及时清除而积聚起来形成氧债。当作业停止后，血流畅通，身体立刻开始弥补氧债，因此呈现出氧消耗反而升高的现象。

对比而言，动力或动态作业以等张性收缩（isotonic contraction）为主，通过肌肉交替收缩和松弛来维持关节活动，是一种能够充分利用血液灌流并且不容易疲劳的作业方式。与静力作业相比，动力作业属于做功的类型，可以分为重动力作业和反复性作业。

三、人体测量与应用

人体测量学（anthropometry）是一门用测量方法研究人体格特征的科学，通过对人体的整体测量和局部测量，探讨人体的类型、特征、变异和发展规律。

（一）人体测量的分类

1. 静态测量 又称静态人体尺寸测量，是被测者在静止状态下采用站姿或坐姿对人体各部分的固定尺寸进行测量的一种方式。人体测量需要测定人体各个部分的参数，静态测量最基本的尺寸有 119 项。

2. 动态测量 是被测者在规定的运动状态下进行的测量，又称动态人体尺寸测量（dynamic measurement of dimensions）。这种方法测量的是人体或某一部分空间运动尺寸，即活动范围，又称功能人体尺寸测量。

（二）人体测量方法

1. 直接测量法 又称接触测量法，按测量结果的形式又可分为两种，一种是采用传统的马丁人体测量仪，根据体表标志或骨性标志，直接对人体上选定部位的尺寸和围度等数据进行测量，在服装设计方面多应用这种方法。另一种直接测量法是对体表特征点的三维坐标数据进行数字化测量，即采用三维坐标测量仪器，对体表的形态特征点或骨性特征点的三维坐标数据进行测量。这种方法可直接为各种计算机辅助设计造型软件所调用，特别适合应用于越来越广泛的人体三维造型及各种人机环境系统的仿真设计与工效学评价等方面。

2. 间接测量法　又称非接触测量法，是采用激光、全息摄影、计算机等现代技术，把受试者全身不同部位从不同角度扫描或摄录下来，然后再用软件进行处理，计算出测量指标数据。

（三）人体测量数据的应用

1. 确定所设计产品的类型　在涉及人体尺寸的产品设计中，设定产品功能尺寸的主要依据是人体尺寸百分位数，而人体尺寸百分位数的选用又与所设计产品的类型密切相关。依据产品使用者人体尺寸的设计上限值（最大值）和下限值（最小值）对产品尺寸设计进行分类，产品类型的名称及其定义列于表 3-1-1。

表 3-1-1　产品尺寸设计分类

产品类型	产品类型定义	说明
Ⅰ 型产品尺寸设计	需要两个人体尺寸百分位数作为尺寸上限值和下限值的依据	又称双限值设计
Ⅱ 型产品尺寸设计	只需要一个人体尺寸百分位数作为尺寸上限值或下限值的依据	又称单限值设计
ⅡA 型产品尺寸设计	只需要一个人体尺寸百分位数作为尺寸上限值的依据	又称大尺寸设计
ⅡB 型产品尺寸设计	只需要一个人体尺寸百分位数作为尺寸下限值的依据	又称小尺寸设计
Ⅲ 型产品尺寸设计	只需要第 50 百分位数（P_{50}）作为产品尺寸设计的依据	又称平均尺寸设计

2. 选择人体尺寸百分位数　表 3-1-1 中的产品尺寸设计类型，按产品的重要程度又分为涉及人的健康、安全的产品和一般工业产品两个等级。在确认所设计的产品类型及其等级之后，选择人体尺寸百分位数的依据是满足度。工效学设计中的满足度，是指所设计产品在尺寸上能满足多少人使用，通常以合适使用的人数占使用者群体的百分比表示。

3. 确定修正量　有关标准公布的人体数据是在裸体（或穿着单薄内衣）、不穿鞋的条件下测得，而设计中所设计的人体尺度是在穿衣服、穿鞋甚至戴帽条件下的人体尺寸。或者为满足特殊心理需求，在最小功能尺寸上附加一项增量，称为心理修正量。

4. 产品功能尺寸的设定　产品功能尺寸是指为确保实现产品某一功能而在设计时规定的产品尺寸。该尺寸通常是以设计界限值确定的人体尺寸为依据，再加上为确保产品某项功能实现所需的修正量。产品功能尺寸有最小功能尺寸和最佳功能尺寸两种，具体设定的通用公式如下。

$$最小功能尺寸 = 人体尺寸百分位数 + 功能修正量$$
$$最佳功能尺寸 = 人体尺寸百分位数 + 功能修正量 + 心理修正量$$

四、机器和工作环境

（一）人机系统

生产劳动过程中，人和机器（包括设备和工具）组成一个统一的整体，共同完成生产任务，称作人机系统（human-machine system）。在人机系统中，人和机器之间的信息传递至关重要，人机之间的信息是通过人和机器之间的界面（interface）传递的。人机界面主要包括显示器和控制器，机器的信息通过显示器向人传递，人的信息（包括指令）通过控制器向机器传递。从工效学角度研究人机界面，就是要使显示器和控制器适合于人的解剖、生理和心理特点。

（二）显示与控制

人机系统中，用来向人表达机械性能和状态的部分称为显示器（display）。显示器是机器信息的输出装置，包括各种仪表、指示灯、信号发生器等。控制器（controller）是操作者用以改变机械运动状态的装置或部件，常见的有开关、按钮、旋钮驾驶盘、操纵杆和闸把等。

1. 视觉显示器　按照功能划分主要有以下 3 种。

（1）查对显示器：用来指示机器运转是否正常，如电源是否接通。

（2）警戒显示器：显示机器是否处于正常工作状态。

（3）读数显示器：用具体数值显示机器有关参数或状态，如温度计、速度计等。此外，还有调节和追踪用的显示器。

2. 听觉显示器　是靠声音传递信息的装置，常见的有铃、哨、汽笛、喇叭等，在生产劳动中常用于指示或报警。

3. 手控制器

（1）按压式控制器：主要指各种各样的按钮、按键等，按压式控制器装置简单，使用方便、快速，是最常用的手控制器。

（2）旋转式控制器：主要指各类手轮、旋钮、摇柄和十字把手等。

（3）移动式控制器：主要有操纵杆、手柄和手闸等。

（4）轮盘：用于力度较大或角度较大的旋转，如驾驶盘和气体或液体输送管道的开关轮盘等，其边缘一般设计成波纹状，便于抓握和用力。

4. 脚控制器　其外形变化不大，多为长方形，大小与脚掌相适应，表面有齿纹以便用力和防止滑脱。脚控制器多用于精度要求不高或需要用力较大的场合。

（三）工具

工具的设计和选择需注意外形、尺寸、重量等符合人体尺寸和人的解剖及生理特点。

（四）工作场所自然环境

1. 微小气候（microclimate）　指局限于生产和生活场所的气象条件。

（1）气温：微小气候中的气温除取决于大气温度外，还受太阳辐射、工作或生活热源和人体散热等因素的影响。

（2）气湿：微小气候中的气湿以相对湿度表示，一般相对湿度在 80% 以上称为高气湿，低于 30% 称为低气湿。

（3）气流：微小气候中的气流除受大自然风力影响外，还与局部区域热源和通风设备有关。

（4）热辐射：是能产生热效应的辐射线，主要是指红外线和部分可见光的辐射。

2. 噪声　在噪声环境里，人的注意力不易集中，影响学习和工作，严重时可能出现心情烦躁、反应迟钝和精神疲惫等。

3. 照明　合适的照明条件有利于保证获得信息的准确性和提高获取速度。一般情况下，提高照度可以增加周围物体的识别度，但并非照度越高越好。

4. 色彩　适当的色彩常作为标志性用色。色彩对人的心理也可以产生一定影响，使人产生某种感情或引起情绪变化。例如，红、橙、黄等颜色给人以温暖的感觉，称为暖色；蓝、绿、紫等颜色给人以寒冷的感觉，称为冷色。

（五）社会环境

个体所处的社会环境往往会对其思维、情感、行为和身心健康产生影响。建立良好的社会环境和关系，提供必要的社会支持和帮助，同时减轻员工的社会压力，有助于提高员工的身心健康水平和工作效率。工作场所的社会环境因素主要包括以下几个方面：①领导行为；②同事关系；③工作压力；④组织文化；⑤家庭生活。

五、工效学与健康

（一）疲劳

疲劳（fatigue）是指在劳动过程中人体各系统、器官或全身生理功能和作业能力出现明显下降的状态。疲劳可分为以下几种。

1. 局部疲劳 主要发生在身体的某一部分或个别器官，如抄写、打字等引起的上肢疲劳和仪表工人的视觉疲劳。

2. 全身疲劳 主要是由全身参加较为繁重的体力劳动所致，表现为肌肉关节酸痛、疲倦、动作迟缓、反应迟钝、作业能力下降等。

3. 脑力疲劳 主要是长时间从事紧张的脑力劳动所引起的头昏脑涨、全身乏力、嗜睡或失眠等。

4. 技术性疲劳 主要发生在需要脑力、体力并重且精神紧张的作业，如驾驶员、报务员、流水线上的操作工等。

（二）工作相关肌肉骨骼疾患

工作相关肌肉骨骼疾患（WMSD）是一种常见的与工作有关的疾病，详见本章第三节。

（三）个别器官紧张

1. 视觉器官紧张所致疾患 长期视觉紧张可以出现眼干、眼痛、视物模糊、复视等一系列症状，并可出现眼睛流泪、充血、眼睑浮肿、视力下降等临床改变，严重者可发生黄斑性脉络膜视网膜炎，甚至视网膜剥离。

2. 发音器官过度紧张所致疾患 有些职业，如歌唱演员、教师、讲解员等，发音器官使用多，在使用过程中发音器官紧张度很高，可以引起发音器官的变化或疾病。

（四）职业紧张

职业紧张（occupational stress）也称为工作应激、工作压力，是指当工作需求与个人的能力、资源或需要不匹配时，发生的有害的躯体和情绪反应。职业紧张因素是指能使劳动者产生上述躯体和情绪反应的工作环境事件或条件。常见的职业紧张因素有不良工作环境（如环境噪声、不良照明、不良气味及其他感官刺激）、轮班作业、工作负荷不合理、付出-回报失衡及工作中人际关系冲突等。

（五）职业工效学管理

职业工效学管理可从以下几个方面进行：①流行病学调查和工效学分析；②作业人员选拔和培训；③轮班工作；④工作休息时间；⑤减少作业负荷；⑥完善人机界面；⑦改善工作环境；⑧个人防护。

（何丽华）

第二节 紧　张

一、概　述

（一）紧张的基本概念

1. 紧张（stress）　紧张的概念常因研究者的侧重点不同而存在些许差异，如在医学、心理学、生理学和工效学等学科中，所下的定义都略有不同，且这些概念本身存在着颇多争议。职业卫生学将"stress"译为紧张，心理学科将"stress"译为应激，在管理学和其他学科中，多数译为压力和应激。"stress"一词来源于拉丁文，意指拉紧，应用于物理和工程学领域已有几百年的历史。18 世纪末，紧张又表示为"力量、压力、极度紧张"，主要是针对个体、个体器官或者心理而言的。1925 年，Cannon 将其定义为超过临界阈值后，引起个体生理和心理不适的反应。直到 1946 年，Hans Selye 用它来描述个体与环境之间的相互作用，将其定义为机体对加在它身上的各种紧张源所做出的非特异反应的总和。目前，紧张普遍是指人们生活中的各种刺激事件和内在要求于心理上所构成的困惑或威胁，主要表现为身心紧张和不适。

紧张系统包含多种元素，如紧张刺激、紧张源和紧张反应，考虑到紧张作用于身体的过程信号转导还包括刺激、受体和级联。所以紧张系统的框架涵盖五个基本要素：紧张刺激、紧张源、紧张、紧张反应和紧张效应（有机体感知为威胁的任何刺激称为紧张源）。由于该框架没有"传感器"，很难确定哪些紧张源可能导致紧张。Cannon 于 19 世纪 20 年代创造了"体内平衡"，通过将稳态这一概念引入紧张系统，赋予了紧张系统感知紧张源并判断它们是否有威胁性的能力，促进了紧张系统的演变。随着研究的进一步深入，大多数应激源对健康表现出双相剂量依赖性效应，最佳紧张水平对健康至关重要，而过度或不足的紧张水平可能会损害发育、生长和身体平衡，并导致病理损害。在这种情况下，紧张必须被分为良性应激和痛苦应激，体内平衡就像一个"指挥官"，它感知不同的紧张源并指导紧张反应和影响。

2. 紧张因素（stressor）　是使劳动者产生心理紧张的环境事件或条件，又称紧张源或应激源。

（二）紧张分类

1. 急性紧张　急性紧张往往是突然发生的（如冲突），具有普遍性，且急性紧张通常持续数分钟至数小时（通常不超过 1 周）。

2. 慢性紧张　是指身体长期受到各种内外负面因素刺激时发生的非特异性全身反应，包括心理紧张、职业紧张、家庭紧张和疾病紧张等。

3. 创伤后紧张　由于创伤所引起的一系列神经内分泌和代谢的综合反应，是一种非特异性反应。主要表现为创伤再体验、警觉性增高及回避或者麻木。除此之外还会有人生观、价值观的改变，甚至人格发生变化。

二、职　业　紧　张

（一）职业紧张的概念

1999 年美国国家职业安全卫生研究所（National Institute for Occupational Safety and Health，NIOSH）将职业紧张（occupational stress）定义为"一种有害的生理、情绪反应。当工作要求与员工的能力、资源、需求不能达到匹配，就会产生"。

2017 年实施的《中华人民共和国国家职业卫生标准》（GBZ/T 296—2017）将职业紧张定

义为个体所在工作岗位的要求与个人的能力、资源或需求不匹配时出现的生理和心理反应。当职业紧张持续存在时，可导致身心健康损害。

目前，比较通用的定义是在某种职业条件下，客观需求与个人适应能力之间的失衡所带来的生理和心理压力。

（二）职业紧张理论相关模式

1. 人 - 环境拟合模式（person-environment（P-E）fit model）　1982 年 French、Caplan 和 Harrison 等提出人 - 环境拟合模式，主要强调人的作业能力是否适应环境，即研究人的能力与作业环境或工作负荷之间的匹配程度。

2. 工作需求 - 控制模式（job demand-control model，JDC）　1979 年由美国 Karasek 指出工作需求 - 控制模式关注工作环境的两个维度：工作需求和工作控制。工作需求指的是工作负荷，主要通过时间压力和角色冲突方面来实现。工作控制，有时被称为决策纬度，指的是一个人控制自己工作活动的能力。从这个工作需求 - 控制模式中，可以得到下面解释的 4 种情况。

（1）低压力工作：包括最常规的工作。从事这类工作的员工的内在动力很低，他们不认为工作中存在挑战。

（2）高压力工作：指的是要求非常高和（或）复杂的工作，并且员工没有控制权，只能按照命令去做。缺乏决策自由度可能是因为工作任务有时间限制。这类工作的压力风险非常高。

（3）消极工作：这些工作都是简单的工作，几乎没有决策余地，这包括许多重复性和生产工作。这类工作的压力风险是最低的（此类工作的员工缺乏积极性，总在等待和观望，并且很消极）。

（4）积极工作：这些工作要求很高，员工可以自主决定何时工作。由于高水平的决策自由度，员工不觉得工作有压力，尽管它对心理素质的要求很高。这类工作提供了足够的内在动力，员工也乐于接受新的挑战。这为员工随后的发展、成长和挑战创造了空间（图 3-2-1）。

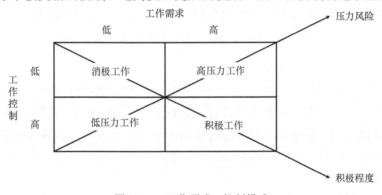

图 3-2-1　工作需求 - 控制模式

【案例】在一项模拟公交车驾驶实验中，80 名公交车司机样本被随机分配到低需求（$n = 40$）和高需求（$n = 40$）条件下。通过增加或减少接载乘客的站点数量来控制需求，并通过加强或减弱对公交车司机工作节奏的限制来操纵决策自由度。结果变量包括生理指标（心率、心率变异性、呼吸率、肌电图和皮肤电导率）、客观驾驶表现和心理健康的自我测量报告（心理困扰、兴趣或享受、感知能力、努力或重要性、压力或紧张）。结果发现：工作决策的自由度缓和了工作需求对生理唤醒和心理健康的影响。与 JDC 模型缓冲假设一致，实验结果表明，增加工作决策自由度可以缓和工作需求对不同心理、生理结果的负面影响。

3. 工作要求 - 自主程度 - 社会支持模式（job demand-control-support model） 此模式于 20 世纪 80 年代后在 Karasek（1979）的工作需求 - 控制模式基础上，加入了社会支持维度，发展而成的一个模式。此模式在应用过程中加入了社会支持的因素，尽管较为复杂，但如果工作需求高，个人控制及决定范围较小，同时无社会支持或支持较差的话，更加容易导致工作者的紧张。当然，员工也可通过获得更大的工作控制权并与同事建立牢固的关系来减轻这种压力。

【案例】一项研究探究了尼日利亚护士的情绪疲惫和主动学习是否可以通过工作需求、控制和社会支持来预测。来自尼日利亚无国界护士组织（Nurses Across the Borders Nigeria）的护士受邀完成在线问卷填写，最终有 210 份问卷被完成并分析。结果显示高要求和低社会支持的护士情绪疲惫程度更高。当护士在高控制和高社会支持的条件下工作时，就会主动学习。

4. 付出 - 回报失衡模式（effort-reward imbalance model，ERI） Siegrist 于 1996 年提出此模式，其主要着眼点是个体在工作中的付出与工作者从工作中获得的回报（包括工资、尊重、职业保障及晋升等）是否平衡，通过付出 - 回报的平衡稳定性来衡量个人的紧张程度。当付出过高而回报过低时，个体被认为是处于紧张状态；反之，低付出高回报状态则没有职业紧张的产生。

（三）职业紧张的影响因素

职业紧张的影响因素是指能使劳动者产生心理紧张的环境事件或条件。研究学者将引起职业紧张的因素分为两大类：一是工作外紧张因素，包括社会文化、家庭方面和个体方面；二是工作内紧张因素，包括作业环境、任务特征、工作关系、职业经历及管理氛围。

1. 工作外紧张因素 社会文化包括政治经济制度变革、人口迁移、语言、风俗习惯等。家庭方面包括婚姻、收入、家庭人际关系等。个体方面包括年龄、性别、应对反应、A 型行为和基因多态性。

2. 工作内紧张因素 作业环境如有害气体、噪声、高温、照明和室内空气等。任务特征如角色、责任、负荷、新技术及轮班等。工作关系包括同事、上级和下属的社会支持等。

（四）职业紧张的评价方法

职业紧张的评价方法可分三类：第一类是按照职工工作种类进行评价，不同工种职业紧张程度不同；第二类是由专家对职工工作进行现场考察，并给出现场评价，但由于人力资源的限制，尽管其能准确反映情况，但实际可运用的场所很少；第三类是问卷调查，主要指职工自评。对于职业紧张的评估，目前主要依靠自评问卷进行测评。在职业紧张理论的指导下，问卷呈现出不同的形式。

1. McLean's 工作紧张问卷（McLean's work stress questionnaire） 此问卷基于人 - 环境拟合模式对职业紧张进行评估，包括应对能力、工作满意度与职业紧张因素三部分。职业紧张主要询问受试者工作任务和职责是否存在冲突与角色模糊，是否感觉到工作压力，是否从工作范围和管理者处得到了支持。问卷包括 47 个项目，采用李氏（Likert's）五点法赋分。

2. 职业紧张调查量表（occupational stress indicator，OSI） 此量表由 Cooper 教授在 1988 年研制，此量表共有 6 个因子：工作满意感、健康状况、行为类型、对周围事件的解释、工作压力和紧张应对方式。各因子所包括的项目数不同，共有 167 个条目。职业紧张量表

（occupational stress inventory revised edition，OSI-R）由 Osipow 在 1981 年研制，李健等对原量表进行修订，修订后量表经检验具有良好的信度和效度。OSI-R 包括 3 个部分：①职业任务（occupational role questionnaire，ORQ），包括任务过重、任务不适、任务模糊、角色冲突、责任感和工作环境 6 项指标；②个体紧张反应（personal strain questionnaire，PSQ），包括业务技术紧张反应、心理紧张反应、人际关系紧张反应、躯体紧张反应 4 项指标；③个体应对资源（personal resources questionnaire，PRQ），包括休闲、自我保健、社会支持、理性 4 项指标。每个指标有 10 个条目，共有 140 个条目，采用李氏五点法赋分。其中职业任务问卷得分值越高表明任务越重；个体紧张反应问卷得分值越高表明紧张反应越强烈；个体应对资源问卷得分值越高表明自我调节能力越强。

3. 工作内容问卷（job content questionnaire，JCQ）　由 Karasek 教授研制，以 JDC 理论为指导，开发形成 71 个条目完整版（专利版）与 27 个条目节选版（共享版）。主要内容包括工作要求、自主程度与社会支持及工作稳定性。以共享版为例，工作要求包括 5 个条目，即工作量过大、工作要求相冲突、完成工作时间不足、工作速度过快及工作难度过大等。而自主程度又分为 2 个子项：技能自主与决定自主。技能自主包括 5 个条目，即工作需要不断学习新知识、工作可以发展专门技能、工作任务变化、工作重复性和工作需要创造性的程度；而决定自主有 3 个条目，包括有决定工作时间的自由、可选择完成工作方式及对工作安排的自由等。而社会支持则又可分为上司支持与同事支持 2 个子项，包括 8 个条目，分别包括上司与同事对其工作的帮助、关心，听取建议，工作的胜任程度等。另外工作稳定性包括 3 个条目。此问卷紧张程度的高低由反映工作要求与自主程度的比值来判断。每个条目采用李氏五点法赋分。

4. 付出 - 回报失衡问卷（effort-reward imbalance questionnaire，ERI）　由德国 Siegrist 于 1996 年拟定，共包括外在付出、回报（包括薪水、尊重、职业稳定性与晋升前景）、内在投入三部分，共 23 个条目。所有条目采用李氏五点法赋分。

5. 客观评价指标的检测　由于调查问卷存在主观局限性，职业人群的血液、唾液及尿液等相关指标作为一种方便快捷的客观评价指标逐步成为研究热点。工作压力及紧张程度与工作者的应激激素分泌及调节有关。交通压力增加会导致血液肾上腺素水平上升。暴露在噪声环境下的员工血压升高，心血管疾病的发生率随之升高。在给予降噪干预措施后，员工的肾上腺素及去甲肾上腺素水平显著降低。高度紧张的职业人群唾液中的 α- 淀粉酶水平和倦怠得分之间存在着正相关关系，随着单调刺激程度的增加，α- 淀粉酶水平逐渐下降。

（五）职业紧张的表现形式

1. 心理反应　过度紧张可以引起人们的心理异常反应，主要表现在情感和认知方面。例如，工作满意度下降、抑郁、焦虑、易疲倦、情感淡漠、注意力不集中、记忆力下降、易怒等，使他们个体应对能力下降。

2. 生理反应　职业紧张反应引发的生理变化涉及多个系统和器官，但首先感受到影响的是神经内分泌系统。当机体受到紧张刺激时，神经内分泌系统通过一系列的反馈机制来实现对机体内环境稳态的调节，从而改变在免疫系统功能中起关键作用的激素的分泌。

长期的职业紧张会引起糖皮质激素过量分泌，从而影响海马功能，使海马神经元快速老化、萎缩，从而减弱海马神经元对下丘脑 - 垂体 - 肾上腺轴的抑制作用，引起糖皮质激素水平持续升高。严重的压力会降低细胞毒性 T 淋巴细胞和自然杀伤细胞的活性，并导致恶性细胞生长、遗传不稳定和肿瘤扩张。职业紧张还可以通过刺激自主交感神经系统增加血管收缩，导致血压升高、血脂升高、凝血障碍、血管变化和动脉粥样硬化形成。职业紧张还可以使儿茶酚胺和皮质醇持续分泌，继而妨碍肌肉骨骼恢复正常状态，影响自身功能。

3. 行为表现　在没有适当应对策略的情况下反复承受压力会导致不良行为，如吸烟、酗酒、发脾气、进食或睡眠障碍、过度或缺乏锻炼、过度购物、滥用药物甚至自杀等，以此来缓解职业紧张带来的躯体疲劳及心理压力，最终导致身体处于亚健康状态。

4. 精疲力竭　有研究认为精疲力竭是职业压力的直接后果，是个体无力应对职业紧张的重要表现之一。Maslach 提出的精疲力竭三维模型主要内容如下。

（1）情绪耗竭：指个体的情绪资源（emotional resources）过度消耗，表现为疲乏不堪、精力丧失、体力衰弱和疲劳。

（2）人格解体：是一种自我意识障碍，体验自身或外部世界的陌生感或不真实感（现实解体），体验情感的能力丧失（情感解体），表现为对他人消极、疏离的情绪反应，尤其表现为对职业服务对象的麻木、冷淡、激惹的态度。

（3）职业效能下降：指职业活动的能力与效率降低，职业动机和热情下降，职业退缩（离职、缺勤）及应对能力降低等。精疲力竭的后果是严重的，不仅会丧失工作能力，导致心身疾病，还可能危及生命。

（六）职业紧张的危害

职业紧张不同于物理、化学和生物等因素，虽不会造成明确的职业病或职业相关疾病，但可通过非特异方式影响机体，长期过度的职业紧张会对人体生理和心理健康产生不可预估的危害，早期以厌倦、焦虑及抑郁等心理层面影响为主，若得不到及时有效的缓解，当紧张持续存在时，将会产生生理健康层面的影响，诱发紧张相关疾病、职业性紧张综合征，导致睡眠障碍、心血管疾病、免疫功能衰退、胃肠道功能异常及工作相关肌肉骨骼疾患等，甚至"过劳死"，严重威胁劳动者健康，影响劳动者工作能力。同时，也会对组织带来一定程度的损失，如员工关系紧张、加剧内部冲突、生产力下降、缺勤率增加、员工流动率增高及培训成本增高等。

据第四次欧洲工作状况调查，在欧盟 25 个成员国和 2 个加盟国中，有22% 的工人存在工作场所压力，新成员国与老欧盟 15 国的压力流行程度存在显著差异。其中希腊（55%）、斯洛文尼亚（38%）、瑞典（38%）和拉脱维亚（37%）的压力水平排名较前。

（七）职业紧张的干预

随着职业紧张对人群健康影响的加剧，对职业紧张进行干预，严格控制职业紧张源，对保障职业人群的健康具有重要的意义。三级预防原则在预防职业紧张中同样适用，一级预防是针对所有工人，其目的是减少或消除危险因素，防止职业紧张的发生。通过为工人提供足够的支持、工作适应、信息和充分的培训来应对职业紧张，最符合职业风险预防管理体系原则。二级预防是针对职业压力影响的工人，其目的是阻止影响的进一步发展，更多是针对个体而非组织，但并不意味着没有组织干预。三级预防并非严格意义上的预防，而是重点关注工作中已经发生职业紧张的员工，减少其严重的健康危害问题或增加工作绩效。职业紧张的干预是通过减少紧张源、降低个体敏感性、正确处理紧张反应、降低紧张相关疾病的危害等措施来实施的。整个过程需要劳动者自身、组织管理者、家庭乃至全社会的共同参与。

1. 针对个体的措施　以个人为中心的干预措施是指侧重于提高个人的容忍度或应对能力以管理工作场所压力的策略，如正念技巧、认知行为疗法或教育干预。通过对劳动者进行心理健康指导，增强劳动者的抗压意识。尽管劳动者层面的干预可操作性更强，效果立竿见影，但是实际上并没有遏制职业紧张的产生源头。因此，从组织层面入手，采取干预措施才是职业紧张防治的落脚点。

2. 针对组织的措施　组织导向的干预措施是用于修改组织因素或实施政策和程序变更以减少工作或组织产生的压力来源的策略，如沟通干预、多学科会议和管理模式。通过改进工作环境，减少劳动过程中的职业性有害因素，控制或消除劳动过程和生产环境中的紧张因素，减少职业紧张源。通过制订合理的轮休制度、降低工作负荷并提升劳动者的福利待遇等来减少职业紧张。相比于针对个体的干预措施，实施大规模的、以组织为导向的干预措施需要额外的资源，并涉及更多的利益攸关方。

【案例】在一家繁忙的旅行社，老板注意到员工的工作紧张和士气低落的现象，员工的工作满意度下降，缺勤率比平时更高。在与几名工人交谈后，老板得出结论，工作压力是造成这种现象的主要原因。她邀请一家管理咨询公司开展员工调查，对调查数据的分析表明，存在两个工作上的问题。第一，缺乏计划，导致员工们感觉自己总是在赶工作进度和解决问题。第二，整个公司沟通不畅，导致员工出现问题被忽视，直到迫在眉睫才可能会得到解决。这些情况造成员工高度的职业紧张，并影响到生产力和客户服务质量。鉴于以上情况，管理咨询公司建议旅行社采取每日简报的形式，让所有员工了解最新问题，同时也有机会参与日程安排和某些形式的决策，确保积极的组织变革，最终从源头上减轻了工作压力。

3. 政府措施　政府导向的干预措施是根据不同雇佣形式建立、审查和修订现有的职业安全与健康法律、政策和指南，强化政府公共服务体系的社会干预机制，如提供职业心理健康风险评估和管理指南、开展心理健康服务和心理咨询、加强对劳动者的人文关怀。职业卫生相关监管部门与社区卫生服务中心和居委会形成联动机制，为主动求助的工人提供心理卫生咨询服务和诊疗途径。定期组织心理疏导服务，开展随访管理。对职业紧张的工人进行针对性干预，密切关注有严重问题或明显自杀自伤倾向的个体并及时送院治疗。

【案例】2014年日本依据《工业安全与健康法案部分修正案》修订了2010年的法律，该法律授权了一个在年度考核期间对工人进行精神障碍筛查的工作场所方案。这项名为"压力检查计划"的政策于2015年12月1日在拥有50名或50名以上员工的工作场所生效了。

（1）劳动者可以选择每年进行一次压力调查并接受调查结果，以提高他们对工作相关心理压力的认知。

（2）高压力水平的工人可以选择要求雇主安排与职业健康医生见面来讨论结果。

（3）雇主可以利用群体数据或团队数据，对压力进行调查分析，通过改善工作场所沟通、减少工作时间或改进工作方法来改善心理社会工作环境。

4. 综合性措施　压力管理和预防必须涉及制订全面解决工作压力（社会心理和组织危害）及其对员工健康影响的策略。压力的干预方案必须以理论为基础，以受到压力影响或潜在影响的人为对象，以良好的计划和资源做支撑；全面地实施干预方案并及时对问题做出反馈，充分评估方案并持续改进。

（宁　丽　李富业）

第三节　工作相关肌肉骨骼疾患

一、概　　述

工作相关肌肉骨骼疾患（WMSD）也称职业性肌肉骨骼损伤（occupational musculoskeletal injury，OMSI），是一种慢性累积性疾患。美国劳工部在法规文件中将 WMSD 定义为发生在肌肉、神经、肌腱、韧带、关节、软骨和椎间盘的损伤和疾病。这些病症通常是在一段时间内逐渐发展起来的，而非由单一的瞬间事件造成。定义特别指出，此类疾患不包括由滑倒、绊倒、跌倒、被物体击中或其他类似事故造成上述组织及部位的伤害，其严重程度可从轻微的周期性症状到严重的慢性疾病及使机体状况日益衰弱的疾病。由于发生损伤的原因不同，对该疾患采用的名称也各种各样。其中包括累积损伤性疾患（cumulative trauma disorder，CTD）、重复性动作疾病（repetitive motion illness，RMI）、重复性紧张性损伤（repetitive strain injury，RSI）、颈肩综合征（neck-shoulder syndrom）及职业性过度使用综合征（occupational overuse of syndrome，OOS）。一些疾病的名称与其主要从事的职业相关，如"木匠肘""裁缝手""瓦工肩"等，通过这些名称可以看出此类疾患和职业的联系。

WMSD 的症状有别于急性损伤，如撕裂伤或骨折。WMSD 的体征包括畸形、麻木、握力减弱、活动范围减小、功能损失等，而表现的症状有麻木、刺痛、疼痛、烧灼感及僵硬痉挛等。体格检查可能发现弥漫性肌痛，前臂伸屈肌腱、手部肌肉和关节囊的压痛等。下背痛是职业肌肉骨骼损伤较常见的症状，表现为下背部间歇性疼痛，伴有压痛点。除局部疼痛外，可伴有臀部感应痛或累及坐骨神经、大腿及小腿的放射痛。严重者身体可呈固定姿势，背部前倾，甚至不能再返回到工作岗位并面临永久残疾，不能完成诸如拿东西、梳头、推购物车及抱婴儿等简单的日常工作及活动。WMSD 患者一般无损伤病史，常因弯腰、转身或抬举重物而突然发作，症状持续数天可逐渐缓解或消失，但又可因某一动作而诱发。

二、工作相关肌肉骨骼疾患的流行病学

大量流行病学研究表明，WMSD 几乎可以发生在所有行业，且较多集中在包括肉类加工、衣物制造、汽车制造、快递配送、医疗和建筑等行业内。据报道，WMSD 是仅次于职业性皮肤病的第二大常见职业病，也是 20 ～ 55 岁职业人口劳动力下降的主要原因。我国工作相关肌肉骨骼疾患的患病率为 20%～ 90%，个别行业高达 90% 以上。WMSD 的发生由多种危险因素引起，主要包括以下 5 类。

1. 生物力学因素　是职业因素中引起 WMSD 的主要危险因素，主要包括重体力劳动、不良姿势、静态作业、重复作业等。概括而言，生物力学强调了力、姿势、重复和时间这 4 个方面的参数 / 因素对机体的作用。随暴露持续时间的增加，生物力学作用的增强，其潜在危害的程度持续增加。

2. 环境因素　在实际生产过程中，振动、寒冷、高温、噪声、空气污染、不良照明等因素也往往存在，可对作业者的体力和脑力作业能力有较大影响，从而损害人的身心健康并降低工作效率。例如，由于光线不足在计算机屏幕上可引起的光反射，为免受反射的影响，工人会改变作业姿势，可能导致不良的作业姿势。

3. 工作组织因素　工作组织，也称劳动组织，包括人员的选择与培训、轮班工作、工间休息等内容。工作组织和生产管理不合理均可引起 WMSD，包括工作量大、时间紧、轮班和

作息时间不合理、调换不合适的工种等。

4. 社会心理因素　是劳动者对劳动条件或工作组织这些客观因素的主观认识。社会心理因素与工作内容（如工作量、任务单调、工作自主性）、工作组织特征、工作中的人际关系（如主管 - 工人关系）、经济情况（如薪水、福利）及社交阶层（社会地位和声望）等有关。

5. 个体因素　包括作业人员的性别、年龄、工龄、受教育程度、体育锻炼情况、健康状况和生活方式等。个体因素在危险因素中主要起调节作用，可影响 WMSD 发生的可能性。

三、常见的工作相关肌肉骨骼疾患

按照患病部位划分，WMSD 主要可以分为两类：下背痛和包括颈、肩、腕损伤在内的工作相关上肢疾患（work-related upper limb disorder），下面介绍这两类常见的 WMSD。

（一）下背痛

下背痛（low back pain，LBP）是最常见的 WMSD，也是第二大最常见的缺勤原因。LBP 一般呈间歇性，是一种非特异性疾病。严重发作时可丧失劳动力，间歇期数月至数年不等，不发作时症状消失且能进行正常活动。站姿工作和坐姿工作均可发生下背痛，其中以站立负重工作发病率最高。美国卫生保健政策与研究协会将 LBP 定义为由于背部（位于 $T_7 \sim S_1$ 及臀部）症状所致的活动限制和不舒适。背部症状主要包括背部及与背部有关的疼痛（坐骨神经痛），半数以上的劳动者在工作年龄内曾患过下背痛。与其他职业群体相比，卡车司机等一些以坐姿为主的作业人员的下背痛症状发生率更高。其他高风险职业包括护士和护士助理、垃圾收集员、仓库工人和工程师。

（二）工作相关上肢疾患

近年来，腕管综合征的高危人群趋向于计算机操作者。经常反复机械地点击鼠标，会使右手示指及连带的肌肉、神经、韧带处于一种不间歇的疲劳状态中，使腕管神经受到损伤或压迫，导致神经传导被阻断，从而造成手部的感觉与运动发生障碍。此外，由于不停地在键盘上打字，肘部经常低于手腕，而手高高地抬举，神经和肌腱经常被压迫，手会出现发麻，手指失去灵活性。这种病症已成为一种现代文明病，即"鼠标手"。颈、肩、腕损伤可以单独发生，也可以两种或三种损伤共同出现。常见的工种主要包括键盘操作者（如打字员、计算机操作人员）、流水线（如电子元件生产、仪表组装、食品包装）工人、手工（如缝纫、制鞋、刺绣）工人、音乐工作者（如钢琴师、手风琴演奏者）等。

（三）WMSD 的职业病名单

各国家和组织纳入职业病名单的 WMSD 种类及数量差别大，对特定致病因素规定也不一致。我国目前的职业病立法仅限于由实际的物理和化学危害因素导致的疾病，但由于 WMSD 的因果关系难以界定，我国法定职业病名单中无 WMSD 分类，患病的劳动者不能申请工伤保险，需要自己承担治疗费用并且没有办法获得补偿。仅在物理因素所致职业病和其他职业病分类中纳入了滑囊炎（限于井下工人）、手臂振动病和股静脉血栓综合征、股动脉闭塞症或淋巴管闭塞症（限于刮研作业人员），并为此制订了诊断标准和治疗指南。

ILO 于 1960 年就已认可 WMSD 为职业病。其规定的 WMSD 名单均为四肢肌肉和骨骼疾病，未纳入血管、神经及躯干类 WMSD，但该目录具有开放性。2010 年 ILO 公布的职业病名单中属于 WMSD 的职业病如下。

（1）重复性运动、外力作用和腕部极端姿势所致的桡骨茎突腱鞘炎。

（2）重复性运动、外力作用和腕部极端姿势所致的手腕部慢性腱鞘炎。

（3）肘部长时间压力所致鹰嘴滑囊炎。

（4）长时间跪姿所致髌前滑囊炎。

（5）重复性外力所致上髁炎。

（6）长期跪位或者蹲坐位所致半月板损伤。

（7）重复性用力工作、振动作业和腕部极端姿势，或者三者结合所致腕管综合征。

（8）上述条目中没有提到的任何其他肌肉骨骼疾患，有科学证据证明或者根据国家条件和实践以适当方法确定在工作活动中接触有害因素和作业人员罹患的肌肉骨骼疾病之间存在直接的联系。

四、工作相关肌肉骨骼疾患及工效学负荷评估

WMSD 的识别和工效学负荷评估方法，根据调查方式的不同，主要可分为 3 类。①自评问卷法：采取访谈及问卷调查方式，可由被调查者本人进行自评，也可以通过专家进行评估；②观察法：通过研究人员观察和记录劳动过程，记录某些劳动负荷在作业过程中所占的比例，以评价工作场所工效学危险因素的暴露情况；③直接测量法：在工作场所使用仪器直接测量，也可以在实验室进行模拟分析。在这 3 类方法中，问卷法收集信息的能力强大、费用低且无须专业人员，在流行病学研究中有无可替代的优势，是分析 WMSD 的常用方法。

（一）肌肉骨骼疾患调查问卷

1. 北欧肌肉骨骼调查问卷（Nordic musculoskeletal questionnaire，NMQ） 最初源于北欧部长理事会资助的科研项目，目的是开发一套标准化的肌肉骨骼疾患调查问卷，方便各研究的比较。问卷可作为职业场所肌肉骨骼疾患的筛查工具，筛选出高危个体进行深入检查；也可根据疾患发生情况评价作业环境和工作负荷，据此提出改进措施；但该问卷不能获取危险因素的信息，也不能作为诊断工具用于临床实践。

2. 荷兰肌肉骨骼调查问卷（Dutch musculoskeletal questionnaire，DMQ） 由荷兰应用科学研究所研发，用于测量作业场所肌肉骨骼疾患及相关危险因素的分布情况。由于其条目设置合理，后来成为该领域很多问卷编制的重要参考。但问卷耗时较长，且无法定量评估暴露水平，个体的自报暴露情况还可能会在一定程度上受到不适症状的影响。

3. 中国肌肉骨骼调查问卷（China musculoskeletal questionnaire，CMQ） 此问卷由北京大学公共卫生学院劳动卫生环境卫生学系物理因素与工效学课题组自主研发。参考 NMQ 和 DMQ 的相关条目，结合我国作业人员实际情况，评价我国人群的肌肉骨骼疾患情况及其相关危险因素。问卷设计内容简明，10 ~ 15min 即可完成填写。

（二）工作相关肌肉骨骼疾患判别标准

WMSD 的判别标准是研究该疾病的流行病学分布特征及病例防治的最基本要素。目前 WMSD 在临床上尚无客观统一的诊断标准，针对不同地区及工作类型的研究所报道的 WMSD 患病率差距很大，在同一行业其患病率也存在差距，与之相对应的是不同研究中的 WMSD 病例定义及判别标准也不尽相同。WMSD 的流行病学研究主要依靠问卷调查，因此国内外研究多使用"WMSD 自报症状发生率"或"WMSD 自报患病率"代替"发病率"作

为 WMSD 结局的描述。

在 CMQ 中，对于阳性病例的判断标准是在过去 12 个月内，身体各部位出现不适、麻木、疼痛和活动受限等症状，症状持续时间超过 24h 且经下班休息后未能缓解。问卷条目还可以根据需求调整，调查不同时间，如过去 3 个月、半年的损伤发生情况。

（三）工效学负荷评价

工效学负荷分为 4 类：由重体力的手工操作和重复用力的动作造成的力量负荷；由姿势不良引起的姿势负荷；由社会心理因素引起的心理负荷；由振动等其他因素造成的其他负荷。

1. 力量负荷的评价　力量负荷主要指由于重体力的手工操作或是重复用力而引起的作业者机体负荷。关于力量负荷的评价方法目前主要有美国国家职业安全与卫生研究所（NIOSH）的提举公式法。该方法用于搬举任务工效学负荷的评估，评价指标为提举指数（lifting index，LI），由提举重物实际的重量与提举限值的比值获得。最终提举指数越大，造成职业伤害的可能性就越大，干预就越紧迫。

2. 姿势负荷的评价　姿势负荷是由于劳动工具、设备和工作方法不符合工效学原则，引起姿势不良所造成的机体负荷。国内外关于姿势负荷的评价方法主要有全身快速评价法、快速上肢评估法、工作姿势与负荷分析法等。

（1）全身快速评价法（rapid entire body assessment，REBA）：此方法主要通过观察工人身体局部的姿势负荷并评分，利用测量或观察扭曲、负重、接触及活动情况进行负荷分数加权，得出该工人最终负荷得分，根据最终得分来确定工人的工效学负荷和危险度等级，从而确定干预措施实施的紧急程度。

（2）快速上肢评估法（rapid upper limb assessment，RULA）：针对作业姿势来评估与上肢伤害有关的工作危险因素，此方法作为最常用的经典方法在国外已经得到广泛应用。RULA 综合考虑了上肢不同部位的不良姿势、力量负荷和肌肉使用情况，可通过观察评分来评估职业人群不良作业姿势等因素导致 WMSD 的接触风险。分数或等级越高，发生 WMSD 的风险越高。

（3）工作姿势与负荷分析法（Ovako working posture analysis system，OWAS）：由芬兰 Ovako 钢铁工厂于 1973 年提出，适用于全身性活动的工作分析。此方法根据身体局部姿势的负荷等级进行分别编码，并参考负重或力度的等级编码联合成为一个四位数的总编码并统计分析，从而判断作业可能引发肌肉骨骼伤害的风险等级，以提供进行工效学改善的参考依据。

3. 重复性作业评价　职业重复性活动检查表（occupational repetitive action，OCRA）是国际标准化组织（International Organization for Standardization，ISO）（ISO11228-3）和欧洲标准化委员会（CEN）（1005-5）推荐的用于评估上肢重复性活动的方法。它具有科学性、系统性且成本相对较低的特点，比其他方法更容易理解。此方法广泛应用于农业、重复性活动。

4. 心理负荷评价法　心理负荷主要指由于社会心理因素包括不良的工作组织、职业紧张等引起的工人心理负荷。JCQ 是由美国 Karasek 等研究的一种广泛用于职业紧张程度评价的工具，推荐问卷主要有 49 个条目。

5. 综合的工效学负荷评价方法　主要指该评价方法涉及了多种不良的工效学因素。

（1）快速暴露检查法（quick exposure check，QEC）：用于综合评价工作场所工效学负荷情况，包含心理负荷、力量负荷、姿势负荷等多方面。利用现场观察和工人自评相结合的方法进行暴露评估，观察者主要观察工人的位置变化和运动幅度进行负荷评分，被观察者通过自填问卷的形式获取工作负荷信息，两者结合评分。

（2）其他综合评价方法：包括利用表面肌电仪等的表面肌电描述技术、肢体倾角评价法、肌力测试法、仿真分析法等。

五、工作相关肌肉骨骼疾患的工效学干预

工效学干预强调从个体、机器、环境三个方面进行，特别是多方面综合措施的干预研究。根据三级预防的原则，通过辨识及分析工作场所的不良工效学因素，制订具体的干预及防控方案，减少 WMSD 的发生。

（一）改善作业环境

企业应创造宽松的工作环境，提供工间休息的场所，按照工效学原则改进工作场所设施和设备：使流水线、工作台、座椅和键盘等的高度可以调节，设备的设计符合人体解剖、生理、心理特点及人体测量数据。除了显示器和控制器外，工作台的高低、工件的放置位置等要有利于工作人员的使用和保持良好的姿势；采取正确的工作姿势；提供适宜的温度、湿度、照度和色彩等。

（二）合理组织生产劳动

企业在组织生产劳动时，应根据工作任务、劳动强度、工作时间及工人的生理、心理适应能力进行合理安排：调整作业制度，合理安排工作节奏，定期进行工种轮换，适当增加工休时间；缺乏体育锻炼是 WMSD 的危险因素之一。企业在常规的劳动安排中应设置工间操、工后操，增加机体耐受力和抵抗力。

（三）工效学培训

加强卫生宣传教育，对劳动者实施工效学有关知识的培训，可使劳动者充分了解工作相关肌肉骨骼疾患发生的原因及防护知识，具有工效学预防的意识；开展职业技能培训；加强个人防护，采用个人防护用品，如使用腰椎保护带或在工作过程中定时活动腰椎，对于腰部职业性骨骼肌肉损伤能起到一定的预防作用。

（四）发展工效学评估方法

目前的评定方法主要有问卷调查法、现场观察法和直接测量法。问卷调查法直观、成本低，应用范围广，但来自劳动者主观评价，准确性与可靠性低。近年来，使用表面肌电描述技术评估工效学负荷和肌肉疲劳的应用越来越广泛。

（何丽华）

第四节 管理问题

工作相关肌肉骨骼疾患（WMSD）导致的健康危害及经济负担已经成为职业健康领域的重要问题之一。《国家职业病防治规划》（2021 ～ 2025 年）、《健康中国行动》（2019 ～ 2030 年）也将防治包括工作相关肌肉骨骼疾患在内的新型职业损害提升到国家战略层面。

国内外流行病学研究已经证实，不良工效学是工作相关肌肉骨骼疾患的危险因素。这些因素大致可以分为个体因素、机器工具因素、环境因素、社会心理因素、劳动组织因素、心

理因素等。工作相关肌肉骨骼疾患是上述多因素协同作用的结果。针对不良工效学因素采取相应的预防控制措施，是有效预防、控制工作相关肌肉骨骼疾患的重要手段。

一、前期预防

在企业运营前的可行性研究论证阶段、初步设计阶段，应遵循职业病危害防治管理的基本要求，做好职业工效学管理的前期预防工作，是从根本上预防、控制不良工效学因素的基本手段。前期预防的关键在于选择适宜的工艺、技术、设备和工具，实施劳动者个体特征测试和筛查，并做好相关设计，架构起基本的职业工效管理体系。

（一）劳动者特征评价、筛查与优化

劳动者特征的评价、筛查与优化，属于个体特征管理的岗前阶段，旨在确保劳动者与作业任务的匹配性，避免不适宜作业劳动者从事相关作业。

通过职业健康检查、相关能力测试、心理测试等方式，排除职业禁忌证并确保劳动者个体特征与作业任务相匹配。根据所从事作业的特点和要求，确定录用标准，如人体尺寸、体力、动作协调能力、反应速度、受教育程度、心理素质等。经过筛选后的工人具有较强的从事该项作业的能力，既可缩短培训时间，又能较好地胜任工作。同时可通过岗前技能培训，如采用模拟、强化的训练方法，按照标准、经济的操作方式对作业人员进行培训，使得劳动者能够在较短时间内掌握生产中可能出现的各种意外情况及处理办法，促进劳动者职业活动的尽快适应和能力提升。

（二）工作系统设计及合理布局

工作系统设计的核心在于尽可能选择有利于职业工效管理的工艺、技术、设备和工具，基于工艺技术现况、劳动者特征和作业负荷等进行科学合理的工作站和作业空间、作业及其组织管理等的设计，以确保人机功能的合理分配和人机交互的高效协调。

从相对宏观层面考虑，按照相关法规、标准要求，科学、合理布局工艺设备，避免不同类型工作单元、工艺和设备的交互影响，是预防、控制职业工效相关因素甚至其他较为严重的职业性有害因素叠加影响劳动者职业健康的有效方式。

（三）建立职业工效管理体系

从用人单位职业工效管理的宏观层面考虑，用人单位设立后至投产运行前，应基于职业工效负荷辨识、评估结果，建立单独或包含职业工效管理内容的制度或管理体系，形成宏观管理层面支撑工作场所职业工效管理优化与持续改进的体制、机制。制度或管理体系的建立，应当基于职业病危害防治的基本要求，遵循通常采用的风险管理理念和持续改进策略。

二、劳动过程中的防护与管理

劳动过程中防护与管理的重点，应从工作场所管理、作业管理和劳动者特征管理等方面入手，实施定期的工效学管理效果评估及评估基础上的持续改进，以促进"人 - 机器 - 环境"交互的高效协调、作业环境不良因素的有效控制，以及劳动者健康等个体特征的不断优化，最终实现宏观工作体系与微观工作系统内职业压力或负荷的平衡，保护劳动者的身心健康。

（一）工效学评估方法

正确地评估工作场所中存在的工效学危险因素是预防工作相关肌肉骨骼疾患的关键环节。目前的评定方法主要有问卷调查法、现场观察法和仪器测定法。

问卷调查法直观、成本低，应用范围广，但其结果来自劳动者主观评价，准确性与可靠性低。现场观察法能较大范围地收集暴露水平，成本较低，因观察者评价标准不同，结果可能有所差异。仪器测定法能提供较为准确的定量工效学暴露情况，但可能引起劳动者主观不适或工作行为的改变，数据分析和处理也较为烦琐，这些因素限制了仪器测定法的现实应用。

近些年来，表面肌电通过无创获取作业过程中枢神经系统支配肌肉活动时伴随的生物电变化，被广泛用于评估人体工程学、临床医学、运动医学、康复医学等领域。现有研究表明，当肌肉疲劳时，运动单元募集策略改变，表面肌电功率谱发生改变，因此表面肌电被广泛用于评估体力作业肌肉疲劳水平，与肌力、最大耐受时间等描述肌肉疲劳外在表现的客观数据相比，该指标更能如实反映作业过程中局部肌肉疲劳的发展情况。

（二）改善作业环境

企业一方面要努力创造良好的生产环境，提供适合作业场所的温度、湿度、照度和色彩等，并尽量减少振动、噪声等因素的影响，既有利于职业人群的健康，还可以提高工人工作效率。

企业另一方面要积极创造相对宽松和舒适的工作环境，提供工间休息的场所，按照工效学原则加强流水线、工作间、工作台、座椅、键盘等的科学设计和改造优化，设计良好的工作场所，或者增加辅助工具，避免过度伸展，使之符合人体解剖、生理、心理特点和人体测量数据。如在视觉显示终端工作时需要佩戴眼镜，可能会导致颈部和肩部疼痛，原因包括姿势受影响，以及在短距离持续视觉工作时眼球运动疲劳的反射机制引起斜方肌肌肉活动。企业通过采取改善显示器高度、脚凳、键盘高度等辅助工具的方式干预后，计算机工作者颈、肩和背部的工作相关肌肉骨骼疾患的症状强度降低。改进后的座椅设计（如高度、形状、稳定性或旋转性可调节）能够使不同的操作者在操作鼠标和键盘时，上臂保持自然下垂，前臂、肘部和后背都有支撑。机动车驾驶的操控系统、办公自动化系统、工作台和工作座椅等，通过不断改进和优化，使工作条件日益适合于劳动者的生理和心理特点，变成劳动者身心健康的促进因素。一项对专职缝纫机操作员的研究发现，通过增加坐垫与靠背之间的夹角（从90°增加到110°），可以使椎间盘内压力降低50%，在靠背上加一个腰部支撑物也可以减少椎间盘内压力。

目前可采用计算机支持的摄像机摄影技术对劳动过程进行评价。同时研制了一些专门仪器来测量姿势和移动。如数显邵氏硬度计测量被试人员肌肉硬度值、表面肌电测试技术评估肌肉的活动状态、弯曲计记录工人劳动中弯腰的次数和角度、躯干旋转监控器显示躯干旋转的多项参数。背部追踪显示器评价背带对躯干运动范围和速度的影响，发现背带对高速度弯曲或伸展作业者具有一定保护作用，尤其适用于弯曲角度小的作业。搬举过程中应用"连接柄"可减少脊柱下弯的角度，减轻脊柱的负荷。使用1.5cm高度的键盘手托可以降低前臂肌肉的负荷，提高手腕与手部的主观舒适度，使用软性材料的键盘手托会使指浅屈肌更省力。

（三）优化人机界面

工作场所中人机界面设计不符合工效学原则，会使工作时工人处于腰部扭曲、长时间低头、抬肩臂等强迫体位姿势，在狭窄空间范围内工作时姿势要求发挥更为重要的作用，使颈、肩、背部的肌肉负荷明显增加。如显示器采用窗口嵌入布置方式具有相对较好的用户感知效果；后倾角度放置的显示器比垂直台面放置的显示器引起肌肉疲劳与损伤的概率低；以手臂完全伸展和前臂大角度屈曲姿势进行飞行触控操作会提高股二头肌硬度，增强疲劳感，影响飞行员的工作能力，因此触摸屏控制技术引入驾驶舱之前，需重新以飞行员为中心，充分研究其设计工效学，并且需要在地面进行大量的针对性训练。随着现代交通工具驾驶座舱内人机交互系统的更新发展，愈加多样化的人机交互设备在晃动环境下得到应用。结果表明，晃动和交互设备对人机交互过程中的操作绩效、主客观疲劳及舒适度和肌电均有不同程度的显著影响。

显示器和控制器一方面要按照人的特点设计，另一方面工作台的高低、工件的放置位置等，也要有利于作业人员的使用和保持良好的姿势，如带扶手的椅子，有条件地使用高度可调节的工作台，不同性别或不同身高的人使用时可以根据自身的情况，将其调节到合适位置。如使用平面的汽车装配线，不同工序的工人需要采取不同的姿势，有的需要举手或爬到高处，有的需要下蹲或跪式操作。改成立体装配线后，汽车在传送过程中不断发生高低变化，工人可以始终保持合适的姿势，双手处于舒适方便的操作位置。此外，对于坐姿作业的人员，座椅是"机"的重要部分，为了适合不同的人使用并方便操作，座椅应该具有高低调节和旋转调节的功能，同时具有合适的腰部支撑装置，如果座椅不能降低到适当高度，应使用脚垫。有研究发现，10min 以内采取仰姿更能调动人们的积极性，且有利于以手臂操作为主的工作内容；10min 以上对视距有要求的工作内容更适合选择正姿。

（四）采取正确作业姿势

作业中要尽量避免不良的作业姿势。大量研究表明，采取不同的姿势作业对人体肌肉产生不同的疲劳影响，如不同姿势下单手拉车作业时，发现采取手肘屈曲15°姿势比手臂伸直姿势更容易产生肌肉疲劳。动作姿势分析结果显示，公共汽车司机的背部和颈部存在较大比例的不良姿势：整个驾驶过程中进站、出站和车辆转弯过程的不良姿势比例较高，司机驾驶过程中大部分姿势动作都可能对驾驶员产生肌肉骨骼损害。破拆作业人员工作时经常需要以下蹲或跪地、抬起振动工具的姿势进行工作，因此身体需要长时间的扭曲、前倾，加之工作的劳动负荷大、部分工作受天气影响等，导致身体的各部位损伤。有研究报道，人工破拆作业人员的全身不良姿势达到85.26%，头颈部前倾、背部前弯和双腿弯曲站立三种不良姿势占比最高，腿部为损伤主要集中部位，其次为头颈部和背部。应用工作姿势分析法和快速上肢评估法对电商物流自提点内的分拣和上架作业做动作分析，识别不自然姿势并评估其风险等级，结果发现分拣作业和上架作业中均存在不良姿势动作，尤其在上架作业中向手推车抓取包裹和给货架最高层或最底层上架包裹的动作均属于非常有害动作且须立马改进。

驾驶员等长时间固定体位作业的职业人群要保持正确的作业姿势，可将座位调整至适当的位置，确保腰椎受力适度，并注意减少振动，避免颈椎病、肩周炎、骨质增生、坐骨神经痛等疾病的发生。双手长期保持在肩膀或肩膀以上的工作及外展和前屈超过30°都是上肢疾患潜在的危险因素。在站姿或坐姿状态下工作，应该使身体各部位尽量保持处于自然状态，避免倾斜或过度弯曲。一项前瞻性研究显示，头部过度伸展的非最佳视角与颈部症状有关，手的极端径向偏差与手臂和手部疾病有关，颈部疼痛在更剧烈地屈曲颈部的操作者中更为普遍。若需要实现高低调整，应考虑在工作台或座椅设计中予以解决。如躺卧在地上修理汽车改为站在地沟内或在液压移动举升机下修理，既方便操作，又可减少肌肉硬度和疲劳感。工作台或座椅通过调节椅面高度、靠背与座面的夹角及扶手的高度等，使不同的人在多种姿态下都能获得合理的支撑，尽可能保持脊椎的自然弯曲，从而减轻对背部肌肉和腰椎的压力。长时间伏案低头工作或长期前倾坐姿职业人群应注意通过伸展活动等方式缓解肌肉紧张，避免颈椎病、肩周炎和腰背痛的发生。在伏案工作时，需注意保持正确坐姿，上身挺直；调整椅子的高低，使双脚刚好合适地平踩在地面上。长时间使用计算机的工人，工作时计算机的仰角应与使用者的视线相对，不宜过分低头或抬头，建议每隔 1～2h 休息一段时间，向远处眺望，活动腰部和颈部，做眼保健操和工间操。

（五）减少负重作业和过度用力

国内外研究已经证实，重负荷作业是引起工作相关肌肉骨骼疾患的重要原因之一。例如，在承重时弯腰和扭曲，以不对称的方式承载负载，移动负载过远的距离，以及过度的推拉等。在可能的情况下应尽量减少作业过程中的外加负荷，以减轻机体负担，如采用灵活的设备和起重辅助工具（如升降机、起重机、轨道和传送带），实现机械化、自动化生产。

对于需要负重的作业（如搬运、推拉、抬举），应当制订有关规定，将搬运物体的重量限定在安全范围之内，避免超负荷作业。除了搬运重物以外，生产中经常采用推或拉的方式运输物体（人工物料搬运的一种主要作业形式）。手动叉车是人工物料搬运作业中重要的搬运工具，在物流行业中的应用非常广泛。对于这种作业方式，除了对重量加以限制外，作业人员需注意路线设计、行走速度、行走姿势和个体身体参数等因素。

减少过度用力，将过度用力的需求减到最小，如采用灵活的设备和起重辅助工具、分解大负荷物件为多件小负荷物件、给包装或容器增加手柄或可抓握点。使用合适的工具或控制器，特别是抓握部位的外形和材料要适合于手的特点，避免局部受力过大。对于经常产生摩擦或反复运动的部位，如手和手腕，可使用个人防护用品加以保护。同时也要注意，手套厚度会降低抓握动作的准确性、指点动作的运动时间（速度）。通过加厚肩带的方法可以有效提高双肩包背负舒适度，缓解肩颈疲劳。使用软性材料的键盘手托会使指浅屈肌更为省力。

（六）开展健康教育和职业技能培训

对劳动者进行工效学有关知识的培训，使劳动者充分了解肌肉骨骼疾病发生的原因及防护知识，具有工效学预防的意识，提高劳动者作业过程中的防范意识，形成良好的作业习惯。同时，企业应为劳动者提供职业卫生防护咨询的资源。科学的行为干预措施使员工的认识水平和自我保健意识得以提高，职业卫生行为干预措施对预防控制职业病有积极作用。

职业技能培训不仅保证了生产过程中的行为规范，还能提高职工的自我保健意识，加强劳动保护。劳动者特别是新员工经过培训可掌握正确的作业方法、作业姿势，以减少姿势、运动和负荷带来的额外负担，减轻肌肉负荷与疲劳程度。对搬运、抬举作业者，培训其使用正确搬举重物的姿势。如从地上搬起重物时应采取屈膝下腰位（即下蹲位），平稳地进行起重运动，保持负荷在控制范围之内；搬运重物行走时，作业人员还需注意路线设计、行走速度、行走姿势和个体身体参数等因素。对以静态负荷作业或反复操作为主者，要积极开展科学培训，养成工间或工后颈肩和腰部科学合理的紧张恢复活动，及时消除疲劳。对强迫体位作业者，可借助辅助工具如支架、梯子等进行改善，或者改变强迫的姿势，尽量避免屈膝、弯腰、扭转等动作，对不可避免的强迫姿势应尽量减少暴露时间。必要时，可适当采用一些个体防护用品。同时提醒劳动者，注意执行任务的高度，以尽量减少弯曲或弯腰。

国内外研究发现，相比单一措施的干预，工作场所改善联合工效学培训等多方面的干预在改善工作姿势、降低工效学负荷水平和改善工作相关肌肉骨骼疾患的症状等方面具有一定的积极作用。企业应该定期评估健康职业风险和定期组织劳动者的健康检查，以便实现对工作相关肌肉骨骼疾患的早发现、早诊断、早管理、早干预，保障劳动者的健康。

（七）优化劳动组织

高工作要求、人员紧缺、经常加班、工作节奏快、重复同样的工作、没有足够时间完成工作等不合理的劳动组织均与工作相关肌肉骨骼疾患的发生密切相关。合理地安排劳动组织是预防工作相关肌肉骨骼疾患的重要手段。企业在组织生产劳动时，应根据工作任务、劳动强度、工作时间及工人的生理、心理适应能力进行合理安排。

对于有些需要轮班作业的生产过程，调整作业制度，合理组织和安排轮班时间和顺序，定期进行工种轮换，缩短工作时间，有利于机体的适应，减轻疲劳，恢复体力，提高出勤率，减少工伤事故发生。研究发现，在重复性工作中缩短连续工作时间、增加短暂休息时间会使职业性颈椎病的发病率下降。研究发现，减少肩部的重复运动（特别是周期短的重复性工作）及工业组装工人的重复性操作（卡车制造、肉类加工和电路板组装）可以降低肩部肌腱炎、肱骨外上髁炎和手腕肌腱炎的患病风险。比较与斜方肌肌肉活动有关的节奏单调工作的三种干预策略，就肌肉疲劳的结果测量而言，缩短工作时间优于降低工作节奏和增加休息次数。

劳动过程中，随着时间延长，人们会逐渐感到疲劳，作业能力下降。适当安排工间休息，可以有效地减轻疲劳程度。工间休息的时间长短和次数，视劳动强度、工作性质和作业环境等方面的情况确定。例如，重体力劳动休息次数相对多一些，如果在高温环境从事重体力劳动，更需要多休息，以免机体蓄热过多；轻体力劳动一般上下午各安排一次工间休息即可；精神紧张的作业，休息次数也要适当增加；键盘输入任务持续 10min 时需休息或适当活动上肢，键盘输入 20min 以上，上肢疲劳程度较大，需强制休息。工间休息方式还可以根据作业特点确定，如重体力劳动可以采取安静的休息方式，对于脑力劳动和轻体力劳动，适当安排工间操或娱乐活动，更有利于缓解疲劳。

作业人员要有适当的劳动定额，定额太高容易危害人体健康。劳动过程中需要保持一定的节奏，节奏过快的劳动如计件工作会造成紧张，节奏太慢也容易产生疲劳。劳工组织尽量选择身体健康的员工从事一些体力要求高的工作任务。企业还可以通过扩大工作范围、允许充足或灵活的工作时间、赋予高决策自由度、提高生产计划的灵活性、工作内容丰富和多样化、参与工作设计和组织、获得广泛社会支持、增加员工的工资收入，以鼓励他们扩大工作、发展能力 / 机会、增强责任感和企业认同感。

研究发现，缺乏体育锻炼是工作相关肌肉骨骼疾患的危险因素之一，工作场所中的锻炼经常被用作康复或预防肌肉骨骼疾病的一种手段。企业在常规的劳动安排中应设置工间操、工后操，劳动者个人也应形成自觉体育锻炼的意识，积极参加体育活动。通过加强锻炼，维持职业人群操作所需要的肌力、肌耐力、四肢延展与灵活度及体力体能，可以避免人员操作能力衰退。

（八）采用支持性装备进行工效学干预

在干预措施技术层面，国内外以外骨骼装备为代表的支持性装备技术正成为发展趋势，并从仿生学的角度研究人工外骨骼，尤其在职业卫生领域。外骨骼辅助装备可理解为一种结合了人工智能和机器人机械能量的人机结合可穿戴装备，嵌合穿戴于人体表面。研究表明，上肢外骨骼能增加抓举力量，减少上肢托举的能量消耗和疲劳；外骨骼装备能增加穿戴者的负重，提供支撑、助力和转移负重。随着科学技术的发展，借助材料技术、传感器技术、仿生学技术及控制技术等领域科学技术研发外骨骼支持性装备技术，已经应用于职业卫生领域职业性肌肉骨骼损伤的工效学干预防控。

工效学干预是通过改善人机界面和不良工作条件，提高作业环境质量，改变工作组织和管理，开展专业培训和提高认知水平等方面来减轻作业人员的工作相关肌肉骨骼疾患。国外多项研究表明工效学干预对于预防和控制工作相关肌肉骨骼疾患的发生有明显效果，特别是多方面综合措施的干预研究。针对我国各行业多发的工作相关肌肉骨骼疾患情况，应该紧密结合生产实际，根据三级预防的原则，通过辨识及分析工作场所的不良工效学因素，制订具体的干预及防控方案，从工程设计、认知培训、组织管理及个体行为等多方面多环节进行干预及控制，从源头上避免或减少工作中的不良工效学因素，减少工作相关肌肉骨骼疾患的发生。

（李富业　宁　丽）

思 考 题

1. 从职业工效学角度，劳动工具设计需要考虑哪些内容？
2. 工作相关肌肉骨骼疾患的主要症状和体征是什么？
3. 什么是压力？压力的相关理论有哪些？
4. 什么是职业紧张？职业紧张相关理论的区别有哪些？如何对职业紧张进行评估？请结合你所熟悉的行业实际情况，分析该行业职业紧张因素有哪些？
5. 职业紧张的表现有哪些？我们应当如何应对职业紧张？
6. WMSD 的识别和工效学负荷评估方法可分为几类？主要采用哪种方法？
7. 从职业工效学的角度考虑，WMSD 的预防可以从哪些方面展开？
8. WMSD 的不良工效学因素主要有哪些？
9. 何谓工效学干预？

第四章 职业中毒与疾病

第一节 职业中毒概述

生产性毒物（productive toxicant）是指在生产过程中产生的，存在于工作环境中的，在一定条件下以较小剂量作用于机体，可扰乱或破坏机体生理功能，引起机体暂时或永久性病损，甚至危及生命的外源化学物质。职业中毒（occupational poisoning）是指在生产过程中，劳动者因接触生产性毒物而出现健康损害，导致相关的疾病状态。

一、生产性毒物的存在形态与接触机会

（一）存在形态

在职业生产环境中，化学毒物可以气态、液态、固态等形式存在。

气体指在常温、常压下呈气态扩散的物质；沸点低、蒸气压大的液体都易形成蒸气，受热、搅拌和通气等均可促进蒸发和挥发。

雾为悬浮于空气中的液体微粒。烟为悬浮于空气中且直径小于 0.1μm 的固体微粒。粉尘则为能够在空气中长时间悬浮、粒子直径为 0.1 ～ 10μm 的固体微粒，常由固体物质加工、粉碎、包装引起。飘浮在空气中的粉尘、烟、雾，统称为气溶胶。

（二）接触机会

人体接触生产性毒物主要包括两个环节，即产品的生产及其应用。这涉及原料开采与提炼，材料加工、搬运，加料和出料，成品的包装等。生产过程中各个环节诸多因素都可能导致作业人员接触生产性毒物，如化学反应控制不当、输送管道的渗漏或加料失误等引起的冒锅和冲料。

此外，有些作业过程虽未使用有毒物质，但在特定条件下也可能产生毒物而引起作业人员中毒。例如，在地窖、矿井、化粪池等有机物堆积且通风不良的狭小场所中作业，可能因接触硫化氢而发生急性中毒。

二、毒物的体内过程

（一）吸收

吸收是毒物从接触部位进入机体的过程。外源性化学物质吸收的主要途径包括呼吸道、消化道和皮肤接触，另外还可通过眼的黏膜、结膜，静脉和肌内注射等被吸收。在职业环境中，呼吸道吸入和皮肤接触毒物是主要的吸收途径。

（二）分布

分布是毒物被机体吸收后，随血液或淋巴液分布到全身的过程。毒物在体内的分布主要取决于其进入细胞的能力及与组织的亲和力。大多数化学物质在体内的分布不均匀。随着时间的推移，根据毒物与不同组织器官的亲和力、存在形式和扩散速率等，毒物可发生再分布。

（三）生物转化

毒物进入机体后，在机体各种酶的作用下，化学结构发生改变，形成衍生物及分解产物的过程称为生物转化。多数毒物经生物转化形成的代谢产物毒性降低，属于代谢解毒；反之，若代谢产物毒性增强，或化学物质原型无毒而经代谢后其产物有毒，这一过程属于代谢活化。

生物转化过程主要包括Ⅰ相反应和Ⅱ相反应。Ⅰ相反应通过氧化、还原、水解反应增加非极性的化学物质的功能基团（如羟基、羧基），以便进行Ⅱ相反应；Ⅱ相反应是使化学物质通过与体内某些基团或内源性因子结合，改变其生物活性、极性和水溶性，更易于排泄。

（四）排泄

毒物以原型或代谢物的形式从体内排出的过程称为排泄。毒物可经肾脏随尿液，经乳汁、汗液、精液、月经、毛发等排出。排出是机体的一种解毒方式，但在排出的过程中，毒物也可能损害排出的组织和器官，如汞引致口腔炎。

（五）蓄积

毒物或其代谢产物在接触间隔期内未能完全排出而逐渐在体内积累的现象，称为毒物的蓄积。毒物的蓄积是机体慢性中毒的物质基础。若蓄积部位与毒物的靶器官一致，则易发生慢性中毒；若蓄积部位并非靶器官时，称为该毒物的"储存库"，如铅蓄积于骨骼。储存库内的毒物因处于相对无活性状态而对急性中毒起缓冲作用，虽能在一定程度上使减少到达靶器官毒物的量，但也成为化学物质不断释放形成机体慢性中毒的源头。

三、毒物作用的影响因素

（一）毒物的特性

1. 化学结构　毒物的化学结构决定其理化性质和参与化学反应的能力，与毒物的毒性密切相关。如脂肪族直链饱和烃类化合物的麻醉效果随着碳原子数的增加而增强（3～8个碳原子范围内）。

2. 理化性质　毒物的理化性质对其进入机体的途径及体内过程有重要影响。挥发性毒物更容易导致吸入危险；分散度高的毒物易从呼吸道进入；溶解度和脂溶性与毒物的毒作用特点相关。

（二）剂量、浓度、接触时间

毒物只有在体内达到一定的量才会引发中毒，因而毒物接触人体的量、浓度和暴露时间都可能影响中毒过程。在高浓度暴露、长时间接触，且缺少防护措施的情况下容易发生中毒。因此，预防职业中毒，关键在于降低毒物浓度、缩短接触时间，并采取有效防护措施。

（三）联合作用

毒物与生产环境的因素同时或先后作用于人体，毒效应可表现为独立、相加、协同、拮抗作用。如高温、高湿的环境可增大机体呼吸频率、加速血液循环、使得机体出汗增多，有利于毒物吸收。

（四）个体易感性

人体对毒物的敏感性存在个体差异，即使接触同一个环境中的同种毒物，不同个体的反应可相差很大。这种差异与种族、性别、年龄、遗传特征、健康和免疫状态等相关。

四、职业中毒的临床

（一）临床类型

1. 急性中毒　指毒物在一次或短时间内（几分钟至数小时）大量进入人体而引起的中毒，如氯气中毒、急性苯中毒等。

2. 慢性中毒　指毒物经少量、长期进入人体而引起的中毒，如慢性铅中毒等。

3. 亚急性中毒　发病情况介于急性中毒和慢性中毒之间，接触时间一般在 3 个月内发病称为亚急性中毒，如亚急性铅中毒。

（二）主要临床表现

由于毒物本身的毒性及毒作用特点、接触剂量等不同，职业中毒的临床表现不一。

1. 神经系统　以中枢和周围神经系统为毒作用靶器官或靶器官之一的化学物质为神经毒物。生产环境中的神经毒物包括金属、类金属及其化合物、有机溶剂、窒息性气体等。慢性轻度中毒者早期多表现为类神经症，但在脱离接触后可逐渐恢复。毒物如铅、正己烷等可引起神经脱髓鞘和轴索变性，损害运动神经。

2. 呼吸系统　引起呼吸系统损害的生产性毒物主要为刺激性气体和致敏物，如氯气、二氧化硫、氮氧化物等，刺激性气体可引起气管炎、咽炎、支气管炎等呼吸道病变，严重时可导致化学性肺炎或成人急性呼吸窘迫综合征。

3. 血液系统　毒物对血液系统的毒作用可能表现在造血功能抑制、血细胞损害、凝血机制障碍、血红蛋白变性等。如铅引起低色素性贫血。

4. 消化系统　是参与毒物吸收、生物转化、排出和肠肝循环再吸收的场所，因而许多生产性毒物也可损害消化系统。如汞和酸雾等引起口腔炎；铅、铊中毒引发腹绞痛等。

5. 泌尿系统　肾脏是毒物最主要的排泄器官，也是多种化学物质储存的器官之一，因而成为许多毒物的靶器官。职业性泌尿系统损害可大致分为急性或慢性中毒性肾病、泌尿系统肿瘤及其他中毒性泌尿系统损害。如铅和镉可引发肾病。

6. 循环系统　毒物可损害心血管系统，表现为急、慢性心肌损害，肺源性心脏病，心肌病等。如镍影响心肌能量代谢和氧化，导致心功能降低。

7. 生殖系统　生殖毒性和发育毒性指毒物对接触者的生殖及其子代发育过程中的不良影响，包括接触者的生殖器官、性周期及性行为、生育力、妊娠结局及其子代的胎儿结构异常、发育迟缓、功能缺陷，甚至死亡等。

8. 皮肤　职业性皮肤病数量占职业病总数的40%～50%，其中90%以上由化学因素引起。例如，铬的化合物、铍盐所致的职业性皮肤溃疡。

9. 其他　生产性毒物还造成机体其他部位的损害，如眼睛、耳朵、口腔、骨骼等。例如，刺激性化学物质引起的角膜炎；2,4,6- 三硝基甲苯引起的白内障；氟引起的氟骨症。

（三）职业中毒的诊断

1. 职业史　询问患者的职业史，包括工种、工龄、所在车间、接触毒物种类、生产工艺、防护措施及既往工作经历，以综合判断其接触毒物的机会和程度。

2. 职业卫生现场调查　深入作业场所，进一步了解患者所在岗位的实际接触时间、浓度及防护措施等；同时，有必要了解同一暴露条件下其他人员是否有类似发病，从而判断患者在该条件下是否出现职业中毒。

3. 症状与体征 根据临床表现判断是否与毒物的毒作用相符合。应注意症状与接触毒物的时间顺序关系，以及不同职业中毒间的共同点和独特点，不仅要排除其他职业性有害因素的干扰，还应考虑职业病与非职业病的鉴别诊断。

4. 实验室检查 主要包括接触指标和效应指标。①接触指标：生物材料中毒物或其代谢产物水平；②效应指标：包括反映毒作用的指标和反映毒物所致组织器官损伤的指标。

（四）职业中毒的急救和治疗原则

治疗职业中毒主要分为病因治疗、对症治疗及支持治疗。病因治疗是从致病因素出发，尽可能减少或消除致病的物质基础，并针对其致病的发病机制进行处理。

1. 急性职业中毒

（1）现场急救：迅速将患者搬离中毒环境，移至上风向或空气新鲜的场所，确保其呼吸道通畅。若患者的衣服、皮肤被毒物污染，立即脱去受污染衣物，用清水彻底冲洗受污染的皮肤。若该毒物遇水能发生化学反应，应先用干布抹去毒物，再用水冲洗。现场救治中应注意对患者心、肺、脑、眼等重要脏器的保护。发现呼吸、循环障碍时，及时对症处理。

（2）阻止毒物继续吸收：患者送达医院后，若发现现场紧急清洗不够彻底，应进一步清洗。对口中毒者，可进行催吐、洗胃或导泻；对气体或蒸气吸入中毒者，可提供吸氧治疗。

（3）解毒和排毒：尽早使用解毒、排毒药物，消除或减轻毒物对机体的损害。常用的特效解毒剂包括高铁血红蛋白还原剂、金属络合剂、氰化物中毒解毒剂、有机磷农药中毒解毒剂、氟乙酰胺中毒解毒剂。

（4）对症治疗：由于针对病因的特效解毒剂的种类有限，因此对症治疗在职业中毒的救治中格外重要，目的是保护机体重要器官的功能、缓解患者病痛并促使其早日康复。

2. 慢性职业中毒 慢性中毒早期常表现为轻度可逆的功能性改变，持续接触可演变成严重的器质性病变，故需尽早诊断和处理。

中毒患者应尽快脱离毒物接触，尽早使用毒物相关的特效解毒剂，但目前这种解毒剂不多，还应针对慢性中毒的常见症状，及时进行对症治疗，并注意适当的休息和营养补充。经治疗后，需对慢性中毒患者进行劳动能力和伤残程度鉴定，并安排合适的工作或休息。

（五）职业中毒的控制和预防

职业中毒的病因是生产性毒物，因此防控职业中毒应遵循"三级预防"原则，采取综合治理措施，做到从根本上消除、控制或减少毒物对职工的侵害。

1. 根除毒物 消除生产工艺流程中的有毒物质，采用无毒或低毒物质替代有毒或高毒物质，如用二甲苯代替苯作为溶剂或者稀释剂。因工艺需求必须使用高毒原料时，应加强局部密闭、通风排毒和净化处理等管理措施。

2. 降低毒物浓度 减少毒物接触浓度是预防或减少接触者发生职业中毒的关键。中心环节就是将毒物浓度降至国家职业卫生标准内。

（1）技术革新：使用先进技术和工艺，通过遥控或程序控制工艺操作，以最大程度减少职工接触毒物的机会。如将手工电焊改为自动电焊。

（2）通风排毒：生产中最常用的是局部抽出式通风排毒，包括排毒罩、排毒柜及槽边吸风等。含有毒物的空气须经净化处理后排出，应注意回收综合利用。

3. 工艺、建筑布局 生产工艺的布局要同时满足生产需要和职业卫生要求。有毒物逸散的作业环境，实行作业场所分区隔离，避免叠加影响。

4. 个体防护 是预防发生职业中毒的重要辅助措施。防护用品包括防护头盔、防护眼镜、防护面罩、防护服等。此外，有毒作业场所还应配备必要的卫生设施，如淋浴室、盥洗设备、个人专用衣箱；对于能经皮肤吸收或局部危害大的毒物还须配备皮肤、眼睛的冲洗设备。

5. 职业卫生服务 健全的职业卫生服务还应包括对作业场所毒物浓度的定期或不定期监测；对接触毒物的工人实施健康监护，包括上岗前和工作期间定期健康检查、排除职业禁忌证，及时发现和处理早期的健康损害。

6. 安全卫生管理 管理制度不全、执行力度不严、维修设备不及时或违章操作等都是造成职业中毒的重要原因。因此，应做好管理部门、职业工人卫生知识的宣教，制订和采取适当的管理措施来消除或减少可能引发职业中毒的危险因素。

（常秀丽）

第二节 金属和类金属中毒

一、概 述

金属（metal）主要指原子结构中最外层电子数较少（一般小于4）的元素组成的单质；金属通常分为黑色金属（铁、锰、铬及其合金）和有色金属（铅、汞、镉、镍、铝等）。类金属（metalloid）是在元素周期表对角线上的几种元素，其性质介于金属和非金属之间，也称准金属、半金属、亚金属或似金属，通常包括硼、硅、硒、碲、砷。金属和类金属及其合金在工农业生产、国防建设、科技发展和日常生活中应用广泛，尤其在建筑业、汽车、航空航天、电子和其他制造工业，以及油漆、涂料和催化剂生产过程中都大量使用。

作业场所中金属和类金属通常以气溶胶形式存在，通过呼吸道、消化道和皮肤进入体内。金属和类金属可在组织中转变为其原价态或形成化合物，并增强毒性，如铅在体内变为可溶性二价铅离子，后者干扰一系列酶的活性而引起铅中毒。金属与类金属多经肾脏排出，如铅、汞、镉、铬等，有些还可经唾液、汗液、乳汁、毛发等排出体外。

金属和类金属对人体的作用，可以涉及器官或组织、细胞、分子水平。不同金属与类金属的毒性作用机制往往不同，但也有相似的作用方式：①金属和类金属可与巯基（—SH）共价结合，改变生物大分子的结构和功能。②金属和类金属在体内会产生过量自由基，破坏机体抗氧化系统，引起氧化损伤。③有毒金属与必需金属元素之间相互作用，干扰机体必需金属元素的正常生理生化作用。④金属和类金属可诱导合成保护性蛋白，限制细胞损伤。

每一种金属和类金属因其靶器官和毒性不同会出现不同的临床表现。很多金属和类金属具有靶器官毒性，即有选择性地在某些器官或组织中蓄积并发挥生物学效应，而引起慢性毒性作用。金属也可与有机物结合，改变其物理特性和毒性，如金属氰化物和羰基化物。急性金属中毒多由吸入高浓度金属烟雾或金属气化物所致，常常是由于意外的化学反应、事故或在密闭空间燃烧或焊接造成。低剂量长时间接触金属和类金属引起的慢性中毒作用是目前金属中毒防控的重点。

金属和类金属中毒的治疗原则，分为病因治疗、对症治疗和支持疗法。络合剂治疗可作为许多金属和类金属中毒治疗的病因治疗，即解毒和排毒疗法。治疗金属和类金属中毒常用的络合剂有两种，即氨羧络合剂和巯基络合剂。通常络合剂与有毒金属和类金属的亲和力大于体内必需金属元素，因此可有效地排出有毒金属和类金属，副作用较小；另外，当络合剂与有毒金属和类金属的亲和力大于内源性配体如酶类与有毒金属和类金属的结合力时，则有利于被抑制酶的活性复活。金属和类金属中毒预防原则与其他职业危害的预防相同，应采取管理、卫生技术、个人防护及卫生保健措施。

了解金属和类金属的理化特性、接触机会、毒作用机制、职业中毒表现、救治方法及中毒预防措施，在职业卫生与职业医学中尤其重要。在接下来的内容中，按照金属的理化特性、接触机会、毒理、临床表现、诊断、处理原则和预防措施一一进行介绍。

二、重金属及相关元素中毒

（一）铅

1. 理化特性   铅（lead，Pb）为灰白色重金属，密度约为 $11.3g/cm^3$，熔点约为 327℃。铅属于ⅣA族元素，离子半径相对较大（1.2Å），电负性高，易与蛋白质相互作用。

2. 接触机会   接触铅的工业包括铅矿开采和冶炼；蓄电池制造和维修；制造含铅耐腐蚀化工设备、管道、构件等；火车轴承挂瓦、桥梁工程、船舶制造与拆修；放射性防护材料制造；印刷行业；电子与电力行业；军火制造；化工行业；食品行业；油漆生产、颜料行业；塑料工业；橡胶工业；医药工业；农药工业；玻璃陶瓷工业；自来水管道和暖气管道连接铅封等。在日常生活中，用含铅容器储存食品、饮料，服用过量含铅药物如樟丹等，可能引起意外铅中毒。儿童由于代谢和发育方面的特点，对铅特别敏感。儿童铅中毒的原因主要是来自于家人将作业场所的污染物带回家中（穿工作服回家等）。

3. 毒理   铅主要经呼吸道，其次是经消化道进入人体。血液中的铅 90% 以上与红细胞结合，其余在血浆中。血浆中的铅一部分是活性较大的可溶性铅，主要为磷酸氢铅（$PbHPO_4$）和甘油磷酸铅，另一部分是血浆蛋白结合铅。铅可蓄积，人体内 90% ~ 95% 的铅以不溶性磷酸铅 [$Pb_3(PO_4)_2$] 形式储存于骨内，骨铅与血液和软组织中的铅保持着动态平衡。除骨组织外，脑、肝脏、肾脏、肌肉等组织器官中也有较多的铅分布。体内的铅主要经肾脏随尿液排出，少部分铅可随粪便、唾液、汗液、乳汁、月经、脱落的皮屑等排出。乳汁内的铅可影响婴儿，血铅也可通过胎盘进入胎儿体内而影响到子代。

4. 临床表现   铅中毒有急性和慢性之分。急性中毒主要是由于短时间内服用大量铅化合物所致，在工业生产中少见。职业性铅中毒多为慢性中毒，早期症状常是一般性衰弱状态，如感到疲倦、乏力、头晕、头痛、腹痛、抽筋、便秘、烦躁、口中有金属甜味、食欲不良、睡眠不安、体位变动时眼睛发花和肌肉及关节疼痛等，有的患者出现面色灰白、体重减轻。随后可出现神经衰弱综合征、腹部隐痛、便秘等。病情加重时，出现四肢远端麻木，触觉、痛觉减退等神经炎的表现。短时间内高浓度铅暴露可导致急性铅中毒，主要症状有恶心、呕吐、腹绞痛、便秘、疲劳、溶血性贫血、周围神经及中枢神经功能改变，严重者可出现中毒性脑病，表现为脑神经受损或精神障碍的症状。

5. 诊断   根据确切的职业史及以神经、消化、造血系统为主的临床表现与有关实验室检查，参考现场调查（除了环境调查还有岗位工作人员的调查），进行综合分析，排除其他原因引起的类似疾病，方可诊断职业性铅中毒。其中实验室检查包括血铅、尿铅、尿 δ- 氨基 -γ-

酮戊酸脱水酶（δ-ALA）、血锌原卟啉（zinc protoporphyrin，ZPP）[具体参见《职业性慢性铅中毒诊断标准》（GBZ 37—2015）]。

6. 处理原则

（1）急性中毒：对于急性铅中毒的急救，首要的是立即脱离铅暴露环境，如果是口服中毒者，可立即给予催吐或导泻，然后给予牛奶、蛋清、豆浆以保护胃黏膜；对腹痛者可用热敷或口服阿托品 0.5 ～ 1.0mg；对昏迷者应及时清除口腔内异物，保持呼吸道通畅，防止异物误入气管或呼吸道引起窒息。对于血铅超过 800μg/L，尤其有中枢或周围神经系统紊乱的情况下，应考虑应用驱铅药物。

（2）慢性中毒：对于慢性铅中毒患者，可用驱铅疗法。驱铅药物按性质分为可溶性络合剂和阻断性络合剂。可溶性络合剂可以与体内的铅络合成为可溶性络合物，后者从尿中排出。较常用的药物是依地酸二钠钙（CaNa$_2$-EDTA）。

7. 预防 首先应在作业场所控制铅的接触水平，应用无毒或低毒材料代替铅，改革工艺，使生产过程密闭化，减少手工操作，降低车间空气中铅的浓度。加强个人防护。定期监测车间空气中铅浓度，对铅作业者进行就业前体检与在岗期间健康检查，严格实行职业禁忌管理。对铅接触或高危人群，选用能反映铅慢性接触早期损害且测定方法简便易行的指标 [如 ZPP、游离原卟啉（FEP）等] 进行筛检，早期检出铅中毒患者予以防治。另外可以补充维生素 B$_1$、维生素 C、维生素 E 及钙、锌进行预防。

（二）汞

1. 理化特性 汞（mercury，Hg）俗称水银，原子量为 200.59，沸点约为 356.6℃。汞是唯一的液态金属，熔点低，易蒸发，比重大，可与金、银等重金属生成汞合金（汞齐），液体汞易溶于类脂质、硝酸、热浓硫酸，不溶于水和有机溶剂。

2. 接触机会 接触汞的工业有汞矿开采与冶炼，电工器材、仪器仪表制造和维修如温度计、气压表、血压计等，氯碱行业用汞作阴极电解食盐生产烧碱和氯气，塑料、染料工业用汞作催化剂（氯化汞和氯化亚汞作聚氯乙烯触媒，硫酸汞和硫酸亚汞作有机化学工业触媒）于鞣革、印染、涂料等，以及汞剂的生产及应用中也会增加汞的暴露。

3. 毒理 金属汞主要以蒸气形式经呼吸道进入体内。汞蒸气具有高脂溶性，可迅速弥散，透过肺泡壁被吸收，吸收率高达 85%。金属汞也可经皮肤吸收。金属汞难经消化道吸收但汞盐容易被消化道吸收。汞及其化合物进入机体后，最初分布于红细胞及血浆中，之后到达全身多处组织，最初集中在肝脏，随后转移至肾脏，主要分布在肾皮质，含量最多的是近曲小管上皮，导致小管重吸收功能障碍。汞可通过血脑屏障进入脑组织，并在脑中长期蓄积。汞也易通过胎盘进入胎儿体内，影响胎儿发育。汞主要经肾脏排出，在未产生肾脏损害时，尿汞的排出量约占总排出量的 70%。少量汞可随粪便、呼出气、乳汁、唾液、汗液、毛发等排出。汞在人体内的半衰期约为 60 天。

4. 临床表现

（1）急性中毒：短时间吸入高浓度汞蒸气（＞ 1mg/m³）或摄入可溶性汞盐可致急性中毒，多由于在密闭空间内工作或意外事故造成。汞暴露导致神经系统及全身症状，起病急骤，出现头痛、头昏、乏力、失眠、发热、口腔 - 牙龈炎、汞毒性皮炎、间质性肺炎、急性胃肠炎及肾功能损害等。

（2）慢性中毒：慢性汞中毒较常见，其典型临床表现为易兴奋症、震颤和口腔炎。

1）神经系统：汞蒸气暴露时，会损害外周和中枢神经系统，初期表现为类神经症，如头昏、乏力、健忘、失眠、多梦、易激动等，部分病例可有心悸、多汗等自主神经系统紊乱现象，病情进一步发展则会发生性格改变，如急躁、易怒、烦躁不安、注意力难以集中、记忆力减退等。

2）口腔-牙龈炎：早期多有流涎、糜烂、溃疡、牙龈肿胀、酸痛、易出血；继而可发展为牙龈萎缩、牙齿松动，甚至脱落；口腔卫生不良者，可在龈缘出现蓝黑色汞线。

3）肾脏损害：少数患者可有肾脏损害，肾小球的通透性改变，尿中出现高分子蛋白、管型甚至红细胞。

4）其他：胃肠功能紊乱，脱发，皮炎，免疫功能障碍，生殖功能异常（如月经紊乱、不育、异常生育、性欲减退、精子畸形等）。

5. 诊断　根据接触金属汞的职业史、出现相应的临床表现及实验室检查结果，参考职业卫生学调查资料，进行综合分析，排除其他病因所致类似疾病后，方可做出诊断。具体诊断标准参见《职业性汞中毒诊断标准》（GBZ 89—2007），如表 4-2-1 所示。

表 4-2-1　职业性慢性汞中毒诊断分级及处理原则

中毒分级	诊断标准	处理原则
观察对象	长期接触汞后，尿汞增高，无慢性汞中毒临床表现者	加强医学监护，驱汞治疗
轻度中毒	长期密切接触汞后，具备下列任何三项者：①神经衰弱综合征；②口腔-牙龈炎；③手指震颤，可伴有舌、眼睑震颤；④近端肾小管功能障碍，如尿低分子蛋白含量增高；⑤尿汞增高	治愈后仍可从事正常工作
中度中毒	在轻度中毒基础上，具备下列一项者：①性格情绪改变；②上肢粗大震颤；③明显肾脏损害	治愈后不宜再从事毒物作业
重度中毒	慢性中毒性脑病	治愈后不宜再从事毒物作业

6. 处理原则　治疗原则如下。

（1）急性中毒治疗原则：迅速脱离现场，脱去污染衣服，静卧，保暖；驱汞治疗，用二巯基丙磺酸钠或二巯基丁二酸钠治疗；对症处理与内科相同。

（2）慢性中毒治疗原则：应调离汞作业及其他有害作业；驱汞治疗，用二巯基丙磺酸钠或二巯基丁二酸钠、二巯基丁二酸治疗；对症处理和内科相同。

7. 预防

（1）改革工艺及生产设备，控制工作场所空气汞浓度：用无毒原料代替含汞原料。

（2）加强个人防护，建立卫生操作制度：接触汞的作业应穿工作服，佩戴防毒口罩或活性炭口罩。工作服应定期更换、清洗除汞并禁止携带出车间。班后、饭前要洗手、漱口，严禁在车间内进食、饮水和吸烟。

（3）职业健康检查：汞暴露者应坚持在岗期间的职业健康检查，查出汞中毒的患者应调离汞作业并进行驱汞治疗，有职业禁忌证的劳动者均不宜从事汞作业。

（三）锰

1. 理化特性　锰（manganese，Mn）为浅灰色金属，密度为 7.4g/cm³，熔点约为 1246℃，溶于低浓度酸。

2. 接触机会　锰的职业接触见于锰矿石的开采、粉碎、运输、加工和冶炼；制造锰合金；

锰化合物用于制造电池、焊接、氧化和催化剂；用锰焊条电焊；染料工业中应用的氯化锰、碳酸锰和铬酸锰等染料。日常生活中的不锈钢、废旧电池都含有锰，锰在酸碱盐环境下容易析出。

3. 临床表现　急性锰中毒比较少见，主要是口服高锰酸钾或吸入高浓度氧化锰烟雾引起的急性腐蚀性胃肠炎或刺激性支气管炎、肺炎。慢性锰中毒主要见于长期吸入锰烟尘的职业从事者，一般在接触锰的烟尘的 3～5 年或更长时间后发病。早期主要表现为类神经症和自主神经功能障碍，如记忆力减退、嗜睡、精神萎靡不振等，继而出现典型的锥体外系神经受损症状和体征，肌张力增高，手指细小震颤，腱反射亢进，并有神经情绪改变，如激动、多汗、欣快和情绪不稳定。后期出现典型的帕金森综合征。此外，还会出现血压、心率、心电图及肝功能等方面的改变。锰烟尘可引起肺炎、肺尘埃沉着病，还可引发结膜炎、鼻炎和皮炎。

4. 诊断　慢性锰中毒的诊断应根据密切的职业接触史和以锥体外系损害为主的临床表现，参考作业环境调查、现场空气中锰浓度测定等资料，进行综合分析〔具体参照《职业性慢性锰中毒诊断标准》（GBZ 3—2006）〕。

5. 处理原则

（1）急性中毒：急性经口锰中毒应立即用温水洗胃，口服牛奶和氢氧化铝凝胶。锰烟雾引起的"金属烟热"可对症处理。

（2）慢性中毒：早期慢性锰中毒患者可用依地酸二钠钙（CaNa$_2$-EDTA）或二巯基丁二酸（meso-2, 3-dimercaptosuccinic acid，DMPS）及其钠盐（Na-DMPS）进行驱锰治疗，此外还可使用络合剂治疗促进体内锰经尿液排泄。对于出现的震颤性麻痹综合征可用左旋多巴制剂及金刚烷胺治疗。近年来用对氨基水杨酸钠（sodium aminosalicylate，PAS）治疗锰中毒，可使尿锰排出量为治疗前的 1.5～16.4 倍。

6. 预防　锰矿的开采、爆破、粉碎、筛选等过程采用湿式作业或密闭操作，多应用机械生产；车间采取机械通风或自然通风，减少空气中锰尘浓度；定期监测车间空气中锰浓度；在焊接用材料、焊条生产过程中应采取密闭和吸尘装置，避免锰烟及锰尘飞扬，电焊作业尽量用自动电焊代替手工电焊，加强手工电焊作业场所的通风措施；加强个人防护，佩戴滤膜口罩；根据国家有关规定进行职业健康检查，做到早发现、早诊断、早治疗。

（四）砷

1. 理化特性　砷（arsenic，As）是类金属元素，有灰、黄、黑三种同素异构体，其中灰色结晶具有金属性，质脆而硬，熔点约为 817℃（2.5MPa），613℃升华，不溶于水，溶于硝酸和王水，在潮湿空气中易氧化，生成三氧化二砷（As$_2$O$_3$，俗称砒霜）。砷的化合物种类很多，常见的有三氧化二砷、五氧化二砷、砷酸铅、砷酸钙、亚砷酸钠等。

2. 接触机会　砷化物的用途非常广泛，职业接触的机会较多。在工业中，铅、铜、金及其他含砷有色金属冶炼时，砷经常作为污染物或者副产品出现，以蒸气状态逸散在空气中，形成氧化砷。处理烟道和矿渣、维修燃烧炉等都可接触三氧化二砷粉尘。开采雄黄、雌黄等含砷的矿石及从事含砷农药（如砷酸铅、砷酸钙）、含砷防腐剂（如砷化钠）、除锈剂（如亚砷酸钠）等制造和应用的工人可接触砷。

3. 临床表现

（1）急性中毒：工业上常因设备事故或违反操作规程大量吸入砷化合物所致。主要表现为呼吸道症状，如咳嗽、打喷嚏、胸痛、呼吸困难及头痛、头晕、全身衰弱，甚至烦躁不安、痉挛和昏迷；恶心、呕吐和腹痛、腹泻等消化道症状出现较晚，严重者多因呼吸和血管中枢麻痹而死亡。口服砷化物中毒可在摄入后数分钟至数小时发生，并伴随出现神经系统症状。急性中毒恢复后可有迟发性末梢神经炎，数周后表现出对称性远端感觉障碍，个别可有中毒性肝炎、心肌炎及皮肤损害。

（2）慢性中毒：砷职业性慢性中毒主要由呼吸道吸入所致，除一般类神经症外，主要表现为皮肤黏膜病变和多发性神经炎。皮肤改变主要表现为脱色素和色素沉着加深、掌跖部出现点状或疣状角化，并可发生皮肤癌变。砷暴露导致的末梢神经损伤的症状包括感觉异常和麻木，严重者可累及运动神经。此外，呼吸道黏膜受砷化物刺激可引起鼻衄、嗅觉减退、喉痛、咳嗽、咳痰、喉炎和支气管炎等。砷是确认的人类致癌物，职业暴露砷主要致肺癌、皮肤癌，也可致膀胱癌。砷职业暴露与白血病、淋巴瘤及肝癌等也有关。砷可通过胎盘屏障并引起胎儿中毒、胎儿体重下降或先天畸形。

4. 诊断 急性中毒的诊断原则为短时间内接触大量砷及其化合物的暴露史，临床表现主要以呼吸、消化和神经系统损伤为主，结合尿砷等实验室检查结果，参考现场职业卫生学调查综合分析，排除其他类似疾病方可做出诊断。慢性中毒的诊断原则为长期接触砷及其化合物的职业史，出现以皮肤、肝脏和神经系统损害为主的临床表现，结合尿砷或发砷等实验室检查结果，参考现场职业卫生学调查综合分析，排除其他类似疾病方可做出诊断。我国现行诊断标准为《职业性砷中毒的诊断》（GBZ 83—2013）。

5. 处理原则

（1）急性中毒：尽快脱离现场，并使用解毒剂。经口中毒者应迅速洗胃、催吐，洗胃后应予氢氧化铁或蛋白水、活性炭至呕吐为止并导泻。同时迅速使用特效解毒剂，如二巯基丁二酸钠、二巯基丙磺酸钠、二巯基丙醇等。并辅以对症治疗。如果发生急性肾衰竭，应进行血液透析，二巯基丙醇对砷化氢中毒无效。

（2）慢性中毒：慢性砷中毒主要为对症治疗，目前还没有治疗慢性砷中毒的有效方法，皮肤改变和多发性神经炎按一般对症处理。职业性慢性砷中毒患者应暂时脱离接触砷工作。

6. 预防 在采矿、冶炼及农药制造过程中，生产设备应采取密闭、通风等技术措施，减少工人对含砷粉尘的接触。在维修设备和应用砷化合物过程中，要加强个人防护。医学监护应注重皮肤、呼吸道及肝、肾、血液和神经系统功能改变。尿砷监测有助于对工业卫生设施效果的评价。

（五）镉

1. 理化特性 镉（cadmium, Cd）是一种微带蓝色的银白色金属，质软，耐磨，延展性较好，原子量为112.41，熔点约为320.9℃，沸点约为765℃，密度为8.65g/cm^3，呈明显碱性，易溶于硝酸，但难溶于盐酸和硫酸。常见的镉化合物有氧化镉（CdO）、硫化镉（CdS）、硫酸镉（CdSO$_4$）和氯化镉（CdCl$_2$）等。

2. 接触机会 镉主要和锌、铅及铜矿共生。镉及其化合物主要用于电镀，以及工业颜料、塑料稳定剂、镍镉电池、光电池及半导体元件制造等；镉合金用于制造高速轴承、焊料、珠宝等。从事上述职业均可接触镉及其化合物。非职业接触包括吸入镉污染的空气（如金属矿开采与金属冶炼厂附近），食用含镉废水灌溉生产的粮食、蔬菜，经常食用镀镉器皿储放的酸性食物或饮料等。吸烟是慢性接触镉的另一途径。

3. 毒理 镉可经呼吸道和消化道吸收。镉在体内的蓄积性强，生物半衰期长达8～35年，镉主要在肝内储存，可通过肾随尿液缓慢排出，肾镉含量约占体内总含量的 1/3，而肾皮质镉含量约占全肾的 1/3。镉及其化合物毒性因其品种不同而异，其急性毒性多属低毒至中等毒性类。急性吸入毒性比经口摄入毒性大数十倍，死因主要是肺炎和肺水肿，有时可伴有肝、肾等其他脏器损害。镉具有明显的慢性毒性，可致机体多系统、多器官损害，是损害人类健康的重要环境毒物之一。

4. 临床表现

（1）急性中毒：急性吸入高浓度镉烟数小时后，出现咽喉痛、头痛、肌肉酸痛、恶心、口内有金属味，继而发热、咳嗽、呼吸困难、胸部压迫感、胸骨后疼痛等。严重者可发展为肺炎，伴有肺水肿和肝、肾损害。

（2）慢性中毒：低浓度长期镉接触可引起慢性中毒。最常见的是肾损害，导致肾小管重吸收功能下降，以尿中低分子蛋白如 β_2- 微球蛋白等增加为特征。长期镉接触可发展成范科尼综合征（Fanconi syndrome），伴有氨基酸尿、糖尿、高钙和高磷酸盐尿。

5. 诊断　急性中毒的诊断主要依靠接触史和临床表现。如短期内吸入高浓度氧化镉烟尘，在数小时后出现咳嗽、咳痰、胸闷、乏力等症状，两肺呼吸音粗糙，可伴有散在的干、湿啰音，胸部 X 线检查表现为肺纹理增多、增粗、延伸或边线模糊。符合急性气管支气管炎表现者，可诊断为轻度急性中毒；在轻度中毒的基础上，出现急性肺炎或急性间质性肺水肿者，可诊断为中度急性中毒；吸入高浓度氧化镉烟尘后，出现急性肺泡性肺水肿或急性呼吸窘迫综合征者可诊断为重度急性中毒。慢性中毒的诊断主要根据职业接触史、临床表现和实验室诊断。我国现行诊断标准为《职业性镉中毒的诊断》（GBZ 17—2015）。

6. 处理原则　对于急性中毒，应迅速将中毒患者移至空气新鲜处，保持安静及卧床休息。急救原则与内科相同，视病情需要早期短程给予足量糖皮质激素。对于慢性中毒，无特殊解毒药物，应根据肾脏损害情况给予相应处理，如出现肾损伤、肺气肿及骨病等，应脱离接触，加强对症处理，积极治疗。如出现生殖系统损害时，应该避免继续接触、积极促进康复。

7. 预防　在焊接和切割含镉金属及产生氧化镉烟的场所，要加强工作场所的空间密闭性、局部通风和个人防护。开展生物监测和定期体检，尤应注意尿蛋白、尿糖的早期监测。要重视生殖系统周期损害的检测，重视非职业性镉接触的危害。中毒者应及时治疗，防止肾损伤。

（六）其他金属与类金属

1. 铬（chromium，Cr）　是一种银灰色、抗腐蚀性强的黑色金属，熔点约为 1890℃，沸点约为 2482℃。铬主要以金属铬、三价铬和六价铬三种形式出现，均有毒性。铬矿开采、冶炼可接触铬尘和铬酸雾；镀铬可接触铬酸雾；油漆、鞣革、橡胶、陶瓷等工业可接触铬酸盐；铬还用作木材防腐剂、农药杀霉菌剂、阻冻剂、杀藻类剂。铬酸盐可经呼吸道、消化道和皮肤吸收。急性中毒为接触高浓度铬酸或铬酸盐，可刺激眼、鼻、喉及呼吸道黏膜，引起灼伤、充血、鼻出血等。严重者因肾衰竭而死亡。慢性中毒的病变部位主要在皮肤和鼻，表现为皮炎和以鼻黏膜糜烂、溃疡和鼻中隔穿孔为主的铬鼻病。另外，铬化合物生产者肺癌发病率增高。采取加强通风、戴防毒口罩和工作服等防护措施以降低对呼吸道、鼻黏膜及皮肤的刺激。

2. 镍（nickel，Ni）　是一种银白色的金属，熔点约为 1453℃，沸点约为 2732℃。镍矿开采、冶炼，不锈钢生产，铸币，电池和原子能工业应用各种镍合金。可溶性镍化合物和羰基镍易经呼吸道吸收，主要经尿液排出。镍中毒主要表现为皮炎和呼吸道损害。可溶性镍化合物主要引起接触性皮炎和过敏性湿疹。短期内吸入高浓度羰基镍主要引起急性呼吸系统和神经系统损害。镍皮炎可用局部激素疗法并减少镍的进一步接触，严重过敏者应脱离镍作业。接触羰基镍者可检测尿中镍含量，可用二乙基二硫代甲酸钠驱镍。

3. 锌（zincum，Zn） 银白色金属，熔点约为 419.4℃，沸点约为 907℃。多种锌化合物用于化学、陶瓷、颜料、塑料、橡胶和化肥工业，最常用的如氧化锌、碳酸锌等。氧化锌烟尘可经呼吸道吸收，进入循环的锌与血浆中金属硫蛋白、白蛋白及红细胞结合，导致接触者出现肺水肿和支气管肺炎。锌主要经尿液、胆汁和汗液排出，仅有 20% 由肾脏排出。急性锌中毒主要是过量接触氧化锌烟雾后数小时发生金属烟热，表现为头痛、口中金属味，接着出现肌肉和关节痛及疲劳、发热、寒战、多汗、咳嗽，8～12h 后可出现胸痛，24～48h 后症状消失，类似"流感"过程。接触氯化锌可引起严重皮肤及眼灼伤。慢性皮肤接触主要引起湿疹性皮炎或皮肤过敏。

4. 铊（thallium，TI） 呈银灰色，熔点约为 303.5℃，沸点约为 1457℃。铊属高毒类。铊产生于制造合金及铊化合物的生产过程中。职业活动中暴露的含铊烟尘、蒸气或可溶性铊盐可通过消化道、皮肤和呼吸道吸收。急性中毒表现为胃肠道刺激症状，继而出现神经麻痹、精神障碍，甚至肢体瘫痪、肌肉萎缩。脱发是铊中毒的特殊表现（症状）。慢性中毒主要有毛发脱落及皮肤干燥，并伴疲劳和虚弱感，可发生失眠、行为障碍、精神异常及内分泌紊乱。在接触铊的工作场作业时佩戴防护口罩或防毒面具、手套，穿防护服，工作后淋浴是预防铊中毒的有效手段。误服者即刻催吐，对严重中毒病例，可考虑血液净化和肾上腺糖皮质激素疗法。

5. 钡（barium，Ba） 是银白色金属，熔点约为 725℃，沸点约为 1140℃。钡矿的开采和冶炼、各种钡化合物的生产和使用均是钡的职业暴露机会。除难溶的硫酸钡外，所有钡的化合物都有毒。职业性急性钡中毒多属生产和使用过程中的意外事故。生活性钡中毒大多由误食引起。钡剂可以经过消化道、皮肤、呼吸道吸收，主要表现为胃肠道刺激症状和低钾综合征。早期钡中毒表现为头晕或头痛、咽干、恶心、轻度腹痛和腹泻等神经及消化系统症状。重者胸闷、心悸、肌无力或瘫痪，甚至呼吸肌麻痹、心电图异常及血清低钾，多伴有严重的心律失常、传导阻滞。对于钡的防护应该使生产设备密闭化，安装通风除尘设备，佩戴职业病个人防护用品，一旦皮肤污染，立即冲洗。皮肤灼伤者用 2%～5% 硫酸钠彻底冲洗后再按灼伤常规处理，钡化合物粉尘经呼吸道和消化道进入者，漱口后口服适量的硫酸钠，补充钾盐。

6. 铍（beryllium，Be） 是钢灰色金属，熔点约为 1283℃，沸点约为 2970℃。火箭、导弹、卫星、航空、宇航、电子及冶金工业等均可暴露铍。铍及其化合物为高毒物质，主要以粉尘、烟雾和蒸气经呼吸道吸入，破损皮肤易吸收引起皮炎或溃疡。难溶的氧化铍主要储存在肺部，可引起肺炎。可溶性的铍化合物主要储存在骨骼、肝脏、肾脏和淋巴结等处。急性铍中毒表现为化学性支气管炎和肺炎。慢性铍中毒引起以肺肉芽肿病变和肺间质纤维化为主的全身性疾病，又称铍病。铍的生产工艺过程应做到密闭化、机械化，尽可能采用湿式作业，避免高温加工。工作时穿戴工作服和鞋帽，工作后淋浴，工作服用机器洗涤。慢性中毒者可用肾上腺皮质激素及依地酸二钠钙治疗。

7. 钒（vanadium，V） 呈银白色，熔点为（1919±2）℃，沸点为 3000～3400℃。钒钢在汽车、航空、铁路、电子技术、国防工业等多见。钒能分别以二、三、四、五价与氧结合，形成四种有毒的氧化物。钒进入细胞后具有广泛的生物学效应。短时间内吸入高浓度含钒化合物的粉尘或烟雾引起急性钒中毒，以眼和呼吸道黏膜刺激症状为主。中毒症状一般较轻，重者亦可致心、肾、胃肠及中枢神经系统功能损害。钒作业场所应通风除尘，劳动者佩戴过滤式呼吸器。驱钒可用大剂量维生素 C 或依地酸二钠钙。口服氯化铵片可加速钒的排泄。有明显皮肤损害者，局部清水冲洗后，涂以氟轻松药膏，同时内服抗过敏药。

8. 铝（aluminum，Al） 为银白色轻金属，有延性和展性。密度为 2.70g/cm^3，熔点约为 660℃，沸点约为 2327℃。职业性铝接触主要是铝的冶炼和加工过程中铝烟尘和铝粉尘。铝粉尘或烟尘可以通过呼吸道吸入，直接沉积在肺内。进入机体的铝随血液分布于脑、肝、肾、骨、肺等组织中。职业性吸入铝尘可导致铝尘肺。铝具有较强的神经毒性，可通过干扰中枢神经系统胆碱能、单胺类和氨基酸能系统的功能，影响钙代谢、线粒体能量代谢及相关酶（线粒体酶）活性，还能增强脂质过氧化，最终导致神经细胞凋亡、神经原纤维变性，直接影响患者的记忆功能，可能会导致不同类型的神经退行性疾病如阿尔茨海默病、帕金森病等。

（黄　敏）

第三节　有机化合物职业暴露

一、有机溶剂

有机溶剂包括的化合物广泛，如醇、酮、醚、酯、二醇、醛、脂族、芳香族、饱和与非饱和烃、卤代烃、二硫化碳等。这些有机溶剂的共同特点是易于溶解、分散于脂肪、油、蜡、油漆、颜料、清漆、橡胶和许多其他材料中。因此，有机溶剂在工农业生产中被广泛使用。常温常压下呈液态，但多易挥发，容易造成职业中毒。

（一）理化特性与毒作用特点

1. 化学结构 按其化学结构特征可分为芳香烃类、脂肪烃类、脂环烃类、卤代烃类、醇类、醚类、脂类、酮类和其他类别。

2. 挥发性、可溶性和易燃性 有机溶剂多易挥发，故接触途径以吸入为主。脂溶性是有机溶剂的重要特性。

3. 吸收与分布、转化与代谢 有机溶剂经呼吸道吸入后，有 40% ～ 80% 在肺内滞留；体力活动可加强摄入量。经呼吸道吸入的有机溶剂主要分布于富含脂肪的组织，如神经系统、肝脏、骨骼和肌肉组织等。大多数有机溶剂可透过胎盘屏障。有机溶剂主要以原型经呼气排出，少量以代谢物形式经尿液排出。多数半衰期较短。

（二）毒作用与临床表现

（1）对皮肤有脱脂、溶脂作用和刺激性。出现典型溶剂皮炎、慢性裂纹性湿疹、过敏性接触性皮炎、剥脱性皮炎。

（2）抑制中枢神经系统。急性中毒时出现头痛、眩晕、恶心、呕吐、言语不清、步态不稳、兴奋不安、抑郁，甚至抽搐、惊厥、昏迷、死亡。慢性接触可导致慢性神经行为障碍或前庭 - 动眼失调。

（3）有机溶剂，如二硫化碳、正己烷可损害周围神经。

（4）有机溶剂对呼吸道存在刺激作用。

（5）具有卤素或硝的有机溶剂，会体现出肝毒性。

（6）可致肾小管性功能不全，出现蛋白尿、尿酶尿。

（7）苯可损害造血系统，导致白细胞减少甚至全血细胞减少症，甚至造成再生障碍性贫血和白血病。

（8）大多数溶剂可造成女性子宫功能性出血、月经周期紊乱，造成流产；男性精子数量或活性下降；等等。

二、苯

苯在常温常压下为特殊芳香味、无色液体，极易挥发（沸点为 80.1℃），蒸气比重为 2.77。

（1）苯广泛应用于工农业生产中，尤其需要注意，商业用其他芳香族碳氢化合物，如甲苯和二甲苯，也含有大量苯的比例（苯最高可达 15%）；石油混合物，如汽油和石油苯，其中苯的比例可能达到 16%。

（2）在生产环境中以呼吸道吸收途径为主。进入体内后，主要分布在含类脂质较多的组织和器官中，如骨髓、大脑、血液、脂肪组织。40% ~ 60% 以原型经呼气排出。苯主要经肝脏代谢，约 30% 被氧化成酚，并与硫酸、葡萄糖酸结合随尿液排出。肝微粒体上的细胞色素 CYP 2E1 和 2B2 与苯代谢有关，苯被 CYP 酶氧化成环氧化苯及其重排产物——氧杂环庚三烯。通过非酶性重排，环氧化苯可生成苯酚，再经羟化形成氢醌（hydroquinone，HQ）或儿茶酚（catechol，CAT）；环氧化苯在环氧化物水解酶（epoxide hydrolase，mEH）的作用下也可生成 CAT。环氧化苯还可与谷胱甘肽结合形成 S- 苯巯基尿酸（S-phenylmercapturic acid，S-PMA）；通过羟化作用形成反 - 反式黏糠酸（t, t-MA）。苯的代谢产物 HQ 被输送到骨髓后，经骨髓过氧化物酶（myeloperoxidase，MPO）氧化生成苯醌（p-benzoquinone，p-BQ）。尿酚、HQ、t, t-MA 及 S-PMA 等均可作为苯的接触标志。研究发现，氧化还原酶 1（$NQO1$）、$CYP2E1$ 和谷胱甘肽 S- 转移酶 1（$GSTT1$）基因的多态性及其表达，均与苯的毒性相关。

（3）苯的急性毒作用主要表现为抑制中枢神经系统，慢性毒作用主要是影响造血系统。空气中苯浓度达 2% 时，人吸入后 5 ~ 10min 致死。苯的毒性主要是由其代谢产物引起，如苯的酚代谢产物容易被氧化为醌。在这个过程中，活性氧物质的形成可能会损伤 DNA 和其他大分子，增加微核率，使 8- 羟基 -2′- 脱氧鸟苷（8-OH-dG）的水平上升。通过产生氧自由基间接引起染色体结构变化和点突变，从而诱导白血病。邻苯二酚和对苯二酚可诱导姐妹染色体互换。也可激活癌基因，如 ras、c-fos、c-myc 等。

（4）临床表现：急性中毒的主要表现为中枢神经系统症状。轻者出现兴奋、欣快感、步态不稳，以及头晕、头痛、恶心、呕吐等。重者出现剧烈头痛、复视、嗜睡、幻觉、肌肉痉挛、强直性抽搐、昏迷、心律失常、呼吸和循环衰竭。常有肝肾损害、心电图异常。

慢性中毒的主要临床表现：①神经系统，常为非特异性神经衰弱综合征表现，伴有自主神经系统功能紊乱。②造血系统，慢性苯中毒主要损害造血系统。最早和最常见的血象异常表现是持续性白细胞计数减少，主要是中性粒细胞减少，白细胞出现较多的毒性颗粒、空泡、破碎细胞等。血小板形态异常。红细胞计数偏低或减少。重度中毒者红细胞计数、血红蛋白、白细胞（主要是中性粒细胞）、血小板、网织细胞都明显减少，淋巴细胞百分比相对增高，甚至出现再生障碍性贫血、骨髓增生异常综合征或白血病（以急性粒细胞白血病即急性髓性白血病为主，其次为红白血病、急性淋巴细胞白血病和单核细胞白血病）。国际癌症研究中心（IARC）已确认苯为人类致癌物。

苯还可损害生殖系统，如引起女性月经血量增多、经期延长；增加自然流产或胎儿畸形率。苯对大鼠的免疫毒性表现为暴露于 400ppm* 2 周后，B 淋巴细胞数量减少，随后发现 $CD4^+/CD5^+$ 和 $CD5^+$ T 淋巴细胞减少。

（5）我国现行的职业卫生诊断标准为《职业性苯中毒诊断标准》（GBZ 68—2022）。由于发病机制不同，为区分职业性肿瘤与职业性中毒，更好地使用相对应的职业卫生标准，苯所致白血病在《职业病分类和目录》中列为职业性肿瘤，苯所致白血病的诊断执行 GBZ 94—2017《职业性肿瘤的诊断》。

（6）苯要做到一级预防。制造苯和苯用作化学合成原料应控制在大型企业，避免苯外流到中小企业，以限制作为溶剂和稀释剂的使用。以无毒或低毒的物质取代苯，如在油漆及制鞋工业中，以汽油、环己烷等作为稀薄剂或黏胶剂；以乙醇等作为有机溶剂或萃取剂。1987 年，美国劳工部职业安全与健康管理局（Occupational Safety and Health Administration，OSHA）将苯的职业暴露标准修订为 1ppm TWA，短期暴露限值为 5ppm。美国 NIOSH 建议将该标准修订为 0.1ppm 的 TWA，15min 的上限值为 1ppm。中国苯的 TWA 为 $6mg/m^3$，STEL 为 $10mg/m^3$。苯的尿液代谢物进行生物监测，可以作为测量苯浓度的空气采样的补充。尿总酚的升高（正常范围为 20～30mg/L）表明苯暴露过多，不应超过 50mg/L。建议至少每季度进行一次生物监测。尿液中的 *t, t*-MA 可以作为低水平苯暴露的监测标志物。*S*-PMA 可作为低水平暴露（空气苯 < 0.25ppm）的生物标志物，比 *t, t*-MA 更敏感。

对苯作业现场进行定期劳动卫生学调查，监测空气中苯的浓度。女性怀孕期及哺乳期必须调离苯作业。注意职业禁忌证。

三、甲苯、二甲苯

甲苯（toluene）、二甲苯（xylene）均无色透明。甲苯是一种清澈无色的液体，其沸点（110℃）高于苯，因此挥发性较低。二甲苯的沸点为 144℃，挥发性比苯和甲苯低。

在过去的几十年里，甲苯的产量显著增加，主要用于化学合成，如甲苯二异氰酸酯、苯酚、苄基和苯甲酰基衍生物、苯甲酸等。甲苯也被用作溶剂，主要用于油漆和涂料。汽车和航空汽油中也会掺加。甲苯中含有不同比例的苯，在一些产品中达到 25%。二甲苯被用作溶剂，并作为合成二甲苯胺、苯甲酸、邻苯二甲酸酐的原材料，以及制造石英晶体振荡器、环氧树脂和药物。

1. 毒理 甲苯、二甲苯可经呼吸道、皮肤和消化道吸收。主要分布在含脂丰富的组织中。甲苯 80%~90% 氧化成苯甲酸，随尿液排出。二甲苯主要产物为甲基苯甲酸、二甲基苯酚和羟基苯甲酸等；甲苯以原型经呼吸道呼出，一般占吸入量的 3.8%～24.8%，而二甲苯经呼吸道呼出的比例较甲苯小。二甲苯还增加了苯和甲苯的代谢。

高浓度甲苯、二甲苯主要对中枢神经系统产生麻醉作用；甲苯浓度高于 100ppm 还会伴随眼部、呼吸道和皮肤的刺激。对皮肤黏膜的刺激作用较苯更强；纯甲苯、二甲苯对血液系统无明显影响，但要注意工业产品中存在的少量的苯对血液的影响。动物实验表明，纯甲苯没有骨髓毒性作用。

2. 临床表现 急性甲苯和二甲苯中毒可出现中枢神经系统功能障碍和皮肤黏膜刺激。轻者表现为头痛、头晕、步态蹒跚、兴奋，甚至恶心、呕吐、意识模糊、躁动。甲苯对神经系统的影响可能是不可逆的，且造成多灶性中枢神经系统损伤及周围神经病变。

长期接触中低浓度甲苯和二甲苯可出现不同程度的头晕、头痛、睡眠障碍和记忆力

---

*1ppm=10^{-6}

减退、足下垂、听力障碍和共济失调。皮肤接触可出慢性皮炎、皮肤皲裂。大鼠暴露于100～1000ppm浓度下,神经胶质细胞标志蛋白表达显著上升,表明甲苯可导致胶质细胞增生的发生。暴露于间二甲苯可诱导大鼠持续性的行为改变。长期接触甲苯与近端肾小管细胞凋亡有关。甲苯、二甲苯会对胎儿产生不良发育影响,如中枢神经系统功能障碍、小头畸形、轻微的颅面和肢体异常及生长迟缓。大鼠暴露于甲苯,可导致附睾精子数量、精子活力、精子质量显著降低。

甲苯代谢产物会导致DNA加合物的产生,造成DNA氧化损伤。但目前没有人群证据可表明甲苯具有致癌作用。

3. 诊断与治疗 我国职业性急性甲苯的中毒诊断标准为《职业性急性甲苯中毒的诊断》(GBZ 16—2014)。急性中毒者可给予葡糖醛酸或硫代硫酸钠。轻度慢性中毒治愈后可恢复原工作;重度中毒者应调离原工作岗位。

4. 预防 甲苯、二甲苯的推荐TWA均为100ppm。在中国,TWA和STEL的限值分别为$50mg/m^3$和$100mg/m^3$。

甲苯的首要代谢产物为马尿酸,其次为邻甲酚。两者在暴露期(工作轮班)结束时达到峰值。邻二甲苯、间二甲苯和对二甲苯的代谢物是相应的甲基马尿酸。甲苯和二甲苯的代谢存在相互抑制。做好就业前和定期健康检查工作。体检应包括可能的神经、血液、肝脏、肾脏和皮肤病影响。必须考虑其中混合的少量苯的健康影响。职业禁忌证包括神经系统器质性疾病、明显的神经衰弱综合征和肝脏疾病。

四、正己烷

正己烷的化学式为$CH_3(CH_2)_4CH_3$。常温下为微有异臭的液体。沸点约为68.7℃。作为广泛使用的非极性溶剂,用于配制胶水,黏合制鞋、皮革制品和家具等。也可提取食用油(如菜籽油或大豆油),或用于清洁、脱脂和纺织品制造。

1. 毒理 正己烷主要分布于血液、神经系统、肾脏、脾脏等,具有一定的蓄积作用。肝脏代谢成以2,5-己二酮为主的代谢物,其尿液含量在职业暴露达到结束后4～7h达到最高值。甲苯可减缓正己烷的代谢;丙酮、甲基乙基酮和异丙醇可加速其代谢。

正己烷的急性毒性相对较低,小鼠吸入半数致死浓度(LC_{50})为120～$150g/m^3$,大鼠经口LD_{50}为24～29ml/kg。正己烷吸入5000ppm且持续10min会产生明显的眩晕;上升到2500～5000ppm会导致肌肉痉挛、手足无力、视物模糊和食欲缺乏。因此,正己烷的主要作用为麻醉作用和对皮肤、黏膜的刺激作用。高浓度可引起可逆的中枢神经系统功能抑制。

正己烷中毒机制主要与其代谢产物2,5-己二酮有关,如2,5-己二酮可与神经丝蛋白中赖氨酰残基形成吡咯加合物,引起轴索内神经微丝聚积。2,5-己二酮可影响轴突能量生成,使得局部神经微丝聚积等。

2. 临床表现 急性中毒以头痛、头晕、胸闷及局部刺激为主。长期职业性接触正己烷可能导致外周毒性神经病变,影响感觉和运动周围神经。感觉异常、麻木,从远端到近端的刺痛,远端感觉迟钝(触摸、疼痛),随后出现肌肉无力,甚至出现肌肉萎缩。肌电图异常表明周围神经病变、神经元损伤。起病隐匿且进展缓慢。近期发现,正己烷暴露与帕金森病有关联。

此外,正己烷还可导致心律不齐,特别是心室颤动、心肌细胞受损。男性职业接触者出现性功能障碍,精子数目、活度下降。

3. 诊断与预防 我国职业性慢性正己烷中毒诊断标准为《职业性慢性正己烷中毒的诊断》(GBZ 84—2017)。我国正己烷职业卫生标准为 100mg/m³（TWA）；180mg/m³（PC-STEL）。我国对正己烷的 TWA 和 STEL 的相应限值分别为 100ppm 和 180ppm。美国也同样设定 TWA 为 100ppm。可考虑将尿中的 2, 5- 己二酮（5.3mg/g Cr）、血中正己烷（150μg/L）、呼出气正己烷（180mg/m³）等作为生物监测指标和生物接触限值。

五、二硫化碳

二硫化碳（CS_2），常温下为液体。工业品为浅黄色，具芳香气味。沸点约为 46.5℃，极易挥发。

用于生产黏胶纤维、玻璃纸。制造四氯化碳、橡胶促进剂等。谷物熏蒸及各种提取工艺。也可用于油漆、清漆及其去除剂。

1. 生物吸收、分布、毒理 在作业环境中主要经呼吸道吸入造成职业中毒。进入体内后的 70%～90% 在体内转化，以 2- 硫代噻唑烷 -4- 羧酸（2-thio thiazolidine-4-carboxylic acid，TTCA）为主要代谢产物。

CS_2 可通过胎盘屏障，亦可在乳汁中检出。动物实验结果显示，CS_2 小鼠（灌胃）LD_{50} 为 24.83mg/kg，吸入（2h）LC_{50} 为 28.379g/m³。尚未发现其致癌性和诱变性。

CS_2 的毒作用机制：①生物转化生成氧硫化碳（COS），释出高活性的硫原子，引发氧化应激；②抑制体内代谢酶的活性，如抑制多巴胺 -β- 羟化酶活性，导致出现儿茶酚胺代谢紊乱，发生锥体外系损伤；抑制单胺氧化酶活性，引起脑中 5- 羟色胺堆积；③实验已证明，CS_2 能造成神经丝蛋白的共价交联；④ CS_2 对维生素 B_6 的干扰也被认为是可能的导致其神经毒性的机制；⑤ CS_2 还可能通过损伤垂体促性腺激素细胞及睾丸和卵巢的结构、功能等导致生殖毒性。亦可能通过影响体内脂质代谢平衡状态，尤其是干扰脂质的清除等促进全身小动脉硬化的形成。

2. 临床表现 CS_2 是以神经系统损伤为主的全身性毒物。急性毒性以神经系统抑制为主，CS_2 可选择性地损害中枢神经及周围神经，特别是脑干和小脑，引发急性血管痉挛。临床症状包括头痛、头晕、疲劳、兴奋、抑郁、记忆力减退、冷漠；短时间吸入高浓度（3000～50 000mg/m³）的 CS_2，可出现妄想、幻觉、自杀倾向、谵妄、急性躁狂和昏迷。慢性中毒主要表现为周围神经病。19 世纪下半叶，法国和德国的橡胶行业曾发生过许多严重的 CS_2 中毒病例；1892 年，美国报告了橡胶行业 CS_2 致精神失常的案例。

CS_2 的慢性中毒是目前需要重点关注的。首要表现包括中枢和外周神经损伤。外周神经病变以感觉运动功能障碍为主，常由远及近进行性发展，表现为感觉缺失、肌张力减退、行走困难、肌肉萎缩等。中枢神经病变常同时存在。神经行为测试可见，警觉力、智力活动、情绪控制能力、运动速度及运动功能方面的障碍。据报道，在停止接触后 3 年内，外周神经毒性作用持续存在，中枢神经系统作用持续时间更长。CS_2 接触与帕金森病发生相关。其次，早在 19 世纪就发现 CS_2 可致眼底形态学、色觉、暗适应等改变，以及出血、视神经萎缩、球后视神经炎等。最后，CS_2 可致月经周期紊乱、排卵功能障碍、流产等。有持续 6 年随访的日本队列显示，CS_2 接触工人高血压发生率、胆固醇和脂蛋白均显著高于对照组。

3. 诊断与预防 我国现行诊断标准执行《职业性二硫化碳中毒诊断标准》(GBZ 4—2022)。中国 CS_2 的 TWA 和 STEL 分别为 5mg/m³ 和 10mg/m³。确诊的慢性中毒者应调离原岗位。

六、苯的氨基和硝基化合物

苯或苯的同系物，苯环上的氢被一个或几个氨基（—NH$_2$）或硝基（—NO$_2$）取代，形成芳香族氨基或硝基化合物；部分化合物还有卤族或烷基。多具有沸点高（如苯胺约为184.4℃，硝基苯约为210.9℃，联苯胺约为410.3℃）、挥发性低，常温下呈固体或液体状态的特点。

1. 接触机会 广泛应用于制药、染料、油漆、印刷、橡胶（抗氧化剂和促进剂）、炸药、农药、香料、油墨及塑料等生产工艺过程中。

2. 吸收、代谢 在生产条件下，经皮肤吸收途径更为重要。在生产过程中劳动者常因热料喷洒到身上，或在搬运及装卸过程中，外溢的液体经浸湿的衣服、鞋袜沾染皮肤而吸收中毒。

此类化合物吸收进入体内后，在肝脏代谢，大部分最终代谢产物从肾脏随尿液排出体外。苯胺的转化快，而硝基苯转化慢。

3. 毒作用 不同异构体的毒性也有差异，一般认为 3 种异构体的毒性次序为对位＞间位＞邻位。在基团取代上，一般取代的氨基或硝基的数目越多，其毒性越大。烷基、羧基、磺基取代或乙酰化可使毒性大大减弱。氨基的毒性大于硝基，带卤族元素基团的毒性大。

（1）血液损害：①大多数苯的氨基、硝基化合物代谢后会产生苯胲和苯醌亚胺，作为强氧化剂，可形成高铁血红蛋白。高铁血红蛋白的形成能力强弱依序为对硝基苯＞间位二硝基苯＞苯胺＞邻位二硝基苯＞硝基苯。②苯的氨基、硝基类化合物大量吸收也可致血中硫化血红蛋白升高。③苯的氨基、硝基化合物的中间产物还可使红细胞内的还原型谷胱甘肽减少，进而使得红细胞膜失去保护，发生破裂，即产生溶血作用。特别是有先天性葡萄糖-6-磷酸脱氢酶（G-6-PD）缺陷者，更容易引起溶血。④苯的氨基、硝基化合物的中间代谢物可直接作用于珠蛋白分子中的巯基（—SH），使球蛋白变性。初期仅 2 个巯基被结合变性，其变性是可逆的；到后期，4 个巯基均与毒物结合，变性的珠蛋白在红细胞内形成沉着物，形成海因茨小体（Heinz body）。⑤长期较高浓度的接触（如三硝基甲苯等）可能致贫血，出现点彩红细胞、网织红细胞增多，骨髓象显示增生不良，呈进行性发展，发生贫血。

（2）肝肾损害：硝基化合物（如三硝基甲苯、硝基苯、二硝基苯及 2- 甲基苯胺、4- 硝基苯胺等）可直接损害肝细胞，引起中毒性肝炎及肝脂肪变性。部分苯的氨基和硝基化合物及其代谢产物直接作用于肾脏，引起肾实质性损害，出现肾小球及肾小管上皮细胞发生变性、坏死。

（3）神经系损害：由于此类化合物易溶于脂肪，进入人体后易与含大量类脂质的神经细胞发生作用，引起神经系统的损害。严重者可发生视神经炎、视神经周围炎等。

（4）晶状体损害：三硝基甲苯、二硝基酚、二硝基邻甲酚可引起眼晶状体混浊，最后发展为中毒性白内障。中毒性白内障一旦发生，即使脱离接触，多数患者病变仍可继续发展。发病机制可能是氨基（—NH$_2$）或硝基（—NO$_2$）与晶状体组织或细胞成分结合和反应；或高铁血红蛋白血症形成后，造成局部缺氧促使眼局部糖酵解增多、晶状体乳糖堆积而致；或形成眼晶状体细胞氧化损伤。

（5）其他作用：对皮肤有强烈的刺激作用和致敏作用；个别过敏体质者，还可发生支气管哮喘；部分苯的氨基、硝基化合物可引起职业性膀胱癌，如 4- 氨基联苯、联苯胺和 β- 萘胺等。

4. 预防 我国发布了职业性急性苯的氨基、硝基化合物中毒诊断标准《职业性急性苯的氨基、硝基化合物中毒的诊断》（GBZ 30—2015）。对于急性中毒，皮肤污染者可用 5% 乙酸溶液清洗皮肤，再用大量肥皂水或清水冲洗；眼部受污染，可用大量生理盐水冲洗。高铁血红蛋白血症可应用还原剂，如维生素 C、亚甲蓝、甲苯胺蓝和硫堇、硫代硫酸钠。

加强生产操作过程中的密闭化、连续化，采用计算机等自动化控制设备。以无毒或低毒物质代替剧毒物，如染化行业中用固相反应法代替使用硝基苯作热载体的液相反应；用硝基苯加氢法代替还原法生产苯胺等工艺。接触三硝基甲苯（TNT）的工人，工作后应用温水彻底淋浴，可用 10% 亚硫酸钾肥皂洗浴、洗手，也可用浸过 9：1 的酒精氢氧化钠溶液的棉球擦手，如不出现黄色，则表示三硝基甲苯污染已清除。需要注意，体检时，要特别注意肝（包括肝功能）、血液系统及眼晶状体的检查。

（一）苯胺

纯品为无色油状液体，易挥发，具有特殊气味，沸点约为 184.3℃。

工业中的接触机会主要有苯胺（或称阿尼林）的合成；或印染、染料制造、橡胶（硫化时的硫化剂及促进剂）、照相显影剂、塑料、离子交换树脂、香水、药物合成等化工产业。

1. 毒理　职业苯胺中毒主要是经皮肤吸收。皮肤吸收率随室温和相对湿度的升高而增加。苯胺代谢会形成毒性更大的中间代谢产物——苯基羟胺（或称苯胲），然后再氧化生成对氨基酚，Ⅱ相代谢后经尿液排出。

2. 毒作用　中间代谢产物苯胲可以造成高铁血红蛋白血症，使血红蛋白失去携氧功能，造成机体组织缺氧。苯胺亦可形成海因茨小体，产生溶血性贫血。

3. 临床表现　急性中毒主要引起高铁血红蛋白血症，出现化学性发绀，皮肤呈蓝灰色。当高铁血红蛋白含量过高时，会出现头昏、头痛、乏力、恶心、呼吸困难、呕吐等，甚至是休克、反应消失。严重时会出现溶血性贫血、中毒性肝病、蛋白尿等。慢性接触苯胺可出现类神经症、轻度发绀、贫血和赫恩滋小体。皮肤经常接触苯胺蒸气后，可引起湿疹、皮炎等。

（二）三硝基甲苯

三硝基甲苯通常指 2,4,6- 三硝基甲苯，即 TNT。因此，职业接触主要指 TNT 的生产，在合成、粉碎、过筛、配料、包装生产过程中可接触 TNT 粉尘及蒸气；其次是作为炸药，广泛应用于国防、采矿、开凿隧道等。

1. 毒作用　三硝基甲苯可经皮肤、呼吸道及消化道进入人体。由于具有较强的亲脂性，因此，在生产过程中，主要经皮肤和呼吸道吸收。气温高时，经皮肤吸收的可能性更大。TNT 的代谢产物种类繁多，但目前主要用原型和 4- 氨基 -2,6- 二硝基甲苯（4-A）作为职业接触的生物监测指标。

2. 临床表现

（1）晶状体损害，尤其是中毒性白内障是最主要的临床中毒表现。TNT 白内障的发病具有鲜明的特点：①病变范围从周边到中央。初期主要表现为晶状体周边部出现散在点状混浊，逐渐形成尖向中心底向外的楔形混浊体，进而多数楔形混浊体融合而聚集成环形暗影。随病情进展，除晶状体周边混浊外，其中央部也出现环形或盘状混浊，裂隙灯下可见混浊为多数浅棕色小点聚积而成，多位于前皮质和成人核之间。整个皮质部透明度降低。环的大小近于瞳孔直径，此时视力可减退，若再发展则周边混浊与中央混浊融合，视力明显减退。②低浓度可引起晶状体损伤。③随接触时间的增长，病情加重。④晶状体损害一旦形成，虽然脱离接触，白内障仍可继续发展。一般接触 2～3 年发病，工龄越长发病率越高，10 年以上工龄为 78.5%，15 年以上工龄为 83.65%。

（2）肝也是主要靶器官，接触 TNT 工人早期体征为肝大和（或）脾大。除肝大外，持续接触 TNT，肝质地变硬，甚至可导致肝硬化、萎缩。

（3）TNT 可引起血红蛋白、中性粒细胞及血小板减少；也可出现海因茨小体。

（4）皮肤：有的接触 TNT 的工人出现"TNT 面容"，表现为面色苍白，口唇、耳廓青紫色。另外手、前臂、颈部等裸露部位皮肤产生过敏性皮炎，黄染，严重时呈鳞状脱屑。

（5）生殖系统：接触 TNT 的男性劳动者可能出现精液质量下降、血清睾酮降低；女性则出现月经异常等。

由于在人类和动物中的证据不足，IARC 认为 TNT 对人类的致癌性尚不可分类（Group 3）。

3. 诊断与预防　我国早在 1989 便颁布了《职业性三硝基甲苯白内障诊断标准及处理原则》（GB 11521—1989），目前更新到《职业性三硝基甲苯白内障诊断标准》（GBZ 45—2010）。主要阐述了职业性三硝基甲苯白内障的诊断原则、观察对象和诊断分级。经过两次修订，在 2011 年发布了《职业性慢性三硝基甲苯中毒的诊断》（GBZ 69—2011），作为对三硝基甲苯的慢性中毒诊断依据。

（汤乃军　杨巧云）

第四节　工作场所空气污染相关疾病

一、急性呼吸系统疾病的相关污染物

（一）窒息性气体

窒息性气体，可以分为：①以二氧化碳、甲烷和碳氟化合物为例，其取代肺泡中的氧气从而导致死亡，一氧化碳与血红蛋白结合比氧气更紧密；②如氰化氢、硫化氢等，具有线粒体细胞色素酶的毒性。

二氧化碳在浓度低于 10% 时刺激呼吸，但在较高浓度时抑制呼吸，具有麻醉作用和致命性。当人们进入通风不良的房间时，就会发生危险。例如，从养牛场或污水中收集粪便，以及在井、坑、筒仓、船舱或废弃的矿井中工作，均会吸入二氧化碳、甲烷、氨气和硫化氢。在小隔间中进行电弧焊，如果空间通风不良，致命的一氧化碳会积聚。

在一系列间歇性空气污染事件中，吸入浓度为 0.003～11mg/m³ 的硫化氢会产生恶心、头痛、呼吸急促、睡眠障碍及喉咙和眼睛刺激。硫化氢的浓度达到 150ppm 时会迅速麻痹嗅觉，因此受害者可能没有意识到危险。瞬时死亡的水平为 1400～17000mg/m³（1000～12 000ppm）。随着周围环境中硫化氢水平的增加，症状从低浓度时的头痛、食欲缺乏、眼睛灼热和头晕，到中等浓度的低血压、手臂痉挛和意识丧失，再到高浓度的肺水肿、昏迷和死亡。

（二）氧化性气体

臭氧是一种强力氧化剂，是由电风暴、电弧和紫外线产生的蓝色刺激性气体。在高空飞行的长途飞机上，如果机舱吸附力不足或不存在，会出现过量的臭氧，特别是在北极上空。此外，暴露于氧化气体主要发生在焊接、发电和化学工业中。二氧化氮具有刺激性气味，见于发烟硝酸，含有苜蓿的筒仓，以及饲料、肥料和炸药的制造中。虽然臭氧和二氧化氮会刺激黏膜和眼睛，但在肺远端区域、呼吸细支气管和肺泡管中会产生更大的损害。这些气体进入肺泡上皮细胞，发生水肿，继发性影响毛细血管内皮细胞。

暴露于氮氧化物，主要是青贮饲料筒仓、动物饲料加工和电影院硝酸纤维素胶片火灾中产生的二氧化氮，导致急性肺水肿，同时导致亚急性坏死性细支气管炎。二氧化硫也可能引起肺泡水肿，但极有刺激性，因此，除非剂量高得令人难以忍受，否则鼻腔和上呼吸道会降低到达肺泡的浓度。

（三）刺激性气体

刺激性气体包括氟、溴和氯、盐酸、氟化氢、光气、二氧化硫、氨和硫酸二甲酯。钒、氧、镉和铂的氧化物，为细碎的烟雾，就像气体一样，也具有刺激性。一种石油脱硫工艺，使用五氧化二钒作为硫化氢的催化剂，工作场所会发生刺激性气体的暴露。当液态氨被注入用于制造安非他明或化肥的土壤时，工人可能会接触到大量的液态氨。

大量刺激性气体损伤肺泡内壁细胞和毛细血管内皮细胞，引起肺泡毒性肺水肿，当通过淋巴引流排出失败时，它们也可能严重损害气道的上皮表面。水肿液向上移动到终末细支气管，从而进入传导气道，听诊可见啰音。

最近的研究表明，大脑是氯、盐酸、氨、甲醛和硫化氢的靶器官，研究显示暴露人群会出现平衡、反应时间、视野、言语回忆、解决问题和决策能力受损，头痛、记忆力减退、头晕等症状的发生频率增高。

（四）颗粒物

引起肺泡水肿的颗粒包括小真菌孢子，如法氏分枝杆菌、细菌内毒素和金属烟雾，特别是五氧化二钒、锇、铂、镉和钴。菌丝和孢子的颗粒可从用作食物、纤维或饲料的蔬菜作物中产生，也可来自于作为来自污水或动物肥料的气溶胶，或从石油中脱硫产生。急性吸入高浓度可引起肺水肿。

（五）气态混合物

燃料燃烧产生的混合物，如矿井中的废气，以及焊接烟雾，特别是在通风有限的隔间中，臭氧、二氧化氮、正乙醛和丙烯醛可能达到致污染水平。如果燃烧或电弧发生在没有足够通风的空间，肺水肿或急性气道阻塞更有可能发生。

（六）急性呼吸系统疾病的治疗

肺水肿的生理疗法是通过面罩或气管插管在正压下输送氧气，将氧气输送到被泡沫堵塞的肺泡中，以改善全身氧合。利尿剂和液体限制或肾上腺皮质类固醇是次要措施。抢救速度至关重要。如果呼吸受损或患者失去知觉，插管和人工通气可以挽救生命。

（七）急性呼吸系统疾病的预防控制

在进入可能聚集有害气体的区域之前必须戴上自给式呼吸器或供气呼吸器，并且只有在充分提供空气交换的情况下才能在这些区域工作。对受害者救援时，应佩戴独立的供气或供氧装置，并系上安全绳。应发布安全警示的建议和规则，并经常进行审查。应通过工业卫生监测尽量减少气体泄漏和积聚的机会。

二、慢性呼吸系统疾病的相关污染物

（一）非肉芽肿性肺泡炎（过敏性肺炎）

最初对外源性过敏性肺泡炎或农民肺的描述，多涉及吸入真菌孢子和干草或谷物粉尘中的植物物质。一些被污染的农民出现了呼吸短促的症状。农民肺发生在动物饲料储存潮湿的地区，其结果是真菌孢子的产生增加。真菌毒素，包括内毒素，在农民肺的发病机制中是重要的，过敏反应可能是部分病理情况的原因。该类型属于Ⅳ型过敏还是Ⅲ型过敏，尚不清楚。最初的高剂量孢子暴露经常导致气道狭窄和急性肺水肿，需要住院治疗和吸氧治疗。在反复接触和产生沉淀抗体后，许多细胞可能被招募到肺泡中。反复大量接触这种肺炎可能是致命的。肾上腺皮质激素通常有助于解决急性期肺炎，但对慢性纤维化期无效。

（二）霉菌和霉菌毒素

霉菌包括黄肚菌或苜蓿、曲霉菌 - 青霉素属、枝孢菌属和其他属，患者有针对霉菌和霉菌毒素的血清抗体。神经行为测试发现平衡受损，反应时间减慢，强度下降，区分颜色的错误过多和视野缺陷。听力和眨眼反射潜伏期通常不受影响。言语回忆，对问题的认知和多任务处理，以及感知运动功能经常受损，看到图片中缺失物品的能力也经常受损。这些异常类似于暴露于硫化氢、毒死蜱和氯引起的异常。

（三）脂蛋白

暴露于二氧化硅和许多其他颗粒的工人肺活检或者在尸检时在肺部发现脂蛋白沉积区域。通过纤维支气管镜小支气管灌洗或肺活检取肺泡液进行诊断。治疗方法是通过肺部灌洗去除。

肉芽肿性和非肉芽肿性肺泡炎都由吸入发霉的植物碎片引起。动物实验表明，肉芽肿可能是由于难以消化的复合几丁质，这是形成孢子和植物细胞壁的复杂碳水化合物。慢性农民肺可能产生脂蛋白沉积和肺纤维化。

（四）致纤维化物质

慢性间质纤维化发生在暴露于硬质金属（如碳化钨）、碳化硅、稀土、铜、铝、铍和镉后，可能出现肉芽肿性结节样反应。制造油漆用铝粉的工人会出现纤维化，必须通过影像学或肺活检，从而与石棉沉着病和矽肺相鉴别。

钨粉、碳粉与钴熔炼成硬质金属，只暴露于钴表现出肺泡和气道细胞增殖的病变。与铍化症类似，将工人从暴露中移开可迅速改善，再次暴露会导致病情恶化，与农民肺或肺泡脂蛋白沉着症相似，提示肺灌洗可能有帮助。肾上腺皮质激素有助于扭转气道阻塞。镉在引起肺水肿（急性呼吸窘迫综合征）方面并不常见，特别是当银（镉）焊接和肺纤维化产生烟雾时，肺纤维化在镉冶炼工人中是细小的非结节性的。由于金属冶炼和精炼工人经常接触石棉和石棉沉着病，建议谨慎地将肺纤维化单纯归因于镉。在牙科技师和加工外来金属合金的工人中，已报道过类似铍化病、硬金属病和矽肺的结节性浸润。由于这些疾病在暴露于硬金属的工人中很少发生，个人免疫反应或易感因素似乎很重要。

三、哮喘和急性气道疾病

急性气道狭窄或哮喘，被定义为呼吸短促或呼吸障碍，通常伴有喘息，自发或通过治疗缓解，敏感个体在接触几分钟内即可以出现急性反应，部分人群接触几个小时才能达到高峰的反应。在过去的 50 年里，空气污染和引发哮喘的合成化学物质增加了许多倍，而建筑物和家庭已经成为这些化学物质常见的"容器"。预防哮喘最有效的控制措施就是减少暴露于环境空气污染和其他化学物质。世界上有 800 万工人暴露在焊接气体和烟雾中。这种暴露会产生症状，但实际上没有急性气道反应和相对轻微的功能损害。在开始接触后 10 年或 11 年可检测到这种情况，并且在吸烟者中更高。

（一）哮喘和气道反应的诊断

急性或反应性气道反应是通过平滑肌收缩或气道壁肿胀对呼气流量的阻力增加引起的，从而迅速或不知不觉地引起胸闷、呼吸短促和喘息。干咳是经常出现的，但随着黏液分泌的刺激，干咳就转化为排痰性咳嗽。在强制呼气期间，当肺排空时，可以听到低处和后部的全身性喘息，可能会听到分散的局部喘息。胸部 X 线片上的肺部外观通常正常，只有既往疾病才会出现异常。严重的恶性膨胀可引起透光性增高和低而扁平的横膈膜，提示出现了肺气肿，如出现突出的静脉标记和小肺裂，也提示肺水肿。

症状在开始工作的几个小时内出现，在周一或休假后第一天更频繁，并在轮班期间逐渐加重。在轮班中间或结束时与进入工作场所前的测量结果进行比较时，发现呼气流量减少，即可确认诊断。

（二）发病机制

急性气道反应可能是痛觉、炎症或免疫反应，部分包括但不限于具有 IgE 抗体的特应性个体。以二异氰酸甲苯酯（toluene diisocyanate，TDI）为例，对低剂量的反应性似乎与特应性状态无关。许多工作场所暴露的病因尚不完全清楚，因为来自面粉、棉花、谷物、煤炭和铸造厂的粉尘通常是复杂的混合物。单一病原体引起的原因包括锌、铜、镁、铝、钕和铂产生的金属烟雾，革兰氏阴性细菌产生的内毒素和可能的真菌毒素。许多有机、天然食品，饲料，纤维植物产品都含有内毒素。

（三）预防与控制

控制和预防的首要原则是通过改善工业卫生来减少所有工人的接触，控制和预防的第二个原则是尽可能地消除反应性个体的接触。反应性可根据症状或暴露后功能受损进行客观判断。由于将受损工人从棉纺厂移出并不能改善他们的功能，至少在短期内无法改善，因此，在急性轮班暴露之外，需要进行纵向监测，以便在 6 个月或 12 个月内功能加速损害的工人在受到影响其工作能力的损害之前及时终止暴露，同时，需要每年和每半年进行一次肺功能检测。

四、慢性支气管炎

慢性支气管炎是连续 2 年有痰或有痰超过 3 个月，慢性支气管炎是世界上最常见的呼吸道疾病。职业性接触许多粉尘，包括含有二氧化硅、煤、石棉和棉花（包括亚麻和大麻）粉尘，以及在烹饪、铸造工作、焊接和造纸过程中的接触，均会增加慢性支气管炎的患病率或降低其出现年龄。

（一）发病机制

大量接触二氧化硅和石棉会产生特征性的肺沉着病，但低剂量会导致气道阻塞。一个多世纪以来，人们对棉花和蔬菜粉尘引起的症状和气道阻塞进行了深入研究。在 20 世纪 60 年代对英国纺织厂（使用美国种植的棉花）的研究中，这种周一早晨的哮喘（哮喘）、呼吸短促和胸闷的严重程度与工作场所空气中可呼吸的棉花粉尘浓度有关。同样，暴露在焊接气体和烟雾中会加速呼气流量的减少。造船、建筑和煤矿开采与石棉沉着病有关，在较小程度上与矽肺有关，也与慢性支气管炎密切相关。这些症状共同之处是暴露于可吸入颗粒，且颗粒载带由一种或多种化学活性物质引起，由此导致了炎症，临床表现为咳嗽伴小气道杯状细胞增生黏液，大支气管黏液腺增生，小气道梗阻导致劳力性呼吸困难。

（二）预防与控制

慢性支气管炎的控制措施是需要避免接触香烟烟雾及煤矿、冶炼厂和铸造厂中受污染的可吸入颗粒物，避免暴露于化石燃料的燃烧。随着生活水平的提高，慢性支气管炎的患病率下降。控制目标是改善人口的总体健康状况并减少其接触可吸入颗粒物。

个人、职业或空气污染控制计划的影响最好通过调查受影响人群样本的症状和肺功能表现来评估。最基本的数据——慢性支气管炎的患病率和呼气气流的测量很容易获得，并且可以经常进行评估。减少暴露可降低咳嗽和痰的患病率及呼气气流恶化的速度。

慢性支气管炎的预防主要集中在避免在人体空气供应中产生可吸入颗粒物，在工作场所吸烟是需要明令禁止的。社会经济措施包括更清洁地燃烧化石燃料，减少人口拥挤，提供中央供暖和提高人们生活水平。

五、气道肿瘤

职业暴露于铀（氡）、石棉、铬酸盐颜料和砷会引起肺癌。组织学类型包括腺癌、鳞状细胞癌、未分化和小细胞癌或燕麦细胞癌，与一般人群相同。一种前哨疾病是暴露于氯甲基甲醚后的小细胞癌。

肺癌与焦炉工人暴露于多环芳烃的关联已经建立。同样，采矿和金属加工中对氡、镭和铀的职业暴露会导致肺癌。

肺癌可能是由接触镍、铬和砷引起的，但数据不如石棉和氡确凿。在最近对铜冶炼厂工人和铝精炼厂工人的研究中，使用 ILO 的 X 线诊断标准，石棉沉着病的患病率可能为 8% ～ 25%。

金属冶炼厂工人肺部疾病患病率和肺癌死亡率较高的共同因素是由于暴露了用于隔热的石棉，用于煅烧炉、蒸馏器和焙烧炉的修补，以及人员的热保护。

（汤乃军　陈　曦）

第五节　农　药

农药（pesticides）是指用于防止、控制或消灭一切虫害的化学物质或化合物。《中华人民共和国农药管理条例》中对农药的定义是用于预防、消灭或者控制危害农业、林业的病、虫、草和其他有害生物，以及有目的地调节植物、昆虫生长的化学合成或者来源于生物、其他天然物质的一种或者几种物质的混合物及其制剂。

一、农药分类

（一）根据用途分类

农药的品类众多，常把农药根据用途分为以下几种。

1. 杀虫剂（insecticide）　包括杀螨剂（miticide），如吡虫啉、毒死蜱、高效氯氰菊酯、异丙威等，在标签上用"杀虫剂"或"杀螨剂"字样和红色带表示。

2. 杀菌剂（fungicide）　如多菌灵、代森锰锌、井冈霉素等，在标签上用"杀菌剂"字样和黑色带表示。

3. 除草剂（herbicide）　如草甘膦、百草枯、莠去津、烯禾啶、敌稗等，在标签上用"除草剂"字样和绿色带表示。

4. 植物生长调节剂（plant growth regulator）　如芸苔素内酯、多效唑、赤霉素等，在标签上用"植物生长调节剂"字样和深黄色带表示。

5. 杀鼠剂（rodenticide）　如杀鼠醚、溴敌隆等，在标签上用"杀鼠剂"字样和蓝色带表示。

此外还有生物化学农药、微生物农药、植物源农药、转基因生物、天敌生物等特殊农药。

（二）按照对靶生物的作用方式分类

按照对靶生物的作用方式可将农药分为触杀剂（contact insecticide）、胃毒剂（stomach poison）、熏蒸剂毒剂（fumigant poison）、内吸毒剂（systematic poison）等。此种分类方式有利于指导农药的实际使用，避免因药效时间未到而加大用量造成危害。

（三）按照化学结构分类

按照化学结构可将农药分为无机化学农药与有机化学农药。

（四）按其成分分类

农药可分为原药和制剂。原药是指产生生物活性的有效成分，如市售家用卫生用品的有效成分除虫菊酯。制剂包括除活性成分以外的溶剂、助剂及颜料、催吐剂和杂质等其他成分。

（五）按照农药的大鼠急性毒性大小分类

农药的毒性相差悬殊，一些制剂如微生物杀虫剂、抗生素等实际无毒或基本无毒。在我国，按照农药的大鼠急性毒性大小将农药分为剧毒、高毒、中等毒、低毒和微毒五类。

二、常用农药

（一）有机磷酸酯类农药

有机磷农药被广泛用作杀虫剂，少数品种还用于杀菌剂、杀鼠剂、除草剂和植物生长调节剂等，是我国目前生产和使用最多的一类农药，在农药的职业健康危害中占重要地位。

1. 理化特性　有机磷农药的基本化学结构如图 4-5-1 所示。

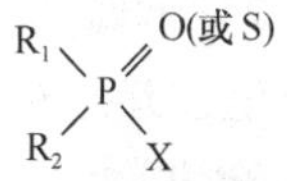

根据 X 的结构特征可分为磷酸酯类、硫代磷酸酯类、磷酰胺及硫代磷酰胺、焦磷酸酯、硫代焦磷酸酯和焦磷酰胺类等。其纯品一般为白色结晶，除敌敌畏和敌百虫等少数品种外，大多数有类似大蒜或韭菜的特殊臭味。沸点一般都很高。比重多大于 1。常温下的蒸气压力都很低，但无论液体或固体，任何温度下都有蒸气逸出，也会造成中毒。一般难溶于水，易

图 4-5-1　有机磷农药的基本化学结构

溶于芳烃、乙醇、丙酮、氯仿等有机溶剂，而难溶于石油醚和脂肪烃类。

2. 毒理 有机磷农药可经胃肠道、呼吸道及完好的皮肤或黏膜吸收。经呼吸道或胃肠道进入人体时，吸收较为迅速且完全。皮肤吸收是急性职业性中毒的主要途径。

因有机磷农药化学结构中取代基不同，其毒性高低也不一。吸收后有机磷农药随血液及淋巴循环迅速分布到全身各器官组织，其中以肝脏含量最高，肾、肺、脾次之，具有氟、氰等基团的有机磷，可通过血脑屏障。有的还能通过胎盘屏障到达胎儿体内。脂溶性高的有机磷农药能少量储存于脂肪组织中延期释放。

有机磷农药在体内的代谢途径及代谢速率因种属而异，并且取决于基本结构中化学基团的种类。有机磷农药的生物转化主要为氧化和水解两种形式，一般氧化产物毒性增强，水解产物毒性减弱。有机磷在体内经代谢转化后排泄很快，一般数日内可排完，主要通过肾脏排出，少部分随粪便排出。

有机磷农药急性毒性作用方式是进入体内后，迅速与体内胆碱酯酶（cholinesterase，ChE）结合，形成磷酰化胆碱酯酶，使之失去分解乙酰胆碱（acetylcholine，ACh）的作用，以致胆碱能神经末梢部位所释放的乙酰胆碱不能迅速被其周围的胆碱酯酶所水解，造成乙酰胆碱大量蓄积，引起胆碱能神经过度兴奋，产生强烈的毒蕈碱样、烟碱样和中枢神经系统症状。

随着中毒时间的延长，磷酰化胆碱酯酶可失去重新活化的能力，成为"老化酶"。老化是指酶从可重活化状态到不能重活化状态，其实质是一种自动催化的脱烷基反应。此时使用复能剂，亦难以恢复其活性，其恢复主要靠再生。

有机磷农药可以直接作用于胆碱受体，可以抑制其他酯酶，也可以直接作用于心肌细胞造成心肌损伤。一些农药，如敌百虫、敌敌畏、马拉硫磷、甲胺磷、对溴磷、三甲苯磷、丙硫磷等，还可以引起迟发性神经病变（organophosphate induced delayed neuropathy，OPIDN）。OPIDN主要病变为周围神经及脊髓长束的轴索变性，轴索内聚集管囊样物继发脱髓鞘改变。还有一些农药，如乐果、氧乐果、敌敌畏、甲胺磷、倍硫磷等中毒后，在出现胆碱能危象后和出现OPIDN前，会出现中间肌无力综合征（intermediate myasthenia syndrome，IMS）。中间肌无力综合征表现以肢体近端肌肉、颅神经支配的肌肉及呼吸肌无力为特征。

3. 临床表现

（1）急性中毒：潜伏期长短与接触有机磷农药的品种、剂量、侵入途径及人体健康状况等因素有关。经皮肤吸收中毒者潜伏期较长，可在12h内发病，但多在2～6h开始出现症状。呼吸道吸收中毒时潜伏期较短，但往往是在连续工作下逐渐发病，通常发病越快，病情越重。

急性中毒的症状体征可分为以下几个方面。

1）毒蕈碱样症状：早期就可出现，主要表现为腺体分泌亢进，出现多汗、流涎、口鼻分泌物增多及肺水肿；平滑肌痉挛，可出现呼吸困难、恶心、呕吐、腹痛、腹泻及大小便失禁等；瞳孔缩小，因动眼神经末梢ACh堆积引起虹膜括约肌收缩使瞳孔缩小，重者瞳孔常小如针尖；心血管抑制，可见心动过缓、血压偏低及心律失常，常被烟碱样症状掩盖。

2）烟碱样症状：可出现血压升高和心动过速，常掩盖毒蕈碱样作用下的血压偏低和心动过缓。运动神经兴奋时，表现为肌束震颤、肌肉痉挛，进而由兴奋转为抑制，出现肌无力、肌肉麻痹等。

3）中枢神经系统症状：早期出现头晕、头痛、倦怠、乏力等，随后可出现烦躁不安、言语不清及不同程度的意识障碍。严重者可发生脑水肿，出现癫痫样抽搐、瞳孔不等大等。甚至出现呼吸中枢麻痹和死亡。

4）其他症状：严重者可出现许多并发症状，如中毒性肝病、急性坏死性胰腺炎、脑水肿等。一些重症患者可出现中毒性心肌损害。少数患者在中毒后胆碱能危象症状消失后，出现中间肌无力综合征，部分患者在急性中毒恢复后出现迟发性神经病变。

（2）慢性中毒：症状较轻，多出现于农药厂工人，主要有类神经症，部分出现毒蕈碱样症状，偶有肌束颤动、瞳孔变化、神经肌电图和脑电图变化。长期接触对健康的影响多表现为免疫系统功能和生殖功能的不良作用。

（3）致敏作用和皮肤损害：有些有机磷农药可引起支气管哮喘、过敏性皮炎等。

（二）拟除虫菊酯类农药

拟除虫菊酯类农药（pyrethroid pesticides）是人工合成的结构上类似于天然除虫菊素（pyrethrin）的一类农药，其分子由菊酸和醇两部分组成。

拟除虫菊酯类农药对棉花、蔬菜、果树、茶叶等多种作物害虫有高效、广谱的杀虫效果，其作用机制是扰乱昆虫神经的正常生理，使之由兴奋、痉挛到麻痹而死亡。对昆虫具有强烈的触杀作用，有些品种兼具胃毒或熏蒸作用，但都没有内吸作用。而且因在环境中残留低，对人畜毒性低而被大量应用。其缺点主要是对鱼毒性高（被用于非法捕鱼），对某些益虫也有伤害，长期反复使用会导致害虫产生抗药性。

1. 理化特性　大多数为黏稠状液体，呈黄色或黄褐色，少数为白色结晶如溴氰菊酯，一般配成乳油制剂使用。多数品种难溶于水，易溶于甲苯、二甲苯及丙酮。大多不易挥发，在酸性条件下稳定，遇碱易分解。

2. 毒理　多为中等毒性（Ⅱ型）和低毒性（Ⅰ型）。可经呼吸道、皮肤及消化道吸收。在田间施药时，皮肤吸收尤为重要。拟除虫菊酯类农药是一类亲脂性很强的混合物，绝大多数对鱼类高毒，低浓度也会被鱼鳞吸收。

拟除虫菊酯类农药在哺乳动物体内被肝脏的酶水解及氧化。顺式异构体的解毒主要靠氧化反应，反式异构体的代谢则主要靠水解反应，且后者排泄较快，所以毒性较低。拟除虫菊酯类化合物的水解可被有机磷杀虫剂在体内或体外所抑制，因此先后或同用这两种杀虫剂能协同增强杀虫的效果及其急性毒性。

拟除虫菊酯类农药属于神经毒物。其Ⅰ型化合物不含有 α- 氰基，可使中毒动物出现轻微震颤、过度兴奋、共济失调、抽搐和瘫痪等；其Ⅱ型化合物含有 α- 氰基，可使中毒动物产生流涎、舞蹈症、多动和强直性抽搐（CS 综合征），最终瘫痪等。除神经毒性外，拟除虫菊酯类农药还具有生殖毒性，对大鼠甲状腺素分泌及免疫系统功能也具有影响。此外也有报道称拟除虫菊酯类农药具有免疫毒性。

3. 临床表现

（1）急性中毒：职业性中毒多由经皮肤和呼吸道吸收引起，一般症状较轻，表现为皮肤黏膜刺激症状和一些全身症状。首发症状多在接触 4 ～ 6h 出现，多为面部皮肤灼痒感或头昏。全身症状最迟 48h 后出现，中毒者大约半数出现面部异常感觉，自述为灼烧感、针刺感或发麻、蚁走感，常在出汗或热水洗脸后加重，停止接触后数小时即可消失。少数患者出现低热，一般瞳孔正常，个别皮肤出现红色丘疹并伴痒感。

拟除虫菊酯类与有机磷类混配农药中毒时，临床表现为两者中毒的双重特点，以有机磷农药中毒特征为主，但因两者有增毒作用，症状常更严重。

（2）变态反应：溴氰菊酯可以引起类枯草热症状、过敏性哮喘。

（三）氨基甲酸酯类农药

氨基甲酸酯因其速效、内吸、触杀、残留期短及对人畜毒性较有机磷低的优点，被广泛使用。国内主要以呋喃丹为主，且因生态毒性问题，其安全性受到广泛关注。

1. 理化特性　氨基甲酸酯是氨基甲酸的 N 位上被甲基或其他基团取代得到的。大多数氨基甲酸酯农药为白色结晶，无特殊气味。熔点多在 50 ～ 150℃。蒸气压一般在 0.04 ～ 15MPa，普遍较低。大多数品种易溶于有机溶剂，难溶于水。在酸性溶液中分解缓慢、相对稳定，遇碱易分解。温度升高时，降解速度加快。

2. 毒理　氨基甲酸酯可通过呼吸道和胃肠道吸收，大部分经口毒性属中等毒性，经皮肤吸收缓慢、吸收量低，属低毒类。进入机体后，很快分布到全身各组织器官，如肝、肾、脑、脂肪和肌肉等。代谢迅速，一般在体内无蓄积，主要从尿中排出，少量经肠道排出。氨基甲酸酯类农药的急性毒作用机制是直接抑制体内的乙酰胆碱酯酶，以整个分子与酶形成疏松复合物。

3. 临床表现　其中毒的临床表现与有机磷农药中毒相似，一般在接触后 2 ～ 4h 发病，口服中毒更快。一般病情较轻，以毒蕈碱样症状为主，血液胆碱酯酶活性轻度下降。重症患者可出现肺水肿、脑水肿、昏迷及呼吸抑制等最终危及生命。有些品种可引起接触性皮炎，如残杀威。

（四）百草枯

百草枯（paraquat）为联吡啶类化合物，是一种速效灭性除草剂，具有触杀作用和一定内吸作用。喷洒后能迅速被植物绿色组织吸收，使其枯死。在接触土壤后迅速失活，在土壤中无残留，不会损害植物根部，也不污染环境。目前，我国已禁止百草枯水剂的生产销售。

1. 理化特性　百草枯纯品为白色针状结晶，易溶于水，稍溶于丙酮和乙醇。在酸性介质中稳定，在碱性介质中不稳定，遇紫外线分解，对金属有腐蚀作用。其溶解后原为无色无味液体，为防止误服，生产时常加入警戒色、催吐剂和恶臭剂。

2. 毒理　百草枯急性毒性属中等毒类，大鼠经口 LD_{50} 为 100 ～ 150mg/kg。在百草枯生产或使用过程中，主要通过皮肤、呼吸道和胃肠道吸收。皮肤长时间接触，或短时间接触高浓度的百草枯，特别是破损的皮肤、阴囊或会阴部可导致全身中毒。口服是严重中毒的主要途径，口服的吸收率为 5% ～ 15%，吸收 2h 达到血浆浓度峰值，并迅速分布到肺、肾、肝、肌肉、甲状腺等，其中肺含量较高，留存时间较久。一般人群接触的主要途径是摄入百草枯污染的食物，此外，自服或误服造成的中毒或死亡是百草枯引起的最重要的危害。

3. 临床表现　百草枯可引起全身性有毒化学反应，主要是肺、肝和肾，口服中毒较重，其中肺的损害最常见且突出。

（1）急性中毒：较为常见，轻度中毒常表现为喉咙疼痛肿胀、恶心、呕吐、腹痛、腹泻伴血便。中度重度常见皮肤水疱、溃烂或灼伤，心肺功能及肝肾功能急性损伤；若以此摄入大量百草枯引起重度中毒主要表现为昏迷、肌无力、肺水肿、呼吸衰竭、肾衰竭、癫痫发作和死亡等。

（2）慢性中毒：百草枯的慢性中毒较少见，常有慢性皮炎、指甲损伤、长期接触可导致永久性失明。其中急性中毒可对机体造成永久性损伤，如食管狭窄、心功能和肾功能不全等。

三、农药的健康危害

农药对人体的健康影响主要包括急性中毒及长期接触后的不良健康效应。农药的职业卫生问题常包括农药生产过程中使用的原料、半成品等对健康的影响。农药急性中毒的危害主要取决于农药本身的急性毒性大小和人群在短时间可能接触的量。职业性急性中毒，通常程度较轻，若能得到及时救治，都能恢复健康。

四、农药的安全管理

《中华人民共和国农药管理条例》明确规定了农药管理办法：国家实行农药登记制度、农药生产许可制度、农药经营管理制度和农药使用范围的限制。据国家规定，未经批准登记的农药，不得在我国生产、销售和使用。

限制使用是我国实施的一项重要的保护人民健康的措施。每种农药都要有一定的使用条件，任何农药都不得超出农药登记批准的范围，在使用前要详细阅读标签和说明书。

五、农药中毒诊断

正确诊断是有机磷农药中毒抢救成功与否的关键。据《职业性急性有机磷杀虫剂中毒诊断标准》（GBZ 8—2002）职业性有机磷农药中毒的诊断原则是识别短时间内接触大量有机磷农药的职业史，出现以自主神经、中枢神经和周围神经系统症状为主的临床表现，结合血液胆碱酯酶活性下降，经综合分析，排除其他类似疾病后做出诊断。可根据病情严重程度分为轻、中、重度中毒及中间肌无力综合征和迟发性神经病。

《职业性急性拟除虫菊酯中毒诊断标准》（GBZ 43—2002）规定，根据短期内接触职业史及以神经系统兴奋性异常为主的临床表现，结合现场调查，进行综合分析，排除其他有类似临床表现的疾病后做出诊断。尿中拟除虫菊酯原型及其代谢产物可作为接触指标。按病情严重程度可分为轻、重度中毒两级。

据《职业性急性氨基甲酸酯杀虫剂中毒诊断标准》（GBZ 52—2002），具有短期内接触大量氨基甲酸酯杀虫剂的职业史，迅速出现相应的临床症状，结合全血胆碱酯酶活性的测定结果，参考现场调查资料，排除其他作用后做出诊断。根据病情严重程度可分为轻、重度中毒两级。

根据百草枯的接触或服毒史，出现以肺部损害为主的多脏器功能损伤的临床表现，参考尿、血或胃内容物百草枯的测定，一般可明确诊断。

六、农药急性中毒的处理原则

（一）清除毒物和防止毒物继续吸收

立即使患者脱离中毒现场，脱去被污染的衣物，用肥皂水（忌用热水）或清水彻底清洗污染的皮肤、头发和指甲等；眼部受污染者，应迅速用清水、生理盐水冲洗；若口服要及时彻底洗胃。

（二）特效解毒药

急性有机磷农药中毒应迅速给予解毒药物，轻症者可单独给予阿托品；中度或重度者，需并用阿托品和胆碱酯酶复能剂（氯解磷定、解磷定等）。合并使用时有协同作用，应减少使用剂量。阿托品治疗的原则是"早期、足量、重复给药"，达到阿托品化而避免阿托品中毒。

急性拟除虫菊酯中毒尚无特效解毒药，以对症治疗和支持疗法为主。若为拟除虫菊酯类和有机磷类混配农药的急性中毒，临床表现常以有机磷中毒为主，治疗也应先使用阿托品解救有机磷农药中毒，再对症治疗。

急性氨基甲酸酯类农药中毒时首选治疗药物是阿托品。需注意在轻度中毒时不必阿托品化；重度中毒者，开始最好静脉注射，并尽快达到阿托品化，但总量需小于有机磷中毒。一般认为单纯氨基甲酸酯类农药中毒不宜使用肟类复能剂，因其可增加毒性，并降低阿托品疗效。氨基甲酸酯和有机磷混配农药中毒时，以阿托品治疗为主，适当使用肟类复能剂。

（三）对症支持治疗

注意要保持呼吸道通畅。若出现呼吸衰竭或呼吸、脉搏停止，立即给予机械通气，必要时气管插管或切开。若呼吸暂停，不要轻易放弃治疗。对非胆碱能机制的一些相应症状也可应用相应的药物。有抽搐者应用抗惊厥药，有心脏损害、脑水肿者对症治疗与内科相同。

七、农药中毒的预防原则

农药中毒的预防措施与其他化工产品的原则基本相同，但要考虑农药广泛应用的特性。除《中华人民共和国农药管理条例》外，国家和有关主管部门颁发了《农药安全使用规定》、《农药合理使用准则》及农村农药中毒卫生管理办法等法规。其中预防农药中毒的关键是加强管理和普及安全用药知识。由于农药接触的广泛性，因此对于职业人群及社会人群预防的重点是严格执行农药管理的有关规定；积极宣传、落实预防农药中毒管理办法；改进农药生产工艺及施药器械；严格遵守安全操作规程；医疗保健、预防措施；其他措施。

（常秀丽）

思 考 题

1. 什么是职业中毒？职业中毒如何诊断？
2. 职业中毒控制与预防的策略是什么？
3. 处置有机磷农药中毒和氨基甲酸酯类农药中毒有何异同？

第五章 职业性肺部疾病

第一节 职业性呼吸系统疾病概述

一、概 述

职业性呼吸系统疾病是指劳动者在职业活动中接触各种职业性有害因素引起的以呼吸系统损伤为主要表现的各种急慢性疾病。在生产过程中，工作环境空气中存在的多种化学物质和生产性粉尘易经呼吸进入呼吸道，是造成职业性呼吸系统疾病的主要原因。因此，控制职业性有害因素的暴露程度和积极开展职业人群的呼吸系统防护可有效降低职业性呼吸系统疾病的发病率。

（一）损害呼吸系统的职业性有害因素

生产环境中存在的可能危害职业人群呼吸系统健康的各种不利因素统称为职业性呼吸危害因素。生产过程中产生或存在的，能引起呼吸系统损害的职业性有害因素包括化学性、物理性和生物性因素。

1. 化学性因素 工作场所环境空气中的各类化学物质，常以粉尘、烟、雾、蒸气或气体的形式散布在车间空气中，主要通过呼吸道进入体内。可造成呼吸系统损害的化学有害因素包括生产性毒物和生产性粉尘。

2. 物理性因素 物理因素是生产环境的组成要素。不利的物理因素，如异常的天气条件（如高温、高湿、低温、高气压、低气压）或急剧变化的气象条件、高水平的电离辐射（如 X 射线、γ 射线等）均可损害呼吸系统。

3. 生物性因素 生产原料及作业环境中存在的致病微生物或寄生虫，如炭疽杆菌、霉菌孢子等可以造成呼吸系统感染、损伤。多种生物性病原体如感染结核杆菌、流感病毒等可造成医疗卫生人员、社区工作人员和警察等的职业性呼吸系统感染疾病。

（二）呼吸性有害因素的职业接触途径

化学和生物性职业性有害因素主要通过呼吸时吸入呼吸道和肺部而影响呼吸系统健康，物理性职业性有害因素一般是通过全身性损害而影响呼吸系统。呼吸道深部的肺泡膜极薄，扩散面积大（10～50m²），血供丰富，在气体交换中起重要作用。由于经呼吸道吸收的有毒物质直接进入循环系统并分布于全身，不经过肝脏的生物转化和解毒过程，因此毒性作用发生更快。化学或生物有害物质被吸入时，可直接作用于呼吸道和肺泡上皮引起损伤，也可以通过与机体作用产生的炎性反应和高水平氧化应激反应如释放过量活性氧，造成呼吸系统损伤。

气态毒物经呼吸道的吸收受多种因素影响，主要与空气中毒物的浓度或分压有关，其次与毒物的分子量及其血 / 气分配系数有关，分配系数大的毒物更容易被吸收。如甲醇和二硫化碳的血 / 气分配系数分别是 1700 和 5，所以甲醇比二硫化碳更容易被吸收。

气态毒物进入呼吸道的深度取决于溶解度，少量的可溶性毒物如氨可溶解在上呼吸道并引起上呼吸道的刺激，除非浓度很高，一般不易到达深部的肺泡；水溶性低的毒物，如光气、氮氧化物等，它们对上呼吸道的刺激性较小，很容易进入呼吸道深部而被吸收，导致急性肺水肿。此外，劳动强度、肺通气量和肺血流量及生产环境的气象条件等因素也会影响呼吸道对毒物的吸收。气溶胶状态的有毒物质在呼吸道中的吸收非常复杂，并且受到多种因素的影响，如呼吸道的结构特征和呼吸系统的清除功能、颗粒形状、分散性、溶解度。

（三）职业性呼吸系统疾病负担

从全球而言，职业风险在男性残疾调整寿命年总数中排名第 11 位，在女性中排名第 13 位。职业性呼吸系统疾病的负担持续保持高水平，其中，尘肺疾病负担引人注目。在全球范围内，尘肺病病例数从 1990 年的 36 186 例增加到 2017 年的 60 055 例，增加了 66.0%。2019 年全球尘肺年龄别发病率（age-specific incidence rate，ASIR）为 2.39（95%CI：2.08 ~ 2.73）/10 万，残疾调整寿命年为 919 077 人年。

职业接触相关的慢性呼吸道疾病按人口归因比例如下：尘肺病（100%）、哮喘（16%）、慢性阻塞性肺疾病（14%）、慢性支气管炎（13%）、特发性肺纤维化（26%）、过敏性肺炎（19%）、其他肉芽肿性疾病包括结节病（30%）、肺泡蛋白沉积症（29%）、肺结核（接触二氧化硅的工人为 2.3%，医护人员为 1%）及工作人员的社区获得性肺炎（10%）。

职业暴露会增加各种呼吸系统疾病的负担，迫切需要提高临床工作者和公众对职业因素在防治一系列呼吸系统疾病中的作用的认识。

二、职业性呼吸系统疾病分类

职业性呼吸系统疾病按临床表现和症状分为职业性呼吸系统炎症、职业性过敏性疾病、职业性间质性肺病和职业性呼吸系统肿瘤等。结合导致疾病的职业因素和其特异性呼吸系统疾病类型也可以分为生产性粉尘所致呼吸系统疾病和生产性化学毒物所致呼吸系统疾病，由于粉尘中也含有化学性有毒物质，粉尘与化学毒物所致疾病存在交叉。本节主要按临床表现并结合致病因素进行综合叙述。

（一）职业性呼吸系统炎症

溶解度高的气体或粉尘被上呼吸道黏膜吸收，而溶解度较低的气体或粉尘可渗透到肺泡。粉尘颗粒沉积在气道中的位置由颗粒的浓度和尺寸决定。直径 ≥ 10μm 的颗粒沉积在鼻咽部，而直径 ≤ 5μm 的颗粒能进入到肺泡。进入呼吸道的职业性化学物质通过刺激呼吸道上皮或肺泡细胞产生炎症等一系列反应。

许多职业化学物质导致职业性气管炎、支气管炎，如化学性烟雾刺激引起支气管炎。气管、支气管炎见于职业接触粉尘的人，或从事化学和食品加工、采矿、谷物和饲料储存和加工、棉纺厂和焊接工作的人。急性气管或支气管炎由暴露后的黏膜炎症引起。通过替换材料、湿式作业、通风除尘或使用过滤颗粒或化学物质的口罩来降低暴露程度，可以预防气管或支气管炎。长期接触低浓度化学物质，会导致黏液腺增生和分泌过多，表现为慢性气管或支气管炎，常见症状是咳嗽、咳痰。

闭塞性细支气管炎（细支气管的变窄和充血）最早见于暴露于氯气和光气的士兵，后来见于在工作场所氯气意外泄漏的幸存者和暴露于干草产生二氧化氮的工人。临床症状表现为呼吸困难、胸闷和不可逆的气流阻塞，在大量接触刺激性气体后数小时至数天发病。闭塞性细支气管炎在影像学上表现为炎性浸润影，临床症状上可能与哮喘混淆，哮喘表现类似于喘鸣音和胸部 X 线片显示肺透亮度增高，但对支气管扩张剂有反应。高分辨率计算机断层扫描（CT）可能显示斑片状间隙膜间质炎症特征，全身性皮质类固醇的早期治疗可降低长期发病风险。

（二）职业性过敏性呼吸系统疾病

1. 职业性哮喘和鼻炎　职业性哮喘和鼻炎的患病比率尚不明确，可能占哮喘和鼻炎的 5% ～ 20%，职业性哮喘造成了严重的疾病负担。职业性哮喘和鼻炎是接触工作场所的病原体引发的。哮喘的特征在于气道对各种刺激的反应性增加，并表现为用力呼气量的降低，其发病的严重程度与病因有关，可自发或者通过治疗改善。影响职业性哮喘发作的因素包括职业性病因、引发因素和暴露时间等。职业性鼻炎是与工作相关的以打喷嚏和鼻塞等症状为主的一类疾病。职业性鼻炎可与职业性哮喘并存。

2. 职业性过敏性肺炎　是指吸入有机粉尘或化学物质致敏，反复暴露于该类粉尘或化学物质引起的一类过敏性肺病。表现为肺实质，特别是终末细支气管和肺泡的弥漫性炎症，主要为单核细胞性炎症。炎症通常形成肉芽肿，并可能发展为肺纤维化。生产性粉尘都可能导致这种疾病，其中较为常见的包括发霉的饲料、发霉的甘蔗渣、鸟粪或其他鸟类蛋白质、霉菌孢子。大多数过敏性肺炎者是通过职业暴露于空气中的有机物患病。最近的研究表明，致敏微生物也可以污染并通过空气加热、加湿或空调系统传播，导致办公室的员工患病。

诊断过敏性肺炎需要特征性症状、体征、X 线胸片、肺功能和免疫学检查的综合结果。进行吸入抗原的抗体检测有助于确诊。有时需要肺活检或吸入测试。暴露于单种致病抗原的患者，如果反复出现流感样肺炎或活动性间质性肺病，应高度怀疑该病。患者治愈后，如返回工作场所重复接触可能会导致不可逆转的肺损伤。导致过敏性肺炎的过敏机制和发病机制还不完全清楚，识别过敏性肺炎发病原因，从源头防控可以消除该病，清洁或控制污染的强制通风和加湿系统在预防疾病发生发展中具有重要的作用。

（三）职业性呼吸系统肿瘤

呼吸系统肿瘤在职业性癌症中占很高的比例。已知对人体呼吸系统致癌的物质有铬、镍、砷、石棉、游离二氧化硅、煤焦油物质、氯仿、芥子气、异丙基油、放射性物质、硬木屑、氯丁二烯等。吸烟已被证明是肺癌的最大风险因素，并可与职业因素产生联合作用，提高呼吸系统癌症的发病危险度。

根据我国现行《职业病分类和目录》，职业性有害因素引起的职业性呼吸道肿瘤包括石棉所致肺癌和间皮瘤、氯甲醚和二氯甲醚所致肺癌、砷及其化合物所致肺癌、焦炉逸散物所致肺癌、六价铬化合物所致肺癌、毛沸石所致肺癌和胸膜间皮瘤。

（四）职业性呼吸系统传染病

1. 炭疽　是一种由炭疽杆菌引起的人畜共患疾病，通常经皮肤、呼吸道和胃肠进入人体。吸入性炭疽是一种人类急性疾病，由炭疽杆菌孢子吸入引起，随后发展为出血性纵隔炎、毒血症和败血症。此病通常是致命的。加工炭疽杆菌污染动物产品的行业与吸入性炭疽存在直接或间接相关，常发生在分拣绵羊或山羊毛的工人中。首发于肺部的炭疽被称为肺炭疽，此外，肺部也可能是继发性受累，原发部位是纵隔淋巴系统。

2. 组织胞浆菌病　是由土壤真菌荚膜中组织胞浆菌引起的一种全身性真菌感染。病原体是二型真菌荚膜梭菌，以菌丝形式存在，会产生大量传染性孢子。从事接触土壤或植物的工作可能接触孢子，一旦吸入人体，孢子就会转化为酵母形式。主要通过呼吸进入机体，感染部位主要在肺部。多数感染者表现为无症状、亚临床或轻度感染，可通过 X 线检查肺钙化区或存在反应性组织胞浆素皮试确认。某些感染者可能会出现各种临床表现，急性轻症肺炎到慢性进行性肺病，可累及多器官系统。

3. 布鲁氏菌病 是一种由布鲁氏菌属微生物引起的人畜共患传染病。引起公众健康关注的由布鲁氏菌引起的家畜疾病的主要菌株包括牛布氏杆菌、猪布氏杆菌和羊布氏杆菌。动物（牛、羊、猪、犬等）感染后，常常导致妊娠晚期流产及随之而来的高不孕率。人类布鲁氏菌病可由任何布鲁氏菌感染引起，是一种以发热、发冷、出汗、乏力不适、虚弱、头痛、肌痛、厌食和体重减轻为特征的疾病。作为一种职业病，布鲁氏菌病发生在牲畜养殖者、兽医、炼油厂和屠宰场的员工中。不同地区的病例数差异较大。大约一半的病例是屠宰场的工人，由职业环境中接触到的病菌所致。

4. 肺结核病 肺结核是一种由细菌感染引起的人畜共患传染病，病原包括结核分枝杆菌和较少见的牛分枝杆菌。病变最常发生在肺部，但也可能出现在身体的任何部位。肺结核是一种传染性疾病，可以在任何职业的人群中传播。作为职业性疾病，医生、护士、医学实验室工作人员和接触粉尘的工作人员患结核病的风险增加，尘肺患者中肺结核患病率增高。其他高风险职业可能是流动工、任何职业的海外人员、动物饲养员、监狱看守、社会底层工作者。

5. 其他呼吸道传染病 多种病原微生物可以引起呼吸系统感染，常见的如流感、肺炎球菌感染、肺炎支原体感染等。一些病毒变异产生的新型病原体如新冠病毒，可造成人群中的广泛传播。医护人员、防疫人员、社会工作者因职业暴露成为高风险人群。在劳动密集型企业，呼吸系统感染容易引起广泛传播，因此，需要高度关注和注意个人呼吸防护。

（五）生产性粉尘所致呼吸系统疾病

生产性粉尘是指在生产活动中存在或产生的能够长期漂浮在生产环境中的固体颗粒，是污染工作环境、损害劳动者健康的重要职业性有害因素。生产性粉尘的职业暴露随处可见，但在低收入和中等收入的发展中国家尤为普遍。表 5-1-1 展示了工作环境中常见的粉尘种类。

表 5-1-1　工作环境中常见的粉尘种类

粉尘种类	示例
矿物粉尘	游离结晶型二氧化硅、煤尘和水泥尘
金属粉尘	铅、镉、镍和铍粉尘
其他化学粉尘	大多数化学品和杀虫剂
有机和植物粉尘	面粉、木材、棉尘、茶粉和花粉
生物粉尘	活菌颗粒、霉菌和孢子

1. 尘肺 是指在工作场所长期吸入生产性粉尘而引起的以肺纤维化为主的全身性疾病。尘肺病是危害最广且最严重的职业病之一。根据导致尘肺的粉尘类型，尘肺被命名为不同的名称。

（1）煤工尘肺：吸入煤矿粉尘所致。

（2）石棉沉着病：吸入石棉粉尘引起。

（3）铍尘肺：吸入铍粉尘所致。

（4）陶工尘肺：吸入陶土和陶瓷制作工艺中的粉尘所致。

（5）矽肺：吸入硅尘所致。

（6）金属尘肺：吸入钡、钴、锡、钨粉尘所致。

（7）滑石尘肺：吸入滑石粉尘所致。

尘肺病种类较多还有石墨尘肺、炭黑尘肺、水泥尘肺、云母尘肺、铝尘肺、电焊工尘肺、铸造工尘肺等。

2. 金属粉尘沉着症 是指人体接触并吸入某种金属或金属化合物粉尘，粉尘停留在肺部未造成明显的肺部病变。有时可能伴有轻度结缔组织增生，或对肺功能有一定影响，但这些变化大多是可逆的，症状在脱离粉尘接触后减轻或消失。常见引起粉尘沉着症的有锡、钡、铁和锑等。研究表明，这些金属及其化合物在肺中的沉积一般不会对肺功能造成损害，也不会导致肺组织的纤维化，但作为一种异物沉积在肺中，仍可导致肺组织发生各种反应和变化，甚至可引起急性支气管炎或哮喘。粉尘沉着症共同之处在于接尘工人的 X 线胸片表现为以圆形小阴影为主的 X 线征象，密度增大，边缘清晰，肺部 X 线影在停止接尘后一定时间内能自行消退，患者症状不明显，肺组织无明显纤维化。

金属粉尘沉着症是环境和遗传因素共同作用的结果。某些金属（如锡、铁、钡、锑等）和它们的复合粉尘的肺纤维化作用很弱。长期吸入这些粉尘，吞噬金属颗粒及其化合物的巨噬细胞在肺终末细支气管内和周围的肺泡腔中积聚，形成巨噬细胞炎，不容易导致肺纤维化，并且肺部病变在脱离接触后病变是可逆的，可以被部分或完全吸收。接触这些金属及化合物有时会导致肺功能下降，但大多数变化都是可自愈的。患者一般不需要特殊治疗，及时脱离粉尘接触环境，适当增加维生素 D 治疗，并定期体检观察肺部 X 线改变。

3. 硬质金属肺病 是指在职业活动中长期吸入钨、钛、钴等硬质金属合金粉尘而引起的间质性肺病。最常用的碳化物是由碳化钨（含量 70%～95%）和钴（含量 5%～25%）组成的合金。生产硬质合金的球磨、混合、压制和成型过程中，以及加工和使用过程中的磨削和切削过程中，都可能产生碳化钨硬质金属粉尘。因此，从事稀有金属粉尘相关工作的人患硬质金属肺病的风险较高。

硬质金属肺病的患病率较低，发病机制尚未阐明，其临床表现具有多样性的特点。较为典型的病例表现为职业性哮喘，部分患者以缓慢进行性间质性肺病为主要临床表现。患者最初主要表现为过敏性肺泡炎，症状包括咳嗽、鼻炎、胸闷、进行性呼吸困难、乏力、食欲缺乏和体重减轻。离开操作环境后，症状和体征消失。如果反复暴露，可能会出现不可逆的间质性肺纤维化。肺功能检查可显示不同程度的肺损伤，以限制性通气功能障碍和弥散功能降低为主。X 线胸片示早期双肺磨玻璃样改变、实性阴影及弥漫性小结节影，晚期双肺广泛网状阴影、囊状阴影及牵拉性支气管扩张。

（六）化学毒物与呼吸系统疾病

呼吸系统是化学毒物进入人体的主要途径，也是最容易受到气态毒物损害的系统。氯气、光气、氮氧化物、二氧化硫、硫酸二甲酯等刺激性气体会导致气管炎、支气管炎和其他呼吸系统疾病；严重时引起化学性肺炎、化学性肺水肿和成人呼吸窘迫综合征。吸入汽油等液体有机溶剂的蒸气也会引起吸入性肺炎。此外，甲苯二异氰酸酯等一些毒物会诱发过敏性哮喘。砷、氯甲醚、铬等会导致呼吸系统肿瘤。

1. 刺激性气体和化学性肺水肿 刺激性气体是指刺激眼睛、呼吸道黏膜和皮肤，引起以急性炎症和肺水肿为主要病理变化的一类气体物质。这类气态物质大多具有腐蚀性，正常情况不应扩散到生产环境空气中。由于生产中不遵守操作规程，或者容器或管道等设备被腐蚀，导致管道内物质滴落或泄漏，污染操作环境，成为劳动者健康的潜在威胁。

刺激性气体的毒性按其化学作用，主要是酸、碱和氧化剂。刺激性气体通常以局部损害为主，共同特点是引起呼吸道黏膜的炎性病理反应，刺激作用过强时可引起喉头水肿和肺水肿。中毒性肺水肿是一种病理过程，其特征是由于吸入高浓度的刺激性气体而导致肺泡和肺间隙内液体潴留过多，最终可导致急性呼吸衰竭，是刺激性气体引起的最严重危害和常见职业急症之一。中毒性肺水肿的发生主要由刺激性气体的毒性、浓度、暴露时间、水溶性和机体的应激能力决定。可以引起肺水肿的较常见的刺激性气体包括光气、二氧化氮、氨、氯气、臭氧、硫酸二甲酯、羰基镍、氧化镉、溴乙烷、氯氰菊酯、甲醛、丙烯醛等。

2. 刺激性化学物质与慢性阻塞性肺疾病 长期暴露刺激性化学物质特别是刺激性气体除导致上呼吸道慢性炎症、反应性气道功能障碍综合征、非特异性哮喘和间质性肺疾病外，可以引起慢性阻塞性肺疾病。刺激性化学物质所致慢性阻塞性肺疾病指长期从事刺激性化学物质高风险作业引起的以肺部化学性慢性炎性反应，继发不可逆的阻塞性通气功能障碍为特征的呼吸系统疾病。

工作场所中存在的刺激性化学物质种类繁多，在工作中长期或反复暴露于超过阈值的刺激性化学物质可直接损伤呼吸功能，引起肺功能的持续下降。慢性阻塞性肺疾病的诊断主要依据肺功能有不完全可逆的阻塞性通气功能障碍，诊断起点为使用支气管扩张剂后第一秒用力呼气容积 / 用力肺活量（FEV_1/FVC）< 70%，并按照 FEV_1% 预计值将慢性阻塞性肺疾病严重程度分为 4 级。

3. 化学毒物与哮喘 职业哮喘是由于特定职业环境因素导致的可变气流受限和（或）气道高反应性疾病。已有 400 多种职业性有害因素被确定为职业哮喘的可能原因。这些物质可分为 6 类。

（1）动物物质，如皮屑、毛发、鳞片、毛皮、唾液和排泄物中的蛋白质。

（2）制造油漆、清漆、黏合剂、层压板和焊接树脂的化学品，包括用于制造绝缘材料、包装材料及制造泡沫和室内装潢的化学品。

（3）洗涤剂和面粉改良剂中使用的酶。

（4）金属，尤其是铂、铬和硫酸镍。

（5）植物物质，包括面粉、谷物、棉花、小麦。

（6）呼吸道刺激物，如氯气、二氧化硫和烟雾。

当肺部受到刺激（发炎）时，哮喘症状开始出现，限制气道并可造成呼吸困难。引发职业性哮喘的物质也可分为敏化物和刺激物。常见的敏化物包括面粉、异氰酸酯、过硫酸盐、金属、乳胶、木材、季铵化合物和丙烯酸酯。诱发职业性哮喘的刺激物包括氨、水泥粉尘、氯化物、清洁产品、柴油尾气、烟草烟雾、异氰酸盐、火灾烟雾、二氧化硫和焊接烟雾。

三、职业性呼吸系统疾病的防控

职业性呼吸系统疾病是职业人群的常见健康损害，直接影响劳动能力，造成个人、家庭和社会的疾病负担。其中，生产性粉尘引起的职业性尘肺病是我国发病例数最高的职业病，近年新发尘肺病例数占我国新发职业病的 80% 以上，严重损害工人劳动能力和经济的可持续发展。控制工作场所的职业性有害因素是降低职业性呼吸系统疾病发病的根本措施。具体而言，这些措施包括：改革生产工艺和设备，减少粉尘的产生；采取湿式作业，降低工作场所粉尘浓度；密闭尘源和通风除尘；个人呼吸防护；定期维修和管理；加强宣传教育；定期监测工作场所粉尘浓度，开展接尘者的定期体格检查。可以采取三级预防措施防控职业性呼吸系统疾病。

（一）职业性呼吸系统疾病的一级预防

一级预防又称病因预防，是从根本上消除或控制职业有害因素对呼吸系统的作用和损害。关键是减少或消除劳动者的职业有害因素的暴露机会。主要包括以下几个方面。

（1）职业卫生立法及相关标准法规，通过职业接触限值控制引起呼吸系统损害的化学和生物因素的浓度。

（2）根除毒物或降低毒物浓度，通过工程措施改进生产工艺和生产设备，尽可能密闭生产，减少或消除毒物的逸散；尽可能采用遥控或程序控制机器操作，最大限度地减少操作者接触毒物的机会；对于生产条件不容许或密闭不严的岗位，采用局部通风排毒系统将毒物排除。有效降低工作场所有害因素的浓度，达到国家职业卫生标准的要求。

（3）合理使用个人呼吸防护用品，如佩戴防尘或防毒口罩，减少有害因素的实际暴露量。

（4）开展职业健康检查，入职前体检和入职后定期体检，通过入职前体检和在岗定期体检发现职业禁忌证患者，职业禁忌证者禁止从事相关工作，如患有严重影响肺功能的疾病、严重上呼吸道感染及支气管哮喘、活动性肺结核、肺外结核、心血管疾病是生产性粉尘作业的职业禁忌证。

（5）控制个人风险因素，提倡健康行为，改变不良生活方式。例如，吸烟与生产性粉尘、刺激性化学物质具有协同作用，增加了尘肺和慢性阻塞性肺疾病的发病风险，需提倡戒烟。

（6）职业卫生管理措施：采取相应的管理措施消除生产环境中有毒的物质，建立、健全企业的各项职业病防治制度，如对作业场所职业病危害因素进行定期监测，加强对设备的检修，防止跑、冒、滴、漏；做好管理部门和劳动者的职业卫生知识与防护宣传教育。

（二）职业性呼吸系统疾病的二级预防

二级预防是指早期发现和诊断职业性有害因素对呼吸系统造成的损害，并进行早期治疗和干预。二级预防的主要手段是进行定期体检，以便早发现和诊断疾病，并及时预防和治疗。定期体检的间隔应根据以下原则确定：①疾病发生的规律和严重程度；②接触职业性有害因素的强度、浓度和持续时间；③接触人群的易感性。应该鼓励该人群进行常规身体检查，并采用具体和敏感的测试指标，如肺功能测定和X线高千伏胸片通常被用作粉尘作业人员的功能和病理测定指标。

（三）职业性呼吸系统疾病的三级预防

三级预防是指积极治疗和促进呼吸系统疾病患者的病后康复。主要包括如下措施。

（1）对于受到呼吸系统损害者，应该调离或调换工作岗位，并进行合理治疗。

（2）根据呼吸系统受损者的致病因素分析，改善其所处的生产环境和工艺，既能治疗患者，又能加强一级预防。

（3）促进患者康复，预防疾病和并发症的发生、发展。大多数职业病主要根据受损的靶器官或系统，给予对症治疗。对于一些目前尚无有效治疗方法的呼吸系统疾病，如尘肺病，应采取对症治疗，减轻呼吸困难，并积极预防并发症。

三级预防体系相辅相成，浑然一体。一级预防是最根本和最重要的，二级和三级预防是一级预防的延伸和补充。通过全面落实三级预防措施，做到职业源头预防、早期发现、早期治疗、促进康复、预防并发症、提高生活质量，形成了完备的职业性呼吸系统疾病的防控体系。

（王冬明　陈卫红）

第二节　矽　肺

矽肺（又称硅肺、硅沉着病）是由于在生产过程中长期吸入游离二氧化硅粉尘而引起的以肺部弥漫性纤维化为主的全身性疾病。游离二氧化硅的职业暴露广泛存在于多个行业，如各种金属矿山、非金属矿山及煤矿等，建筑行业及制造加工行业等。在自然界中，二氧化硅是最丰富的矿物质，其按晶体结构通常分为结晶型、隐晶型和无定型三种。结晶型二氧化硅致纤维化能力最强，主要包括石英、鳞石英等，石英中的游离二氧化硅高达99%，故常以石英作为游离二氧化硅的代表。近几年，一些新出现的二氧化硅暴露来源如人造石加工、牛仔布喷砂、珠宝磨光等工艺过程均会产生大量的游离二氧化硅，由于缺乏对这些新暴露来源的认知，导致工人暴露于高浓度的游离二氧化硅，使新发矽肺病例增加。

按照发病时间，矽肺可以划分成三种形式。一是普通型矽肺，其发病较缓慢，通常在暴露于低浓度的游离二氧化硅粉尘15～20年后才发病，呈进行性不可逆性发展。二是速发型矽肺（acute silicosis），此类患者因持续暴露于高浓度、高游离二氧化硅含量的粉尘1～2年后即发病。速发型矽肺的病理特征为硅蛋白沉积，与普通型矽肺相比，除了呼吸困难和干咳外，还可能出现全身症状，如发热、疲劳和体重减轻等。三是晚发型矽肺（delayed silicosis），这类患者虽接触较高浓度硅尘，但在脱离粉尘作业时X线胸片未发现明显异常，或发现异常但尚不能诊断为矽肺，而在脱离接尘作业若干年后被诊断为矽肺。

一、流行病学

尽管矽肺的预防和控制已经开展了数十年，但其仍然在世界各地普遍存在，特别是在发展中国家，由于监测不力，矽肺发病率往往被低估。中国的矽肺患者人数众多，2017年全球疾病负担研究（Global Burden of Diseases Study，GBD 2017）结果显示，中国人群矽肺的发病数由1990年的9066例增加至2017年的15 380例，增幅为69.6%。矽肺的发病在小型矿山的工人中尤其严重，往往呈现加速发病的形式。据报道，从1978年至1998年，仅在巴西的米纳斯吉拉斯州的金矿区就有4500多名工人患有矽肺。

矽肺同样是发达国家的职业健康问题。从1990年到1993年，在英国和整个欧洲分别约有60万工人和300万工人接触过结晶二氧化硅。在美国，1993年有超过121 000名工人暴露于浓度为0.05mg/m³或更高的可吸入性结晶二氧化硅，从1987年到1996年，每年有3600～7300人新发矽肺。最近，由于广泛使用高石英含量的人造石，西班牙、以色列、澳大利亚和美国出现了新的矽肺病例。例如，从2009年到2018年，西班牙南部地区报告了106例与人造石暴露有关的矽肺病例。这些新的矽肺病例表明，必须时刻关注工作场所二氧化硅粉尘的控制。此外，这些新职业环境中的新发矽肺病例尚未得到系统研究，应成为今后关注的焦点。

2019年全球疾病负担研究（GBD 2019）全面估计了204个国家和地区数百种疾病和伤害的一系列健康指标。在GBD 2019中，对于矽肺的发病率，死亡率和伤残调整生命年

（disability-adjusted life year，DALY）的评估是基于已发表的研究、家庭调查、人口普查、生命登记和其他类型的资料来源进行的。在 GBD 研究中，根据流行病学特征相似性和地理邻近性进一步将 204 个国家和地区分为 21 个地理区域。以下是基于 GBD 研究，通过对矽肺的发病率、死亡率和疾病负担进行描述，对矽肺的流行病学特征和动态趋势进行的全面概括。

（一）矽肺占尘肺病的比例

GBD 2019 结果显示，2019 年全球矽肺发病数占尘肺发病数的 69.79%。矽肺占比在东亚（87.90%）和拉丁美洲南部（77.80%）甚至超过 70%。此外，某些地区的矽肺占比随时间在不断变化。例如，从 1990 到 2019 年，东南亚的矽肺占比从 30.62% 上升到 56.17%，东亚从 81.32% 上升到 87.90%，而西欧的占比从 70.68% 下降到 42.43%。

（二）矽肺的发病情况

在全球范围内，2019 年矽肺的发病数和年龄标准化发病率（age-standardized incidence rate，ASIR）分别为 138 971 例和 1.65/10 万。从 1990 年到 2019 年，全球 ASIR 呈轻微下降趋势，平均每年下降 0.56%，而新发矽肺病例增加了 64.61%。自 1990 年以来，在 21 个地理区域中，大多数区域的矽肺发病数有所增加（在 21 个地理区域中有 16 个）。同时，矽肺的 ASIR 在中亚、东南亚和拉丁美洲南部等三分之一的地区（21 个地区中有 7 个）也呈上升趋势。相反，西欧、高收入亚太地区和高收入北美的 ASIR 明显下降。

在 204 个国家和地区中，中国 2019 年报告的矽肺新病发例数最多，为 120 775 例，占当年全球新发病例的 86.91%。在 2019 年，矽肺的 ASIR 在 204 个国家和地区中差异极大，中国最高，为 5.92/10 万，其次是朝鲜（3.15/10 万）和智利（1.47/10 万）。从 1990 年到 2019 年，全球 80% 以上的国家和地区（204 个国家和地区中的 168 个）的矽肺发病数有所增加，其中阿拉伯联合酋长国的矽肺发病数增加了 893.25%，卡塔尔增加了 816.86%，马尔代夫增加了 608.25%。同时，矽肺的 ASIR 在半数以上的国家和地区（204 个国家和地区中有 118 个）也呈上升趋势，其中大多数是发展中国家。在格鲁吉亚，矽肺的 ASIR 年均增长 3.45%，在塞尔维亚年均增长 3.44%，在塔吉克斯坦年均增长 3.20%。

（三）矽肺的死亡情况

在全球范围内，2019 年因矽肺导致的死亡例数和年龄标准化死亡率（age-standardized mortality rate，ASMR）分别为 12 887 例和 0.16/10 万。自 1990 年以来，矽肺的 ASMR 呈下降趋势，平均每年下降 3.05%，但矽肺的死亡数并没有显著下降。2019 年，矽肺的 ASMR 在 204 个国家和地区中各不相同。ASMR 最高的是朝鲜（0.60/10 万），其次是智利（0.51/10 万）和中国（0.40/10 万）。从 1990 年到 2019 年，一些国家和地区的矽肺死亡病例显著增加，如阿拉伯联合酋长国（711.20%）和哥斯达黎加（502.91%）。在大多数国家和地区（204 个国家和地区中的 181 个），矽肺的 ASMR 呈下降趋势。然而，在哥斯达黎加、圣文森特和格林纳丁斯、伊朗，矽肺的 ASMR 平均每年分别增加 2.47%、1.84% 和 1.45%。

（四）矽肺造成的疾病负担情况

在全球范围内，2019 年由矽肺引起的 DALY 的人年数和年龄标准化 DALY 率分别为 655 762.89 人年和 7.87/10 万。从 1990 年到 2019 年，矽肺导致的 DALY 保持在稳定且较高的水平。与 ASIR 和 ASMR 类似，年龄标准化 DALY 率总体呈下降趋势。从 1990 年至 2019 年，

21 个地理区域中的大多数地理区域的年龄标准化 DALY 率呈下降趋势，而在东南亚则呈上升趋势。

在 204 个国家和地区中，2019 年矽肺的年龄标准化 DALY 率最高的国家分别是中国（24.97/10 万）、朝鲜（23.47/10 万）和智利（10.42/10 万）。从 1990 年到 2019 年，全球约三分之一的国家和地区（204 个国家和地区中的 77 个）的 DALY 数呈上升趋势，其中大多数是发展中国家。大多数国家和地区的年龄标准化 DALY 率有所下降，但格鲁吉亚矽肺的年龄标准化 DALY 率平均每年增加 3.27%，哥斯达黎加平均每年增长 2.74%，吉尔吉斯斯坦平均每年增加 2.34%。

二、病 因 学

矽肺是因吸入游离二氧化硅粉尘而导致的最严重的职业病之一。矽肺的发病与下列因素有关：粉尘中游离 SiO_2 含量、SiO_2 类型、粉尘浓度、分散度、接尘工龄、防护措施、接触者个体因素等。

粉尘中的游离 SiO_2 含量越高，矽肺发病时间越短，病变越严重。不同的岩石中，游离二氧化硅的含量有所不同，如砂岩（含 67% 二氧化硅）、板岩（含 40% 二氧化硅）和花岗岩（含 25%～40% 二氧化硅）。石英中的游离二氧化硅含量高达 99%，常作为游离二氧化硅粉尘（硅尘）的代表。鳞石英和方石英自然存在于熔岩中，由石英或非结晶型二氧化硅在高温下转化形成。较不常见的柯石英、超石英和热液石英也属于结晶型游离二氧化硅。蛋白石、硅藻土、富硅玻璃纤维、气相二氧化硅、矿棉、石英玻璃（玻璃态二氧化硅）是二氧化硅常见的非结晶型形态。一般认为由未受污染的非结晶型二氧化硅组成的粉尘（除玻璃纤维外）对人体是无害的。

各种不同石英变体的致纤维化能力有所差异，依次为鳞石英＞方石英＞石英＞柯石英＞超石英；晶体结构不同，致纤维化能力也不同，依次为结晶型＞隐晶型＞无定型。

此外工作环境中粉尘浓度越高、分散度越大、暴露时间（接尘工龄）越长，吸入并蓄积在肺组织中的粉尘量就越大，矽肺的发病风险就越高、病情越严重。工人的个体因素如防护措施的使用情况、呼吸系统疾病患病情况、年龄、遗传易感性等在矽肺的发病中也起一定作用。防护措施差、既往患有呼吸系统疾病、年龄大、遗传易感的个体易罹患矽肺。

三、病 理 特 征

矽肺病例尸检肉眼可见肺体积增大，晚期肺体积缩小，色灰白或黑白，呈花岗岩样。肺重量增加、肺弹性丧失，表面有散在、孤立的结节，融合团块处质地硬，胸膜粘连、广泛增厚，肺门和支气管分叉处淋巴结肿大。

矽肺的病理改变包括单纯型（结节型）矽肺、进行性大块纤维化、硅蛋白沉积和弥漫性间质纤维化型矽肺。肺大体病理检查可发现离散性硬结节，通常以上肺叶为主。肺门和支气管周围淋巴结常肿大。

单纯型（结节型）矽肺是因长期吸入游离二氧化硅粉尘引起的肺组织纤维化，典型病理改变为矽肺结节。矽肺结节略隆起于肺表面呈半球状，在肺切面可见，多见于肺实质和肺门淋巴结，大小为 2～6mm，质硬，呈灰色，切面呈典型轮状。矽肺结节最初出现在呼吸性细支气管区域和小动脉周围。结节由同心圆状排列的胶原纤维组成，胶原纤维随着时间推移从结节中心向周围发展，变得粗大密集并发生透明性变；成纤维细胞、巨噬细胞和网状纤维通常分布在结节周围；结节中心可见二氧化硅颗粒。矽肺结节周围的肺泡大多正常，偶尔可见瘢痕性肺气肿。肺小动脉和小静脉参与纤维化过程，常被闭塞。随着持续暴露，矽肺结节生长并出现新的结节。即使在停止接尘后，特别是当粉尘特征是高二氧化硅浓度和小颗粒时，疾病进展仍可能继续。

进行性大块纤维化常位于肺的上部和后部，由单个矽肺结节在大量分布时合并形成。大块纤维化进行性发展时常伴随肺气肿、胸膜增厚及广泛粘连等症状，晚期矽肺可见右心室和肺动脉肿大。大块的纤维化可发生空化，最常见的原因是合并结核感染，病灶如被结核杆菌感染，会形成矽肺结核病灶；在矽肺中，由缺血性坏死引起的空化是相对罕见的。矽肺结核的病理特点是既有矽肺又有结核病变。病灶中心为干酪样坏死物，边缘有少量淋巴细胞、上皮样细胞和不典型的结合巨细胞，外层环绕多层胶原纤维和粉尘。也可见以团状纤维为核心的结节，外周为干酪样坏死物和结核性肉芽组织。

硅蛋白沉积的组织学特征与原发性肺泡蛋白沉积症相似，肺泡腔内充满颗粒状的过碘酸希夫反应阳性脂蛋白物质（硅蛋白），肺泡壁被单核细胞或浆细胞浸润或因纤维化增厚，肺组织坚硬且水肿。可见少量胶原沉积、纤维化乃至矽肺结节，出现矽肺结节时比其他类型矽肺的结节小。硅蛋白沉积与短期内暴露于高浓度、高分散度的游离二氧化硅粉尘有关，也称为速发型或超速发型矽肺。

弥漫性间质纤维化型矽肺见于长期吸入游离二氧化硅含量较低或少量吸入游离二氧化硅含量较高的病例。病变进展缓慢，在肺泡、肺小叶间隔及小血管和呼吸性细支气管周围的纤维组织呈弥漫性增生，相互连接呈放射状或星芒状，肺泡容积减小，有时形成大块纤维化。

四、临床表现与诊断

（一）临床表现

1. 症状和体征 慢性矽肺是矽肺最常见的疾病类型，通常在持续低浓度暴露 10 年或更长时间后发生。对于慢性矽肺患者，初始阶段几乎无任何症状，但在 X 线胸片可呈现明显的矽肺影像改变。随着病情的发展，咳嗽、咳痰、用力时呼吸困难等症状逐渐出现。在矽肺的晚期，特别是当合并成大量纤维化时，支气管的正常结构会发生扭曲。在这种情况下可听到干啰音和喘鸣音，伴随咳嗽发作，适度甚至轻微用力即出现呼吸急促症状。

速发型矽肺在首次接触含硅粉尘后 5 ～ 10 年发生。它与慢性矽肺具有相似的临床特征，但往往进展迅速，影像学改变较少，临床病程更快。速发型矽肺患者常出现疲劳、咳嗽、咳痰（主要是黏液样）、胸膜炎型胸痛、快速进行性气短、消瘦和病情恶化速度快。休息时呼吸急促，发绀，叩诊和听诊异常，常出现喘鸣音。此病进展快速常导致患者缺氧性呼吸衰竭而死亡。

2. X 线胸片表现 矽肺 X 线胸片影像是肺组织病理状态的影像学的具体表现，与肺组织二氧化硅粉尘蓄积量、肺组织纤维化程度有关，但由于多种原因，并不完全一致。早期的影像学改变为肺组织出现纤细的线性网状混浊，在上、中肺野，并延伸到周围。这些线性网状混浊物的厚度随时间的增加而增加。在进行性大块纤维化过程中，出现直径＞1cm 的混浊。随着时间的推移，它们的大小会增加，并成为混合物，而小的混浊物可能会消失。慢性矽肺可以观察到大量小阴影，可以是圆形的，也可以是不规则形的。当这些小阴影增大融合形成更大的肺中上区阴影时，就进展为团块型矽肺或进行性大块纤维化。速发型矽肺的胸片 X 线以肺下区肺泡充盈为主要特征。

（1）圆形小阴影：是矽肺最常见的一种 X 线表现形式，其病理基础以结节型矽肺为主，呈圆形或近似圆形。直径不超过 10mm 的阴影，按直径大小可以分为 p 类（≤ 1.5mm）、q 类（1.5 ～ 3mm）、r 类（3 ～ 10mm）。p 类小阴影主要是较不成熟的硅结节或为纤维化灶形成的影像，q、r 类小阴影是较成熟或成熟的硅结节，或为若干个小硅结节重叠的影像。圆形小阴影早期多分布在两肺中下区，随着病情发展，波及上肺区。

（2）不规则形小阴影：多为接触游离二氧化硅含量较低的粉尘所致，其病理基础主要是肺间质纤维化，表现为形状、大小不一的阴影。直径不超过 10mm 的阴影，按直径大小可以分为 s 类（≤ 1.5mm）、t 类（1.5 ～ 3mm）、u 类（3 ～ 10mm）。早期多见于两肺中下区，随着病情发展波及上肺区。

（3）大阴影：疾病进展到晚期出现的 X 线表现，形状不一，可为圆形、椭圆形、长条状等，病理基础是团块状纤维化。在进行性大块纤维化过程中，出现直径超过 10mm 的阴影，按其大小可分为 A 类（≤ 5cm）、B 类（5cm 至肺部右上端区域）、C 类（比肺部右上端区域更大），通常为双侧，最常位于上肺野，也可位于中肺野。大阴影的发展是小阴影增大、聚集并融合形成的。

（4）胸膜增厚：随着病程进展，可能出现胸膜粘连增厚，相当典型的特征是从膈胸膜沿大叶间裂延伸的纵向胸膜丛。

（5）肺门和纵隔改变：肺和纵隔结构的扭曲在病程晚期也是常见的。随着这些大的纤维团块的收缩，肺门结构向上拉起，在肺周围和肺下部留下超半透明区，通常有几个大泡。肺门扩大和纵隔淋巴结肿大，淋巴结钙化，可能出现"蛋壳样钙化"。

3. 肺功能改变　肺功能的典型改变是肺容量的逐渐减少，肺总量、肺活量和残气量下降，动脉血氧分压正常或略有下降。疾病的较晚期阶段出现通气 - 灌注不平衡、气体交换障碍和肺心病的迹象。晚期、病情复杂的矽肺患者将出现限制性和阻塞性呼吸功能障碍的混合模式，伴有严重阻塞，动脉血氧分压降低，二氧化碳分压增加。

4. 并发症　矽肺常见并发症有肺结核、慢性支气管炎、肺气肿、肺心病、类风湿尘肺综合征、肾脏病变、自身免疫病，包括类风湿关节炎、硬皮病和系统性红斑狼疮等。一旦出现并发症，代表病情进展加剧，甚至导致死亡。其中，最常见的并发症是肺结核。矽肺合并肺结核是患者最常见的死亡原因。

（二）诊断

矽肺的诊断通常依赖于接触大量游离二氧化硅粉尘的职业史，结合高质量的后前位 X 线胸片，并排除其他可能的疾病，如粟粒结核、真菌感染、结节病、特发性肺病、其他间质性肺疾病和肺癌。矽肺的影像学变化对于疾病的诊断和分类、评估其进展及发现重要的并发症，如结核病、肺气肿和肺心病至关重要。然而，需要强调的是，病理改变往往先于最早的影像学改变，病理改变（硅结节）必须达到一定的大小和放射密度。由于矽肺的放射潜伏期，正常的 X 线胸片并不能排除有明显暴露的人存在矽肺的病理过程。因此，职业性肺部疾病的诊断依赖于职业病史，如果没有典型的结节性病变，矽肺的诊断很容易被遗漏。由于矽肺的潜伏期较长，需要详细的职业接触史，并适当注意过去的职业，因为出现特征性胸片异常的潜伏期通常是几十年，特别在空气中游离二氧化硅浓度相对较低的情况下。

　　CT 在检测矽肺特征方面比常规 X 线更敏感：如发现进行性大肿块、大疱、肺气肿及矽肺的胸膜、纵隔和肺门改变等。此外，高分辨率 CT 通常与肺功能有更好的相关性。高分辨率 CT 的定性和定量参数可作为矽肺功能损害的间接测量指标，其与临床呼吸困难、呼吸阻塞、肺容量减少相关。

五、预　防

　　矽肺是发达国家和发展中国家人群发病和死亡的主要原因。因此，需要在全球范围内进一步识别和控制二氧化硅造成的职业健康危害。矽肺是一种可预防但不可治愈的疾病，因此从源头控制二氧化硅粉尘的暴露至关重要。下面从矽肺的三级预防的角度介绍预防矽肺的措施。

（一）一级预防

　　1. 改革生产工艺、革新生产设备　这是消除粉尘危害的根本途径。工程控制是最常用的方法。研究表明，它们在发达国家和发展中国家都具有成本效益。自动化技术如自动码垛机、装袋机及利用可编程逻辑控制器和计算机软件进行监控的设备，是防止工作场所粉尘暴露的最佳方法。使用石英含量低的材料来替代石英原料，也可从源头减少粉尘的暴露。

　　2. 湿式除尘　指在生产过程中通过加水润湿使环境中的粉尘颗粒沉降的作业方式，如喷淋塔，这种措施简单易行，成本低，降尘效果显著，适用于处理有爆炸危险或同时含有多种有害物的气体。缺点是有用物料不能干法回收且泥浆的处理较为烦琐。

　　3. 密闭尘源　尽可能在通风罩中对可能产生粉尘的设备进行密闭，并与排风措施相结合，经除尘处理后再排入大气中。

　　4. 通风除尘　对于不能采取湿式作业的场所，可以使用通风除尘的方法。通风方式可分为自然通风和机械通风两种，自然通风是指依靠自然形成的风力实现工作场所内外空气的交换。当工作场所粉尘浓度较低时，可以得到既经济又有效的通风效果。机械通风是利用通风机产生的压力，使气流克服沿程的流体阻力，沿风道的主、支网管流动，从而使新鲜空气进入工作场所，污浊空气从工作场所排出的通风方式。利用机械通风可分配新鲜空气到特定工作岗位，并对粉尘进行收集、净化，达标后排入大气中。

　　5. 个体防护　个体防护措施是保护工人免受粉尘侵害的最后一道防线，也是技术防尘措施的必要补救。佩戴防尘口罩、防尘眼镜、防尘安全帽、防尘衣等，可达到较好的防尘效果。在某些特殊的工作场合，如井下开采的盲端，其粉尘浓度很难降至国家卫生标准以下，必须使用个体防护用品。当暴露于 $0.5mg/m^3$ 或更低浓度的结晶二氧化硅时，美国 NIOSH 建议使用具有良好过滤性能的半面罩颗粒呼吸器。

　　6. 经常性的维修和管理　在工作开始之前，应评估二氧化硅暴露的可能性，特别是在之前报告有矽肺发生的行业中。在所有存在二氧化硅暴露的行业中，都应定期监测可吸入二氧化硅粉尘的浓度。根据所需的防护水平、可用的粉尘控制措施和监测技术，选择可吸入二氧化硅的强制或建议的允许暴露限值。在不同国家，允许暴露限值一般在 $0.025 \sim 0.35mg/m^3$ 变动。然而，这些标准尚未被流行病学研究证实为可完全保护工人健康。对于可能产生生产性粉尘的工艺流程，需严格实行粉尘浓度监测机制，并及时解决粉尘浓度超标的情况。对于粉尘含量高的工作场所，可以使用行政措施，如缩短工作时间或轮班工作。

　　7. 加强健康教育　用人单位要建立健全尘肺病防治宣传教育培训制度，明确尘肺病宣传教育管理部门和管理人员，并经常性地开展尘肺病预防知识的宣传讲座，提高工人的自我防护意识。

（二）二级预防

定期进行医学评估可以在疾病达到晚期之前发现接尘工人的不良健康影响。评估通常包括问卷、体格检查、胸部 X 线检查和肺活量测定。对于多久进行一次此类评估，并没有相关标准明确规定，这取决于可吸入二氧化硅浓度、粉尘颗粒特性和经济条件。WHO 建议每 2 ～ 5 年进行一次评估，并贯穿接尘工人的一生。当可吸入二氧化硅浓度低于 0.05mg/m³ 时，美国职业与环境医学院建议在基线和 1 年后各进行一次评估，然后在前 10 年中的每 3 年进行一次评估，此后每 2 年进行一次评估。德国社会事故保险职业安全与健康研究所建议每 3 年进行一次评估。早期疾病的生物标志物可能有助于预防和临床诊断。尽管有几种生物标志物有望用于矽肺诊断，但没有一种生物标志物经过临床应用的全面验证。

（三）三级预防

目前为止，没有能够治疗矽肺的药物和手段。针对矽肺患者，应采取综合治疗、积极防治并发症的原则，以达到减轻患者症状、延缓病程进展、延长患者寿命和提高患者生活质量的目标。

（王冬明　陈卫红）

第三节　石棉相关性疾病

19 世纪后期人们就关注到石棉暴露对人体产生的危害。石棉暴露可以引起石棉沉着病、胸膜非恶性变、肺癌和间皮瘤，同时也可增加咽、喉及某些胃肠道肿瘤发生的危险。

一、石　　棉

石棉（asbestos）是一种天然的纤维状硅酸盐类矿物质，主要来自露天采矿。世界上超过半数的石棉产品来自俄罗斯和加拿大，其他生产国包括南非、津巴布韦、美国、意大利、中国和澳大利亚。1973 年全球石棉生产达到高峰，产量约 600 万吨。目前，由于接触石棉对健康的影响，美国的生产量和消费量急剧减少。美国不再开采石棉，并且美国石棉的进口量（主要是加拿大）在 2002 年急剧下降到 9000 吨。1975 年，日本即禁用含石棉材料（含量在 5% 以上）的喷涂作业。1995 年，日本禁用青石棉（蓝石棉）和褐石棉（铁石棉），并严格规定其含量为 1% 以下；2006 年，日本颁布《石棉导致的健康危害的援助法令》，其规定除个别材料外，日本全面禁用含石棉材料，并为曾遭受石棉危害的市民提供援助。2009 年，韩国全面禁止各类石棉的生产、进口和使用。尽管已经了解到石棉接触对人体健康有很大的影响，但是石棉在一些国家的应用仍在继续，甚至在许多发展中国家有扩大的趋势。

（一）石棉的性质及应用

石棉具有耐酸、耐碱、耐热、抗拉性、抗腐蚀、绝缘等良好的物理化学性能，还具有可喷涂性、可编织性及可塑性。由于其优良的性质，石棉应用非常广泛，既可作为隔热和绝缘材料，又可在管道、地砖、墙面和天花板等水泥产品中作为添加材料。由于其耐磨性，还用于制造摩擦材料如刹车片和离合器。此外，石棉还可制成过滤器和密封垫圈。

（二）石棉的暴露

石棉纤维的暴露途径主要是经呼吸道吸入，其次经消化道进入体内。石棉纤维吸入呼吸道后，通过肺的清除功能转运到其他地方，如被咳出和通过吞咽进入胃肠道。食用被石棉污染的物品，也可能导致石棉摄入。因此，任何可在空气中产生石棉粉尘的过程或活动，如喷涂、打磨、拆卸、铣、钻、锯、包装等，都可增加石棉暴露的风险。

职业暴露人群包括矿工、石棉铣床工、石棉制品工人、建筑工人（如绝缘材料安装工人、水管工和管道安装工）、电工、金属板材工人和造船工人。1973 年之前石棉绝缘材料经常被喷射到建筑物上来达到防火的目的。石棉也常作为保温材料用于蒸气管道和锅炉。在造船行业，石棉用于管道的电热绝缘材料，并且喷洒于舱壁上起到防水的作用。因此接触石棉的作业主要是建筑物拆迁改造、石棉拆除、船体的拆卸及维修、锅炉/火炉维修和汽车维修等。

二战期间造船业得到迅速发展，石棉的使用在美国非常普遍，1973 年以后石棉的使用量逐渐下降，职业性接触石棉也随之减少。在美国，石棉暴露主要发生在接触或清除石棉的建筑行业。截至 2002 年，大约 130 万工人可能有潜在的石棉暴露。工人的石棉暴露在发展中国家及东欧和南欧仍然存在，并可能在某些地区日益增加。

如果石棉工人头发上附有石棉纤维，或是穿着被石棉纤维污染的衣服回家后，也可以导致二次职业性石棉暴露。工人的子女、配偶及其他人可以通过这种方式或者其他存在于生活场所的石棉暴露而接触石棉。据报道，在加拿大和加利福尼亚州石棉矿附近存在石棉暴露。地表沉积有石棉的地区，如土耳其和科西嘉岛也存在石棉暴露。

（三）石棉的种类及其致病作用

石棉主要分为蛇纹石类和闪石类两种，主要区别在于其形状和分子结构。蛇纹石类主要为温石棉，也称为白石棉，有卷曲的蛇形纤维，通常为束状和片状，长度在 10μm 以上。温石棉的使用量占商业石棉产量的 90% 以上，所以温石棉的接触十分普遍。闪石类石棉，呈直硬的针状，包括青石棉、铁石棉、直闪石、透闪石、阳起石，常沉积于温石棉、碳化钽、蛭石及其他矿物矿床上。铁石棉和阳起石常见于北美，青石棉、直闪石和透闪石在英国更为普遍。在土耳其的土壤中也发现了铁石棉。透闪石和直闪石纤维不用于商业目的，但经常混杂在其他矿物中。

温石棉和闪石类石棉均可导致石棉沉着病、非恶性胸膜疾病、肺癌和间皮瘤。石棉纤维导致纤维化、非恶性胸膜疾病或恶性肿瘤的机制还不是很清楚，可能与石棉纤维的形状或表面特征有密切关系。在通过吸入和胸腔植入途径的动物研究发现，癌变受石棉纤维的长度和宽度的影响。因此，纵横径比（长度比宽度）大的长纤维（大于或等于 8μm）与较短（小于或等于 5μm）较粗的石棉纤维相比，其致癌性更强。石棉纤维的粗细随品种而异，其直径大小依次为直闪石＞铁石棉＞温石棉＞青石棉。此外，石棉纤维表面特性及免疫机制也是其致癌的影响因素。温石棉和闪石类石棉均可导致肺癌和间皮瘤，但有证据表明，闪石类石棉更易导致肺癌和间皮瘤。流行病学研究发现，与接触温石棉的工人相比，间皮瘤更容易出现在接触闪石类石棉的工人中。闪石类石棉常见于因间皮瘤死亡而进行尸检的肺组织中，在肺组织中也可以发现石棉小体（铁石棉周围富含铁沉积物，也称为含铁小体或包裹纤维），而且轴心常见的是闪石类石棉。

由于石棉致癌的潜伏期较长，石棉相关间皮瘤及肺癌病例预计将在 21 世纪长期存在。澳大利亚、美国和德国等发达国家执行了全面禁止石棉的政策，因此这些国家间皮瘤的发病率总体呈下降趋势。各国间皮瘤的发病趋势取决于石棉禁令的执行时间。

二、石棉沉着病

石棉沉着病（asbestosis）是在生产过程中长期吸入石棉粉尘所引起的以肺组织弥漫性纤维化为主的疾病。其特点是全肺弥漫性纤维化，是弥漫性纤维化型尘肺的典型代表，不出现或极少出现结节性损害。石棉沉着病是一种发病缓慢的职业性肺疾病，通常需要几年至十几年的石棉粉尘暴露，发病时间主要取决于暴露的强度。石棉沉着病是硅酸盐尘肺中最常见、危害最严重的一种。

（一）发病情况

石棉沉着病的发病率依赖于接触的时间和浓度。在稳定的石棉接触工人群体中，患病率随着接触时间的延长而增加。接触石棉的浓度越高，发生石棉沉着病的周期越短。据估计，当石棉浓度为 50 ~ 99 根 /（cm³·年）时（纤维数 /cm³ × 暴露年限），石棉沉着病的患病率为 2.5% ~ 4.0%；当石棉浓度为 100 ~ 149 根 /（cm³·年），患病率为 6.0% ~ 8.5%。短时期的高浓度暴露也可以导致多年后石棉沉着病的发生。据统计，1990 ~ 2017 年中国人群石棉沉着病的发病数为 36 939 例，死亡数为 6 743 例，石棉沉着病的发病数由 1990 年的 1 047 例上升至 2017 年的 1 942 例，增幅为 85.5%。

（二）病因及发病机制

石棉沉着病是由于石棉纤维沉积于呼吸细支气管和肺泡壁所致。石棉纤维粉尘进入呼吸道后，多通过截留的方式沉积，较长的纤维易在支气管分叉处被截留，直径＜ 3μm 的纤维才易进入肺泡。进入肺泡的石棉纤维大多被巨噬细胞吞噬，＜ 5μm 的纤维可以完全被吞噬。一根长纤维可由两个或多个细胞同时吞噬。吞噬后大部分由黏液纤毛系统排出，部分经由淋巴系统廓清，部分滞留于肺内，还有部分直而硬的纤维可以穿过肺组织达到胸膜。

石棉种类、纤维直径和长度、纤维浓度、接尘时间（工龄）、接触者个人防护、个体差异及工作场所是否混有其他粉尘等是影响石棉沉着病发病的主要因素。较柔软且易弯折的温石棉纤维易被截留于细支气管上部气道并被清除，直且硬的闪石类纤维如青石棉和铁石棉可以穿透肺组织并到达胸膜，导致胸膜疾病。直径＞ 20μm 和直径＜ 5μm 的石棉纤维均能引起肺纤维化。粉尘中含石棉纤维量越高，接触时间越长，吸入肺内纤维越多，越容易引起肺纤维化。石棉沉着病的发病工龄一般为 5 ~ 15 年，少数工人脱离石棉暴露作业后仍可发生晚发型石棉沉着病。此外，个人生活习惯，如吸烟等也与石棉沉着病的发病有关。早期吸入的石棉纤维多停留在呼吸细支气管，仅部分抵达肺泡，穿过肺泡壁进入肺间质被巨噬细胞吞噬，并释放致炎因子和致纤维化因子，引起肺间质炎症和广泛纤维化。石棉纤维可直接刺激纤维母细胞合成并分泌胶原，导致纤维化发生。此外，石棉对肺组织中的巨噬细胞、肺泡上皮细胞、间皮细胞均有毒性作用，可导致肺、胸膜的纤维化。

虽然石棉沉着病的发病机制目前还不清楚，但是在动物实验和人群研究中，已经发现了吸入石棉纤维后的一些病理和生理变化。石棉纤维通过气体交换进入机体后由巨噬细胞摄入，导致炎症介质的释放、炎症的发生并最终形成瘢痕。最后形成的瘢痕无法与其他肺纤维化区别开，除非发现石棉小体，因为石棉小体是石棉的一个接触指标。随着纤维化的进展，正常肺组织遭到破坏。纤维化一般集中在肺的基底部，但也可能会扩散到整个肺部。

（三）病理改变

1. 弥漫性肺间质纤维化 石棉沉着病的主要病理改变是弥漫性肺间质纤维化（diffuse interstitial pulmonary fibrosis）。由于进入呼吸道的石棉纤维易随支气管长轴进入肺下叶，故石棉沉着病的纤维化病变自上而下逐渐加重，双侧下叶尤甚。肺间质纤维化在血管和支气管周围更为明显。随着病变进展，两肺切面上出现粗细不等的灰白色弥漫性纤维化索条和网架，此改变为石棉沉着病的典型病理特征。少数晚期石棉沉着病患者可以出现大块纤维化病变，多发生在两肺下区。

2. 石棉小体 石棉沉着病组织切片中可见长 10～300μm，粗 1～5μm，黄色或黄褐色，呈哑铃状、鼓槌状分节或念珠样结构，铁反应呈阳性的石棉小体。石棉小体是由成纤维细胞等分泌胶原蛋白和黏多糖所形成的薄膜，将石棉纤维包裹而成。其数量多少与肺纤维化程度不一定平行。

3. 胸膜改变 胸膜增厚（pleural thickening）和胸膜斑（pleural plaque）是石棉沉着病的主要病理特征。胸膜斑是由玻璃样变的粗大胶原纤维束在胸膜壁层和（或）脏层局部形成纤维斑片，多见于壁层胸膜。胸壁下后方的外侧面、脊柱旁及膈肌的中心腱为常发部位，可为单侧或双侧。胸膜斑呈灰白或浅黄色，表面光滑，境界清楚，形似胼胝体或软骨，有的可伴钙化。胸膜斑也被看作是接触石棉的一个病理学和放射学标志，它也可以是接触石棉者的唯一病变，可不伴有石棉沉着病。

（四）临床表现与诊断

1. 症状和体征 自觉症状出现较矽肺早，主要为咳嗽和呼吸困难。咳嗽一般为阵发性干咳或伴小量黏液性痰，难以咳出。呼吸困难早期出现于体力活动时，随着病情发展逐渐明显。晚期患者可出现气急、一时性局限性胸痛。并发肺癌或恶性间皮瘤者，有持续性胸痛。

石棉沉着病患者特征性的体征是双下肺区捻发音，也称湿啰音，通常在深吸气后半程闻及，随病情加重，捻发音可扩展至中、上肺区，声音由细小变粗糙。晚期出现杵状指（趾）等体征，伴肺源性心脏病者可有心肺功能不全症状和体征。

2. 肺功能改变 患者肺功能改变出现较早。随病情进展，肺活量、用力肺活量和肺总量下降，呈现出限制性肺通气功能损害，此特征为石棉沉着病典型肺功能改变。弥散量下降也是早期石棉沉着病肺功能损害的表现之一。

X 线胸片可以观察到的主要表现为不规则小阴影和胸膜改变。不规则小阴影是诊断石棉沉着病的主要依据。早期在两侧肺下区近肋膈角出现密集度较低的不规则小阴影，随病情进展，小阴影增多增粗，呈网状并向中、上肺区扩展。胸膜改变包括胸膜斑、胸膜增厚和胸膜钙化。胸膜斑多见于双肺下侧胸壁第 6～10 肋间，也可发生于膈胸膜和心包膜。弥漫性胸膜增厚的 X 线影像呈不规则形阴影，以中、下肺区明显，可有点、片或条状钙化影。晚期石棉沉着病可因纵隔胸膜增厚并与心包膜及肺组织纤维化交错重叠，致心缘轮廓不清，可形成"蓬发状心影"（shaggy heart shadow），此影像是三期石棉沉着病主要诊断依据之一。

晚期石棉沉着病患者并发呼吸道及肺部感染较矽肺多见，但合并结核者比矽肺少。由于反复感染，往往可致心力衰竭。石棉沉着病患者并发肺源性心脏病的概率较矽肺患者高，且较为严重。肺癌和恶性间皮瘤是石棉沉着病的严重并发症。

在长期低水平暴露的弥漫性肺间质纤维化病例中，需要排除其他疾病。包括常见的间质肺炎导致的特发性肺纤维化、结缔组织疾病引起的肺间质性病变及脂质性肺炎，所有这些疾病均可出现下肺区的不规则阴影改变。如果主要表现为结节型的阴影，应该考虑可能是二氧化硅粉尘或煤尘引起的改变。

肺功能检测有助于衡量肺功能障碍等级和受损程度。石棉沉着病患者的肺活量、功能残气量、肺总量、肺组织弥散能力都下降。在病程早期，运动时动脉压可能降低。二氧化碳交换通常不会受到影响。即使没有吸烟，也可能发生阻塞性肺功能损害。石棉沉着病患者最常见的改变是限制性和阻塞性肺部功能损害同时存在的混合性肺功能改变。这些改变和病理学改变是一致的，石棉沉着病早期病理表现为细支气管周围的纤维化，后期呼吸道出现扭曲变形。

石棉沉着病的诊断主要根据可靠的石棉粉尘接触史，以技术质量合格的 X 线高千伏或数字化摄影（DR）后前位胸片表现为主要依据，结合工作场所职业卫生学、尘肺流行病学调查资料和职业健康监护资料，参考临床表现和实验室检查，排除其他类似肺部疾病后，对照尘肺病诊断标准，方可诊断。石棉沉着病的分期依据我国《职业性尘肺病的诊断》（GBZ 70—2015）的职业卫生标准。

三、石棉所致肿瘤

（一）间皮瘤

恶性胸膜间皮瘤是一种病因、诊断、管理和预防都很独特的癌症。它最常发生于胸膜，较少发生在腹膜，鞘膜或心包则更少见。几乎所有的病例都与石棉接触有关。目前间皮瘤在世界各地的发病率呈上升趋势。间皮瘤是一种长潜伏期疾病，从首次接触石棉到确诊，一般需要 20 ~ 60 年。间皮瘤常见临床表现是胸腔积液（95% 的患者出现）、胸部疼痛、呼吸困难（40% ~ 70% 的患者出现）。间皮瘤患者还可出现腹水或肠梗阻。X 线胸片和 CT 显示患者胸膜透光度下降。患者明确而详细的职业和环境石棉接触史对于间皮瘤的诊断非常重要。病理诊断方法包括胸腔积液或腹水细胞学检测、穿刺活检、胸腔镜或开胸手术进行胸膜活检。

1. 发病情况　据 ILO 和 WHO 估计，北美、西欧、日本、澳大利亚和新西兰每年新发间皮瘤例数约为 10 000 例，其他地区每年新发病例可能更多。美国每年新发病例约 3000 人。90% 以上的病例发生在胸膜，10% 以下的病例发生在腹膜。男性发病率比女性高 5 ~ 6 倍，均呈现不断上升的趋势。全球范围内新确诊的间皮瘤患者从 1990 年的 19 072 例增加到 2019 年的 34 511 例。1990 年间皮瘤导致全球 15 385 人死亡，而在 2019 年死亡人数增至 29 521 人。据 ILO 估计，就目前发生的病例来看，20 世纪和 21 世纪石棉有关间皮瘤的全球总负担为 200 万例。尽管针对间皮瘤新疗法的研究很活跃，但目前仍缺乏有效的治愈方法，因此间皮瘤的致死率极高。首次诊断后患者生存时间中位数一般为 6 个月。腹膜间皮瘤比胸膜间皮瘤预后差，肉瘤和混合细胞间皮瘤比上皮细胞间皮瘤预后差。

2. 病因及发病机制　几乎所有的间皮瘤病例都是由于接触石棉或毛沸石（纤维状的沸石）而引起的。虽然间皮瘤的发生还没有确定阈值，但间皮瘤的发病率与石棉接触有剂量反应关系。如果存在一个背景发病率，在完全没有石棉暴露的情况下，人群发病率将远远低于 1/100 万。

青石棉、铁石棉和温石棉的暴露均可导致间皮瘤，有证据表明青石棉和铁石棉致间皮瘤的能力强于温石棉。石棉引起间皮瘤的发病机制仍未完全阐明。目前公认石棉参与了间皮瘤发生和促进 / 增殖发展阶段。

3. 预防　由于不同类型石棉导致的间皮瘤的病因均不相同，没有绝对安全的接触阈值，也没有安全的工业石棉替代品可用，所以理论上的预防措施是消除所有的石棉暴露。所有欧盟国家、澳大利亚、新西兰、瑞士、阿根廷、智利、巴西的某些州、大多数东欧国家、部分阿拉伯国家等40多个国家和地区正在通过禁止或淘汰任何形式石棉的应用来减少或消除石棉暴露。20世纪80年代中期以后，大多数国家已经禁止青石棉和铁石棉的使用。美国每年使用约12 000吨石棉，主要是应用于垫圈、屋顶材料、摩擦产品（如刹车片），美国正在考虑通过联邦立法来禁止在新产品中一切形式的石棉使用。

（二）肺癌

石棉是公认的致癌物，石棉纤维在肺中沉积可导致肺癌。石棉可致肺癌已由IARC确认。石棉接触者或石棉沉着病患者的肺癌发病率显著增高。在发达国家，肺癌是石棉致死的主要原因，也是石棉引发的主要公共卫生问题。石棉接触工人的肺癌死亡率高达20%。石棉诱发肺癌的潜伏期一般是15～20年。石棉引发肺癌的组织学类型以外周型腺癌多见，且常见于两肺下叶的纤维化区域。

石棉粉尘的接触量、石棉纤维的类型、工种、吸烟习惯和肺内纤维化均是影响肺癌的发病因素。石棉的致癌作用主要包括以下几个方面：石棉纤维的特殊理化性质；吸附于石棉纤维的多环芳烃物质；石棉中混杂的某些稀有金属或放射性物质；吸烟的协同作用。

石棉引起的肺癌发病与吸烟之间存在显著关联，石棉暴露的吸烟者罹患肺癌的相对风险比从未吸烟的非石棉暴露受试者高50～100倍。研究表明，石棉纤维可增加肺上皮细胞对多环芳烃（香烟烟雾中最典型的致癌物之一）的摄取和代谢。此外，香烟烟雾会增加石棉纤维与肺上皮细胞的结合。肺上皮细胞遗传受损，部分受损细胞恶性化，恶性细胞在不同时间增殖，伴随着正在发生（或可能受损）的DNA修复过程，激活癌基因并灭活抑癌基因。机体往往通过细胞凋亡、坏死和免疫手段清除发生癌变的细胞。纤维以不同的速率被清除，如果继续暴露，它们将继续沉积在肺部。香烟烟雾的成分会损害上呼吸道微粒（包括石棉纤维）的清除。纤维越多，组织中自由基越多，细胞发生基因损伤和异常增殖的可能性就越大。还有研究发现石棉所致肺癌的发病机制可能基于石棉诱导的转化生长因子（TGF）-β途径介导上皮细胞间质转化诱发肿瘤。

接触石棉的吸烟者罹患肺癌的风险大大增加。因此，对接触石棉的工人，一个最切实可行、最有希望降低极高患癌风险的方法就是戒烟。尽管目前可通过检测遗传标志物和表面抗原的方法对癌症进行早期临床识别，但由于其成本昂贵且耗时的缺点，将该方法应用到数百万名石棉暴露工人（在职和退休）中仍然难以实现。石棉暴露工人的肺癌潜伏期似乎与非石棉暴露工人相似，发病率在60岁左右达到峰值。戒烟能够较大程度降低石棉暴露人员的患癌风险，促使石棉暴露人员戒烟是公共卫生干预措施的优先事项。类似的风险降低策略也适用于旁观者和家庭接触群体，以及较少接触含石棉建筑的人员。

医疗人员可对相关职业暴露的人群宣讲香烟烟雾对机体的影响，如吸烟可以引起的慢性支气管炎和肺气肿，并强调与石棉暴露相结合时更高的癌症风险，劝诫工人戒烟。在过去的几十年中，石棉暴露量逐步减少，戒烟可以大大降低数百万人因多年前的暴露而患肺癌的风险，从而改善公共卫生状况，降低医疗和社会成本。

四、石棉相关的胸膜疾病

石棉纤维可导致三种胸膜疾病：胸膜渗出、胸膜斑/胸膜增厚、弥漫性胸膜增厚。

（一）发病情况

所有职业接触石棉的群体（直接接触或者操作过程中间接接触）都有发生石棉有关的胸膜疾病的风险。石棉引起的胸膜渗出多发生于首次接触石棉的 10 年内。职业人群首次接触石棉到胸膜斑块的出现，平均潜伏期约为 20 年，其发生主要取决于石棉接触的浓度和时间。当接触石棉 40 年以上，胸膜斑的发生率可高达 80%。随着时间的推移，胸膜斑块往往会发生钙化。

（二）发病机制及病理改变

石棉导致胸膜疾病的确切发病机制尚不清楚。胸膜斑为散在的、分布于胸膜壁层的灰白色区域（很少发生于脏层胸膜）。显微镜下，它们是由无细胞结构的胶原蛋白交织在正常组织和间皮细胞的重叠层之间。石棉小体是不可见的，但可通过电子显微镜和微量分析判断是否有石棉纤维。石棉相关的弥漫性胸膜增厚的病理基础是脏层胸膜纤维化及增厚，并常与壁层胸膜融合。弥漫性胸膜增厚可能是由于石棉引起的胸腔积液、肋膈角变钝及弥漫性脏层纤维化导致的常见后遗症。

（三）胸膜渗出

通常在接触石棉 10 年内的患者胸腔出现良性渗出性积液。胸腔积液量通常很小，但也可能达几升。一般来说，渗出性积液一年内得到治疗不会遗留后遗症，但积液可能导致肋膈角变钝或弥漫性的脏层胸膜增厚。渗出液多为无菌渗出液如血清。如果胸腔积液过多，导致肺不张或者导流受限，或伴有实质性疾病，肺功能将会受到影响。胸膜渗出的诊断应建立在石棉接触史、胸腔穿刺检查的基础上，并且排除其他原因导致的胸腔积液（通常需要胸膜活检）及 3 年内没有发现恶性肿瘤的证据。主要的鉴别诊断是恶性间皮瘤、肺癌和转移性癌。

（四）胸膜斑 / 胸膜增厚

双侧胸膜增厚是既往有石棉接触史的重要标志。通常机体无明显症状，除非出现其他呼吸道异常或胸膜斑块增大。多数斑块发生在膈胸膜中部，在第 7 ～ 9 肋骨后外侧胸壁。斑块可发生钙化，沿外侧壁或隔膜出现，亦可沿纵隔及左心边缘钙化。常规 X 线胸片通常难以检出胸膜斑，可运用 CT 检出常规 X 线胸片中未看到的胸膜斑，并有助于区别胸腔结节和实质结节的位置。胸膜斑通常在没有肺间质性疾病的情况下单独出现。散在的胸膜斑鉴别诊断是很困难的，这些斑块可以发生于间皮瘤（良性或恶性纤维性间皮瘤）、转移癌、淋巴瘤或骨髓瘤中。

频繁接触石棉可以导致双侧斑块，因此，如果出现单侧斑块就应该考虑其他病因。既往外伤史是除石棉沉着病外最常见的导致胸膜斑的病因。创伤常可导致单侧散在的胸膜增厚，创伤或感染也可以导致胸膜钙化。肋骨骨折、放射治疗、硬皮病、慢性矿物油吸入也可以出现胸膜斑。

（五）弥漫性胸膜增厚

弥漫性胸膜增厚是脏层胸膜增厚的结果，与上述提到的壁层胸膜斑是不同的。发生轻度的弥漫性胸膜增厚时，患者通常没有明显临床症状。如果胸膜增厚是广泛性的，那么患者吸气时可能会出现呼吸困难和胸部不适。X 线胸片中，弥漫性增厚通常会累及肋膈角，出现边界的模糊。比起局部斑块，弥漫性胸膜增厚更少出现钙化。肺功能检查可能为正常，或者表现为限制性肺活量下降。当肺容量得到矫正以后，弥散能力也会正常。肺实质没有明显纤维化，但有弥漫性胸膜疾病也可能引起严重的肺部损伤，甚至呼吸衰竭。

石棉相关的胸膜疾病中，散在胸膜斑比弥漫性胸膜增厚更具有特异性。某些疾患也可能导致弥漫性胸膜增厚，如感染（结核病或其他细菌感染）、结缔组织病特别是硬皮病、类风湿关节炎、系统性红斑狼疮和罕见的肉瘤、尿毒症或药物反应等。

（陈　杰）

第四节　煤工尘肺

从 17 世纪中叶开始，煤矿工人的肺病就已成为公认的职业损害。1942 年，英国医学研究委员会的工业肺病委员会建议以"煤工尘肺"（coal worker's pneumoconiosis，CWP）一词来命名煤矿工人所患的尘肺病。

一、定义和分类

煤工尘肺是指煤矿作业工人长期吸入生产性粉尘所引起的尘肺的总称。国际上常依据 X 线胸片呈现的病理状态对煤工尘肺进行分类。X 线胸片上只有小阴影的煤工尘肺被称为慢性或单纯性煤工尘肺，X 线胸片上出现直径超过 1cm 的大阴影的煤工尘肺被称为复杂性煤工尘肺。在我国通常以致病煤尘的性质对煤工尘肺进行分类。岩石掘进工人接触岩石粉尘（粉尘中游离 SiO_2 含量都在 10% 以上），其所患尘肺为矽肺，发病工龄为 10 ~ 15 年，病变进展快，危害严重，占煤工尘肺患者总数的 20% ~ 30%。采煤工作面的工人主要接触单纯性煤尘（煤尘中游离 SiO_2 含量在 5% 以下），其所患尘肺为炭末沉着病（anthracosis），发病工龄多在 20 ~ 30 年以上，病情进展缓慢，危害较轻。既在岩石掘进工作面也在采煤工作面工作过的工人，他们接触煤硅尘或既接触硅尘又接触过煤尘，这类尘肺称为煤硅肺（anthracosilicosis），是我国煤工尘肺最常见的类型，发病工龄多在 15 ~ 20 年，病情发展较快，危害较重。

二、暴露情况

在煤矿井下作业，露天煤矿开采、掘进和选煤作业中均存在煤矿粉尘暴露。在采煤工作面和选煤厂工作的工人暴露于可吸入煤尘的浓度最高，因此煤工尘肺发生率最高。采煤工种和采矿方法是工人粉尘暴露的主要决定因素。在煤矿开采工作场所中出现的有害粉尘不仅只有煤尘一种。一般情况下，在采煤工作面作业的采煤工，掘进工和煤矿支护工的粉尘暴露水平最高。由于掘进工暴露于大量游离二氧化硅粉尘，所以患矽肺的风险明显增高。露天矿工的粉尘暴露水平通常较低，井下作业比露天作业粉尘暴露浓度高，但某些地面工作如钻井，在粉尘控制措施缺失或无效的情况下，工人仍可能会大量接触二氧化硅粉尘，因此钻井工人患矽肺的风险较高。

三、发病情况

煤工尘肺的患病率随着粉尘暴露浓度和接尘工龄的增加而升高，不同煤种也导致了患病率的差异。数据显示，美国矿工接触美国职业卫生限值要求的 $2.0mg/m^3$ 煤尘，经过 35 年的职业暴露，6.2% 的矿工将罹患单纯性煤工尘肺，0.4% 的矿工发展成为进行性大块纤维化（PMF）。在我国，煤工尘肺的发病情况因开采方式不同有很大差异。露天煤矿工人的尘肺患病率较低，井下开采工作面的粉尘浓度和粉尘分散度通常高于露天煤矿，煤工尘肺患病率和发病率均较高。我国地域广大，地层结构复杂，各地煤工尘肺患病率有很大差异，为0.92%～24.1%，其中矽肺占11.4%、煤硅肺占87.6%、炭末沉着病仅占1.0%。

四、病　因

煤工尘肺的病因是暴露于可呼吸性煤矿粉尘。可呼吸性粉尘是指粒径＜5μm能沉积在终末支气管或者肺泡的粉尘。煤工尘肺的表现在个体之间可能有很大差异，具体取决于煤矿粉尘的成分和暴露时间，以及个体相关因素。煤矿粉尘是混合性的粉尘，其主要成分是煤尘。纯碳是煤的主要成分，在很大程度上是惰性的。然而，加工煤的理化性质很复杂，包括具有促炎和致癌特性的有机和无机污染物，如二氧化硅、铁、镉、铅、高岭土、黄铁矿和多环芳烃。这些污染物的性质和暴露程度，以及碳颗粒的物理性质，对患尘肺的风险有很大影响。硅尘是煤矿粉尘中最常见的成分，经常存在于与煤矿开采相关的粉尘中。在某些采矿工种，如地面钻探和井下顶板支架安装等可能接触到高浓度的硅尘，增加了患矽肺（见矽肺）的危险。在肺脏的尸检或组织活检中，有时可见炭末沉着病和矽肺共存。煤工尘肺和矽肺在X线胸片的表现实际上是相同的，通常无法通过胸片来区分这两种疾病。

煤工尘肺是由长时间接触煤矿粉尘导致肺部促炎和促纤维化相关信号通路激活时发生的异常修复过程引起的。粉尘的积聚最初发生在呼吸道细支气管壁，血管外膜和支气管肺泡管中。充满粉尘的巨噬细胞积聚在气道壁上，特别是在其分叉处和邻近的肺泡中。当细胞接受煤矿粉尘刺激时，由于颗粒的物理刺激或是细胞毒性作用会促使细胞释放促炎和促纤维化介质进而导致纤维化相关信号通路的激活，随着炎症介质释放的增加和纤维组织的持续沉积，病变部位发展为较致密圆形的结节和弥漫性纤维化，并可能导致中心性肺气肿。随着病变发展，大量的煤尘、淋巴细胞、吞噬了粉尘的巨噬细胞、网状蛋白和胶原蛋白可能汇聚形成早期进行性大块纤维化（PMF）区域，在胸部X线检查中表现为大的圆状阴影。

五、病理改变

进入机体的细小煤尘被巨噬细胞吞噬。这些细胞和尘粒在肺泡内或肺泡附近沉积下来。可能出现病理性纤维灶和小范围肺气肿。这些出现异常的区域称为煤斑。某些病例可见一些包含巨噬细胞的结节及大量的纤维组织。这些小的病灶融合成块就形成了大块损害，也就是PMF。一般情况下，融合的小结节会引起肺组织明显的损害。

煤工尘肺的病理改变随吸入的硅尘与煤尘的比例不同而有所差异，除了凿岩工所患矽肺外，基本上属混合型，多兼有间质弥漫性纤维化和结节型两者特征。主要有如下病理改变。

（一）煤斑

煤斑又称煤尘灶，是煤工尘肺最常见的原发性特征性病变，是病理诊断的基础指标。肉眼观察：呈灶状，色黑，质软，直径2～5mm，边界不清，多在肺小叶间隔和胸膜交角处，表现为网状或条索状。镜下所见：煤斑是由很多的煤尘细胞灶和煤尘纤维灶组成。煤尘细胞灶是由煤尘及尘细胞（吞噬了煤尘的巨噬细胞），聚集在肺泡、肺泡壁、细小支气管和血管周围形成。随着病灶的发展出现纤维化，早期以网状纤维为主，晚期可有少量的胶原纤维，构成煤尘纤维灶。

（二）灶周肺气肿

灶周肺气肿是煤工肺尘埃沉着病理的又一特征。常见的有两种：一种是局限性肺气肿，为散在分布于煤斑旁的扩大气腔，与煤斑共存；另一种是小叶中心性肺气肿，在煤斑中心或煤尘灶周边，有扩张的气腔，居小叶中心。病变进一步进展，可形成全小叶肺气肿。

（三）煤硅结节

肉眼观察呈圆形或不规则形，大小为 2 ～ 5mm 或稍大，色黑，质坚实。镜下观察：典型煤硅结节由旋涡样排列的胶原纤维构成，可发生透明性变，胶原纤维之间有煤尘沉着，周边有大量尘细胞、成纤维细胞、网状纤维和少量的胶原纤维，向四周延伸呈放射状；非典型煤硅结节无胶原纤维核心，胶原纤维束排列不规则并较为松散，尘细胞分散于纤维束之间。部分吸入含高浓度游离二氧化硅粉尘者，也可见典型硅结节。

（四）弥漫性纤维化

在肺泡间隔、小叶间隔、小血管和细支气管周围及胸膜下，出现程度不同的间质细胞和纤维增生，并有煤尘和尘细胞沉着，间质增宽。晚期形成粗细不等的条索和弥漫性纤维网架，肺间质纤维增生。

（五）大块纤维化

大块纤维化又称为进行性大块纤维化（progressive massive fibrosis，PMF），是煤工尘肺晚期的一种表现，但不是晚期煤工尘肺的必然结果。肺组织出现 2cm×2cm×1cm 的一致性致密的黑色块状病变，多分布在两肺上部和后部，右肺多于左肺。病灶多呈不规则形，边界清楚。镜下分两种类型：一种为弥漫性纤维化，在大块纤维中及其周围有很多煤尘和尘细胞，见不到结节改变；另一种为大块纤维化病灶中可见煤硅结节。有时在团块病灶中见到空洞形成，洞内积储墨汁样物质，周围可见明显代偿性肺气肿，在肺的边缘也可发生边缘性肺气肿。

（六）含铁小体

煤矿工人尸检肺组织中可见含铁小体，检出率为 83.8%。光镜下含铁小体普鲁士蓝铁染色呈阳性，在肺内分布广泛，多游离存在。无尘肺者含铁小体检出率与平均数明显低于尘肺者，且随着病变加重，含铁小体的数量有增加的趋势。含铁小体主要以 Al、Si、K、S、Ca、Fe 为主，其构成与尘肺肺组织的灰分元素一致，也称煤小体。在煤矿粉尘游离 SiO_2 含量相近的情况下，含铁小体越多，引起的病变越重。

六、临床表现

（一）症状、体征和肺功能改变

煤工尘肺早期通常无症状，一般在并发支气管或肺部感染时会出现呼吸系统症状和体征，如气短、胸痛、胸闷、咳嗽、咯痰等。煤工尘肺患者由于广泛的肺纤维化，呼吸道狭窄，特别是由于肺气肿，导致肺通气功能、弥散功能和毛细血管气体交换功能减退或障碍。

（二）X 线胸片

X 线胸片上的主要表现为圆形小阴影、不规则形小阴影和大阴影，还有肺纹理和肺门阴影的异常变化。

1. 圆形小阴影　煤工尘肺 X 线表现以圆形小阴影较为多见，多为 p、q 类圆形小阴影。圆形小阴影的病理基础是硅结节、煤硅结节及煤尘纤维灶。掘进作业工人，接触含游离二氧化硅较高的混合性粉尘，以典型的小阴影居多；采煤作业为主的工人，接触煤尘并混有少量岩尘所患尘肺，胸片上圆形小阴影多不太典型，边缘不整齐，呈星芒状，密集度低。

2. 不规则形小阴影　较圆形小阴影少见。多呈网状，有的密集呈蜂窝状，病理基础为煤尘灶、弥漫性间质纤维化、细支气管扩张、肺小叶中心性肺气肿。

3. 大阴影　矽肺和煤硅肺患者 X 线胸片上可见到大阴影，大阴影多是由小阴影增大、密集、融合而形成；也可由少量斑片、条索状阴影逐渐相连并融合呈条带状。周边肺气肿比较明显，形成边缘清楚、密度较浓、均匀一致的大阴影。炭末沉着病患者中大阴影罕见。

此外，煤工尘肺的肺气肿多为弥漫性、局限性和泡性肺气肿。泡性肺气肿表现为成堆小泡状阴影，直径为 1 ~ 5mm，即所谓"白圈黑点"。肺纹理增多、增粗、变形、紊乱；肺门阴影增大，密度增高，有时可见到淋巴结蛋壳样钙化或桑葚样钙化阴影；可见肋膈角闭锁及粘连。

七、诊　　断

我国煤工尘肺按《职业性尘肺病的诊断》（GBZ 70—2015）进行诊断和分期。

ILO 提出和推及一套 X 线胸片的经典分类方法，可对包括煤工尘肺在内的各种肺尘埃沉着病进行识别和归类。该方法根据 X 线胸片上阴影的形状、大小、位置和密集度对阴影进行了分类。密集度是通过将工人的胸片与 ILO 的标准片相比较确定的，具体方法是按照阴影的密集度从小到大的顺序将其分为 0、1、2、3 级，然后将胸片与标准片比较，与标准片最为接近的级别就是相应胸片的分级。如果片子的密集度在两级别的交会处，则同时记录下来，把其中最可能的级别写在前面。

ILO 建立 X 线胸片分类系统是为了统一阅读和解释那些在健康监护和流行病学过程中收集到的大量胸片。在美国，阅片者需参加阅片方法的培训并通过美国 NIOSH 认可的阅片技能测试后，能获得相应资质。

煤工尘肺有着典型的病理特征。在尸检或活检中能见到这些病理特征。组织活检不应作为常规的诊断方法，仅适用于一些特殊情形，比如个体暴露充分，临床上怀疑为肿瘤性疾病，但不能确诊。在评估矿工的肺部异常时，应同时关注已在煤矿工人中发现的由异质性煤尘引起的广泛肺部疾病，以及其他与采矿相关的肺部疾病，尤其是在与阻塞性肺病或肺纤维化的鉴别诊断时。

八、类风湿性尘肺结节（Caplan 综合征）

1953 年，Caplan 描述了患有类风湿关节炎的威尔士煤矿工人胸部 X 线片中多个肺外周结节的发生。在 14 000 名煤矿工人中，有 51 人患有类风湿关节炎，其中 13 人观察到更大更明确的肺结节，此外还有很少的典型小矽肺结节。Caplan 指出，并非所有胸部 X 线片检查有特征性结节的矿工都有类风湿关节炎，但他们中的许多人在肺部病变发生 10 年后就患上了关节炎。他最初提出了结节的感染性（结核性）病因。在 Caplan 观察 2 年后，又报告了几例"类风湿尘肺"伴有结核病，并且假设患者对"感染性肺尘埃沉着病"中产生的胶原蛋白反应异常。但结核性风湿病和结核性肺尘埃沉着病的概念在接下来的几年中被遗忘。后来，Caplan 综合征的概念扩大到包括暴露于其他无机粉尘，如来自采矿、石棉和其他来源以外的二氧化硅。

类风湿性尘肺结节（又称 Caplan 综合征）是指煤矿工人中类风湿关节炎的患者，在胸部

X线片中出现密度高而均匀、边缘清晰的圆形块状阴影，是煤矿工人尘肺的并发症之一。病因尚不十分清楚，但与类风湿关节炎有较密切的关系，两者病因可能是一致的。

由于在有或没有粉尘暴露的类风湿关节炎患者中都有肺结节的报道，因此只有显示与未暴露的对照组相比，粉尘暴露受试者的肺结节患病率增加的流行病学数据才能证明粉尘暴露与结节之间存在关联。由于Caplan综合征的影像学表现是典型的，但不是特异性的，因此可以假设流行病学研究中Caplan结节与PMF之间存在重叠，与有粉尘暴露史的患者或未患尘肺的矿工相比，炎风湿关节炎和类风湿因子在Caplan综合征和PMF受试者中更常见，这些发现加强了上述假设。因为肺结节的发生极为罕见，队列研究很难进行，可以考虑病例对照研究。理想情况下，应比较有肺结节和无肺结节的受试者的粉尘暴露情况，并确定与类风湿关节炎的关系。然而，这样的研究必须有足够数量的受试者，这也一直是相关研究的难题。

Caplan综合征的病理特征是在轻度尘肺的基础上出现类风湿性尘肺结节，其早期为胶原纤维增生，很快转为特异性坏死，围绕坏死的核心发生成纤维细胞炎性反应而形成类风湿肉芽肿。大结节一般由数个小结节组成，每个结节轮廓清楚，最外层被共有的多层胶原纤维所包绕。病理检查结节直径在3～20mm。结节切面呈一种特殊的明暗相间的多层同心圆排列。浅色区多为活动性炎症，而深色区则为坏死带，较深色区多是煤尘蓄积带。X线表现为两肺可见散在的圆形或类圆形、密度均匀的结节，直径在0.5～5cm，没有特定的肺区分布，多发或单发。应注意与结核球、转移性肺癌、三期尘肺等病相鉴别。

尽管有明确的描述和临床表现，尘肺、类风湿关节炎和Caplan综合征肺部变化之间的发病机制和因果关系仍不确定，相关过程的病理生理学仍未确定。目前尚不清楚矽肺是否使某些人易患自身免疫病，或者自身免疫病是否可能使某些人易患矽肺。个人易感性问题仍未得到解答。因此，关于Caplan综合征，有两个重要问题有待回答：①预先存在的类风湿关节炎是否增加了尘肺的易感性和（或）影响易感个体肺尘埃沉着病病程；②二氧化硅是否会诱发类风湿关节炎和（或）其他自身免疫病。

除了粉尘暴露与Caplan综合征之间普遍接受的因果关系之外，越来越多的证据表明，一般自身免疫病与二氧化硅暴露之间存在因果关系。这增加了Caplan综合征与二氧化硅暴露之间联系的合理性。美国胸科学会的一份声明得出结论，类风湿关节炎和二氧化硅暴露之间的因果关系是合理的，但该结论仍需要更多的研究加以证实。

Caplan综合征的肺结节无症状，不需要治疗，除非出现并发症，如在空洞性病变破裂进入胸膜腔后。无论Caplan综合征如何，类风湿关节炎的治疗应根据当前的风湿病学指南进行。目前，抗肿瘤坏死因子治疗广泛用于类风湿关节炎。但几乎没有研究评估这种治疗对Caplan综合征患者的影响。一方面，结核病也可能是抗肿瘤坏死因子治疗的并发症；另一方面，矽肺同样大大增加了结核病感染的风险。因此，应该对Caplan综合征患者进行非常彻底的潜伏性结核感染筛查并在治疗期间开始密切随访。

九、预防与管理

煤工尘肺的一级预防通过减少煤尘暴露来实现。减少煤尘暴露的具体措施有加强通风和控制粉尘浓度。严格执行粉尘职业卫生接触限值能有效地控制粉尘。无论是露天还是井下作业都应该采用切实可行的、有效的控制粉尘的工程措施。现阶段预防工作的重点主要集中在控制煤尘中的"可吸入性粉尘"部分（直径<10μm），因为可吸入性粉尘可导致煤工尘肺。在美国，粉尘的职业接触限值是个体采样的时间加权平均浓度2.0mg/m³。美国NIOSH推荐

的预防方法是将可吸入性煤尘的接触限值定为 1.0mg/m³，把可吸入性硅尘的接触限值确定为 0.05mg/m³。仅降低粉尘中的可吸入部分不足以控制由于接触煤矿粉尘导致的其他肺部疾病，因为大颗粒粉尘也可导致肺部疾病。

在我国，2015 年国家煤矿安全监察局于《煤矿作业场所职业病危害防治规定》（第 73 号）中将煤矿粉尘的职业接触限值定为游离 SiO_2 含量≤ 10% 的煤尘，呼吸性粉尘浓度为 2.5mg/m³；游离 SiO_2 含量分别为 10%～50%、50%～80%、≥ 80% 的岩尘，呼吸性粉尘浓度分别为 0.7mg/m³、0.3mg/m³、0.2mg/m³。

为了确保一级预防工作有效预防疾病，二级预防（早期筛查以发现疾病）应成为综合预防医学系统的组成部分。对于煤矿工人来说，定期健康检查是早期通过放射影像学识别疾病和（或）呼吸系统障碍的关键，此时可以采取措施防止疾病出现更严重的表现。NIOSH 自 1970 年以来一直管理该计划，现在称为煤炭工人健康监测项目（coal workers' health surveillance program，CWHSP）。

完全停止煤尘接触后，煤工尘肺未能得到恢复或改善。已患病工人的预防措施（三级预防）与所有肺部疾病患者的预防措施是一样的，即脱离接触；增强抗流感和肺部感染的免疫力；尽早发现和治疗感染；教育患者提高自我保健、护理意识；做分级锻炼及考虑运用诸如支气管扩张剂的药物治疗。与采矿有关的肺部疾病没有特定的治疗药物。通常只能针对特定的症状进行对症治疗，如使用支气管扩张剂治疗阻塞性肺疾病或补充供氧治疗低氧血症。对于有症状的个体，建议避免进一步暴露于呼吸危害，尤其是烟草烟雾。对于有症状的患者，应考虑肺康复。肺移植在美国的手术频率越来越高，但不应作为尘肺病治疗的选择。全肺灌洗可去除在肺内沉积的矿物粉尘，但没有证据表明肺灌洗对改善肺功能，特别是对肺纤维化有明确的治疗效果，全肺灌洗不应作为尘肺病的常规治疗方法。

煤工尘肺可能会在矿工脱尘数年后进展或初次诊断。同样，在停止矿尘暴露后，有的矿工的生理异常指标可能出现或恶化。因此，对于离岗的煤矿工人需要持续随访，以监测疾病的发生或进展。

（陈　杰）

第五节　有机粉尘及其所致肺部疾患

有机粉尘（organic dust）是指在空气中飘浮的有机物颗粒，包括植物、动物和微生物源性的颗粒与微滴。随着工、农业生产的发展，特别是近代农业大规模集约经营和专业化生产，如以大规模集约化畜禽类圈养代替家庭分散养殖，以农产品为中心的多种经营代替单一的粮食型农业生产，由多季节的大棚种植代替单一的季节性大田生产作业等，使工、农业生产作业环境中有机粉尘的暴露更为复杂。动、植物性有机粉尘种类繁多、成分复杂，并常常夹杂微生物源性具有不同生物学作用的多种致病性有机物质、动物蛋白、排泄物及无机物等。虽然有机粉尘所致疾病或症状是一般人群中常见的，特异性不强，但其引起的病变和对人体的危害程度差别很大。有机粉尘主要引起呼吸系统疾病，包括呼吸系统急慢性炎症、慢性阻塞性肺疾病、支气管哮喘、职业性过敏性肺炎、有机粉尘毒性综合征、职业性棉尘病等。

一、有机粉尘的来源和分类

有机粉尘的来源主要为工业生产、农业生产及废物处理等，如谷物、庄稼和稻草收割加工、农产品运输储藏、家禽家畜饲养、茶叶生产加工、烟草加工、奶制品生产加工、木材砍伐和加工、棉麻丝绸等纺织、羽毛和皮毛加工、动物屠宰和加工、食品调味品制作、垃圾堆放处理等。有机粉尘的种类主要分为植物性粉尘、动物性粉尘和人工合成有机粉尘。

（一）植物性粉尘

在工、农业生产过程中处理植物时，由植物本身及其破碎所形成的粉尘，均属植物性粉尘。主要类型如下：

1. 谷物粉尘 小麦、稻谷、玉米、高粱等在加工、运输、储藏及饲料加工等过程中产生的粉尘。

2. 植物纤维尘 棉、亚麻、黄麻、大麻等在原棉原麻分选、梳棉、梳麻和纺织过程中产生的粉尘。

3. 木粉尘 木材在锯、磨、钻、铣、刻和砂磨等加工过程中产生的粉尘。

4. 茶叶粉尘 红茶、绿茶和茶砖等在茶叶烘干、分、风选和包装等加工过程中产生的粉尘。

5. 蔗渣粉尘 蔗渣加工使用等过程中产生的粉尘。

6. 烟草粉尘 烟叶的解包、烘丝、抽梗、卷烟等加工过程中产生的粉尘。

（二）动物性粉尘

动物性粉尘是指动物皮毛、毛纺、羽毛、骨质、蚕丝等加工过程中及动物饲养、屠宰中所产生的粉尘。主要类型如下：

1. 皮毛粉尘 生产皮衣、皮帽、梳毛、磨皮、剪裁、缝制等加工过程中产生的粉尘；羊毛等纺织加工中产生的粉尘。

2. 丝尘 蚕丝的选茧、打棉、选丝、缫丝和纺织等过程中产生的粉尘。

3. 含动物蛋白、血清蛋白等粉尘 奶制品生产加工、家禽家畜饲养及动物排泄物、垃圾处理、动物屠宰及加工过程中产生的粉尘。

4. 其他动物性粉尘 猪鬃粉尘、羽毛粉尘、角质粉尘、骨质粉尘等。

（三）人工合成有机粉尘

人工合成有机粉尘是指在有机染料、塑料、合成橡胶及合成纤维等生产过程中产生的粉尘。有机人工合成材料已广泛用于工农业生产、国防军工和日常生活的各个领域，品种与产量迅速增加，所产生的人工合成有机粉尘接触机会与接触人数亦不断增多，其职业危害日益受到重视。

1. 合成纤维粉尘 化学合成纤维已有数十种，主要有涤纶（聚酯纤维）、锦纶（聚酰胺纤维）、腈纶（聚丙烯腈纤维）、维纶（聚乙烯醇纤维）、氯纶（聚氯乙烯纤维）等。

2. 合成树脂粉尘 有酚醛树脂粉尘、聚氯乙烯树脂粉尘等。

二、有机粉尘所致的肺部疾患

在自然界及生产加工过程中，无论是植物性粉尘或是动物性粉尘，都易受到微生物的污染。所以机体所暴露的有机粉尘是包括有机粉尘颗粒或片段、无机物、细菌和真菌等微生物及其毒性产物、动物异种蛋白、畜禽类排泄物等的混合性粉尘。其中细菌或真菌及其产生的内毒素、1-3-β-D- 葡聚糖、真菌孢子、细菌蛋白酶及动物蛋白等研究较多，是有机粉尘引起呼吸道炎症或过敏性呼吸系统疾病的主要病因。

（一）职业性过敏性肺炎

职业性过敏性肺炎（occupational hypersensitivity pneumonitis，OHP）是指劳动者在职业活动中，短时间或反复多次吸入生物性有机粉尘（主要包括细菌真菌的抗原及动植物蛋白）或特定的化学物质（主要指具有半抗原性质的活性化学物质）后，所引起的以肺泡和肺间质炎症改变为主的免疫介导性肺部疾病，常见的有嗜热放线菌等引起的农民肺、甘蔗热放线菌引起的蔗渣肺、青霉菌引起的蘑菇肺、鸟类蛋白引起的饲鸟者肺等。

1. 病因 大致有三类抗原可诱发职业性过敏性肺炎：微生物抗原（如细菌和真菌）、动植物蛋白（如鸟类抗原）和特定的化学物质（如异氰酸酯）。暴露因素如抗原浓度、暴露时间、接触频率和暴露间隔、颗粒大小、抗原溶解度、劳保用品的使用和工作过程的不同都会影响到疾病的潜伏、发生及其严重程度。

2. 发病机制 目前认为，职业性过敏性肺炎的发病机制是Ⅲ型、Ⅳ型变态反应共同起作用的结果。主要依据为患者体内存在抗原特异性沉淀素抗体；肺组织中存在抗原抗体复合物及补体成分；抗原皮试出现红斑、硬结反应；抗原支气管激发试验呈现迟发反应；患者肺组织单核细胞浸润，并形成肉芽肿；巨噬细胞活化，介导免疫应答。

3. 临床表现 急性职业性过敏性肺炎在抗原暴露后 4 ～ 12h 出现咳嗽、气短等呼吸道症状和发热、寒战、肌肉酸痛等全身症状。体检发现发热，听诊可闻及吸气性杂音。常于脱离接触后 2 ～ 3 天症状缓解或消失，多误诊为"感冒"。两肺底可闻及小水泡音或捻发音具有特征性意义。血清沉淀素抗体试验阳性，可作为近期接触指标。慢性的职业性过敏性肺炎的典型症状表现为气短和咳嗽的隐匿性发作，伴随不适、疲劳、低热和体重降低等非特异性系统症状。查体可正常或出现肺底部湿啰音。在疾病的末期出现发绀和右心衰竭。急性过敏性肺炎中常有外周血白细胞增加。

职业性过敏性肺炎患者肺功能检测可出现阻塞性、限制性或混合性的通气功能障碍。在疾病早期，常规的肺活量和潮气量可无异常，但可出现气体交换异常，尤其是运动中的气体交换异常，这也是早期过敏性肺炎最敏感的生理学指标。在急性过敏性肺炎中，常见限制性通气障碍，通常伴随着气体交换功能降低。在慢性过敏性肺炎中，常见混合性（限制性和阻塞性）通气障碍，可伴随气体交换功能降低。

疾病早期，胸部 X 线片通常是正常的。典型的急性职业性过敏性肺炎，胸部 X 线片可见弥漫性毛玻璃样影像和清晰的网状结节。慢性过敏性肺炎中可见肺纤维化并伴有肺上叶收缩、网状斑块、潮气量下降和蜂窝样改变。高分辨率 CT 在过敏性肺炎诊断中比 X 线更灵敏。斑片状毛玻璃样改变在急性过敏性肺炎中很常见，很可能意味着急性肺泡炎或轻微纤维化在空气潴留区域形成。但是这种改变在慢性过敏性肺炎中也可见。过敏性肺炎的高分辨率 CT 诊断中常见带有空气潴留的非均质性区域的中心小叶结节，可能是细支气管炎。停止暴露后，随着毛玻璃样改变的出现，结节可能逐渐退化。在慢性过敏性肺炎中，可见不规则线性影像、支气管扩张和蜂窝样改变，这些都是纤维化的指征。高分辨率 CT 显示肺气肿也是慢性过敏性肺炎的一个后遗症，可能是由支气管炎症和阻塞所引起的。

职业性过敏性肺炎患者肺部活检的典型表现为细支气管炎、淋巴细胞性间质浸润和恶性非坏死性肉芽肿三联征。完整的三联征并不常见，而且不同的疾病阶段有不同的病理特征。部分急性和慢性过敏性肺炎患者肺组织可形成肉芽肿。

4. 诊断　根据《职业性过敏性肺炎的诊断》（GBZ 60—2014），职业性过敏性肺炎的诊断原则及分级如下：

（1）诊断原则：根据短时间或反复多次吸入生物性有机粉尘或特定的化学物质的职业史，出现以呼吸系统损害为主的临床症状，体征和胸部影像学表现，结合实验室辅助检查结果，参考现场职业卫生学调查，综合分析，排除其他原因所致的类似疾病后，方可做出诊断。

（2）接触反应：吸入生物性有机粉尘或特定的化学物质数小时后出现呼吸困难、干咳、胸闷，胸部影像学检查未见肺实质和间质改变。上述症状多于脱离接触致病物质后 1 ～ 3 天自然消失。

（3）诊断分级

1）急性过敏性肺炎：常在短时间吸入生物性有机粉尘或特定的化学物质数小时后，出现下列表现者：①干咳、胸闷、呼吸困难，并可有高热、畏寒、寒战、出汗、周身不适、食欲不振、头痛、肌痛等，肺部可闻及吸气性爆裂音；②胸部影像学检查显示双肺间质浸润性炎症改变。

2）慢性过敏性肺炎：常有急性过敏性肺炎发作的病史，亦可由反复吸入生物性有机粉尘或特定的化学物质后隐匿发生，出现下列表现者：①渐进性呼吸困难及咳嗽、咳痰，体重明显下降，双肺可闻及固定性吸气性爆裂音；②胸部影像学检查显示肺间质纤维化改变。

5. 处理　现场处理措施是患者脱离作业环境。给予患者吸氧等对症治疗，可根据患者病情适量使用糖皮质激素。痊愈后，不宜从事原岗位工作。

6. 预防和治疗　预防和治疗过敏性肺炎最根本的方法就是停止接触有害抗原。消除抗原作为首选措施，且可对已暴露人群的发病具有防治作用。对于饲鸟者肺，防治措施包括移除鸟类并要仔细地清除养鸟的物品，进行湿式消毒，避免与鸟类接触。对于农民肺，防治措施包括对饲草和谷物储存前进行干燥处理，采用机械化喂养系统及保持农舍良好的通风等。难以避免抗原暴露的情况，暴露人群在工作时可使用呼吸面具。对于严重或进行性过敏性肺炎的患者可口服肾上腺皮质激素。

（二）有机粉尘毒性综合征

有机粉尘毒性综合征（organic dust toxic syndrome，ODTS）是短时间暴露于高浓度含有革兰氏阴性细菌及其内毒素的有机粉尘引起的非感染性呼吸系统炎症，通常于工作后 4 ～ 6h 发病，表现为流感样证候（发热、发冷、干咳、关节痛、头痛等）。"枯草热""谷物热""纱厂热"等均属于有机粉尘毒性综合征。人体吸入内毒素试验也可引起典型的有机粉尘毒性综合征的临床症状，并在短期内自愈。

1. 现状　在多种职业人群中可出现有机粉尘毒性综合征。在农村常因谷物加工或接触干草、谷物秆茎和羊毛碎屑等发霉物质而诱发，主要发生在 30 岁以下的年轻人，多在秋季发病，病原多为真菌、细菌和内毒素等。有机粉尘毒性综合征种类可通过特定的工作环境来区分，如棉纺工人的纺织热、谷物处理工人的谷物热、暴露于湿气作业工人的湿气热、暴露于发霉存粮农民的真菌中毒肺和密闭禽类加工工厂工人的鸡禽热等。

2. 病因　多种有机粉尘都与这种症状有关。细菌内毒素是农业生物气溶胶中最常见和最重要的大分子化合物。革兰氏阴性菌内毒素被认为是导致有机粉尘毒性综合征的最重要因素。它是由革兰氏阴性菌产生的一种具有生物活性的脂多糖（LPS），也是革兰氏阴性菌细胞壁外膜的重要组成部分。内毒素引起有机粉尘毒性综合征的暴露阈值及其两者的剂量反应关系目前尚未确定。

3. 发病机制　有机粉尘毒性综合征的发病机制主要为被激活的巨噬细胞和上皮细胞释放炎性介质等，介导中性粒细胞在呼吸道和肺组织浸润，早期中性粒细胞占优势，后期出现淋巴细胞和嗜酸性粒细胞浸润，引起呼吸道炎症，多为急性炎症而非肉芽肿。可激活补体引起巨噬细胞非特异性释放水解酶等，出现毛细血管壁和肺泡水肿、间隙增加，可导致肺弥散功能降低。也可能与有机粉尘直接激活补体 C1 和 C3，引起巨噬细胞非特异性释放水解酶及花生四烯酸有关。

4. 临床表现　患者多为一次性高浓度接触有机粉尘后发病，一般于工作后 4 ~ 12h 发病，表现为黏膜及上呼吸道的刺激症状，鼻、喉、眼的刺痒，干咳，主要表现为流感样的发热、发冷、头痛、肌肉关节痛、乏力，严重者可出现寒战。患者常伴有血中白细胞数增高。急性期肺泡灌洗液分析显示中性粒细胞占优势。患者在症状间歇期时肺活量多正常。

本病发病病程短，一般持续 1 ~ 2 天症状可消失。患者在胸部 X 线片上可出现斑片状浸润，多数患者血清中沉淀素抗体阴性。暴露浓度较高时，气道反应性增高，下班后肺通气功能较上班前下降。

5. 诊断与处理　根据明确的暴露史和典型的临床症状进行诊断。早间暴露后当天下午发病，出现类似流感样症状，发热，体温一般在 37 ~ 38℃，或体温更高，出现寒战等。可有一过性白细胞数增高。肺通气功能轻度下降，胸部 X 线检查正常。以往有类似接触史及病史可支持诊断。一般症状 1 ~ 2 天自愈，症状较重时可对症治疗，但不需要抗生素或激素治疗。

6. 预防　由于在绝大多数环境中不可能排除细菌内毒素，因此首选预防措施是减少有机粉尘的暴露，这也是最可行的解决方法。如果有发霉谷物，首选预防措施是改进储存设备和条件来减少霉菌的产生。

（三）职业性棉尘病

职业性棉尘病（occupational byssinosis）是长期接触棉、麻等植物性粉尘引起的、具有特征性的胸部紧束感和（或）胸闷、气短等症状，并伴有急性通气功能下降的呼吸道阻塞性疾病。其急性反应是可逆的，以休息后重新上班出现胸部发紧和（或）气短为主要特征。长期反复发作可致慢性肺通气功能损害。

1. 现状　棉尘病是一种世界性疾病，暴露工人中发病率为 20%，高水平暴露的工人中发病率高达 83%。人群种族对棉尘肺发病风险无影响。

2. 发病机制　发病机制尚不完全清楚，棉、亚麻、软大麻粉尘可引起棉尘病，棉尘中除含棉纤维外，还含有棉花托叶、其他植物碎片及微生物（革兰氏阴性细菌等），这些成分对棉尘病的发生都有影响。目前认为，发病机制主要有以下几种：①组胺释放：棉尘病的表现之一为支气管痉挛，棉尘提取液可使人体肺组织释放过量组胺，引起支气管平滑肌痉挛。组胺释放学说可以解释棉尘病的急性期症状，但不能解释棉尘病的进展和慢性期反应。②内毒素：革兰氏阴性细菌及内毒素可污染棉尘，内毒素激发的炎症反应是棉尘病发病的基础。内毒素可激活肺泡巨噬细胞并使之产生生物活性物质，引起中性粒细胞聚集和一系列生物学反应，从而引起肺部的急性和慢性炎症反应。③细胞反应：棉尘提取液可激活巨噬细胞，使巨噬细胞分泌各种介质引起支气管痉挛。

3. 临床表现　棉尘病通常发病于第一个工作日（星期一），因此这种症状也称作"星期一症状",随着病情进展,可出现逐渐明显的咳嗽。肺通气功能(尤其是第一秒用力肺活量)从一周第一个工作日开始到结束呈现进行性降低。对于大多数接触人群,这些症状在工作第二天或其余时间里逐渐降低或消失。胸部紧束感通常发生于初始暴露的 $2 \sim 3h$ 以后,这可作为棉尘病区别于哮喘的特征。因为哮喘或是在接触抗原或者暴露后立即发病,或是延迟发病($6h$ 以上)。随着棉尘暴露的时间延长,慢性咳嗽和肺通气功能降低越来越严重,换班时呼吸困难症状越来越明显。随着病情的进展,临床和生理学也出现明显的不可逆的慢性阻塞性肺疾病。通常棉尘病患者体格检查无明显体征,但如果伴有严重的支气管痉挛,肺部可闻及呼气性杂音。

4. 诊断 根据《职业性棉尘病的诊断》(GBZ 56—2016),职业性棉尘病的诊断原则及分级如下。

(1)诊断原则:根据长期接触棉、麻等植物性粉尘的职业史,具有胸部紧束感和(或)胸闷、气短、咳嗽等特征性呼吸系统症状为主的临床表现和急性或慢性肺通气功能损害,结合工作场所职业卫生学调查结果及健康监护资料,综合分析并排除其他原因所致类似疾病,方可做出诊断。

(2)诊断分级:①棉尘病一级:工作期间发生胸部紧束感和(或)胸闷,气短、咳嗽等特征性的呼吸系统症状,脱离工作后症状缓解,FEV_1 上班后与上班前比较下降15%以上,或支气管舒张试验阳性。② 棉尘病二级:棉尘病一级中呼吸系统症状持续加重,且脱离工作环境后症状不能完全缓解,并伴有慢性肺通气功能损害,FEV_1 及 FVC 小于预计值的80%。

5. 处理 棉尘病一经确诊,应立即脱离棉尘作业。棉尘病一级应积极抗非特异性炎症,降低气道反应性等治疗。棉尘病二级宜按阻塞性呼吸系统疾病治疗原则,给予吸氧、支气管舒张剂及对症治疗。

6. 预防 首先可采取工作场所通风或工艺程序密闭等措施降低工作场所的棉尘浓度以减少棉尘病的发病风险。其次是冲洗,但这种方法可能在技术实施上有困难。

医疗方面的检查包括使用棉尘病症状的调查问卷,体检及在周一班前和班后或返回工作岗位时进行肺活量测量,这些检查适用于有明显症状的人和可能会出现症状的人。因为吸烟会增加慢性支气管炎和气道阻塞的危险性,因此应鼓励从事相关作业的工人戒烟。

(陈 莹)

思 考 题

1. 什么是矽肺?影响矽肺的主要因素有哪些?
2. 矽肺的病理形态可以分为哪几种类型?
3. 矽肺的临床表现有哪些?
4. 谈谈你对矽肺预防和管理的认识与见解。
5. 石棉沉着病的病理改变有哪些?
6. 石棉暴露可引起机体发生哪些肿瘤和胸膜疾病?
7. 在我国,煤工尘肺分为哪几种类型?
8. 煤工尘肺的病理改变有哪些?

第六章 物理危险因素

第一节 物理因素概论

在生产和工作环境中，与劳动者健康密切相关的物理因素包括气象条件，如气温、气湿、气流、气压；电离辐射和非电离辐射，如 X 射线、γ 射线、紫外线、可见光、红外线、激光、微波和射频辐射、噪声和振动等。作业场所常见的物理因素中，除了激光是人工产生之外，其他因素在自然界中均有存在。在正常范围内，有些因素不仅对人体无害，反而是人体生理活动或从事生产劳动所必需的，如气温、可见光等。

物理因素作用于人体时，是否产生损伤及损伤程度可能受到以下因素的影响。

1. 物理参数 每一种物理因素都有特定的物理参数，如温度、振动的频率和速度、电磁辐射的能量或强度等。因物理因素的参数与所产生的效应之间密切相关，其对人体造成的危害及危害程度的大小，与这些参数密切相关。在生产活动中常常需要严格控制这些因素在人体能够承受的参数范围内。

2. 产生来源 工作环境中的物理因素一般都有明确的来源。在遵守操作规程的前提下，短时间内接触这些物理因素是安全的。产生物理因素的设备处于工作状态时，工作环境中将出现其产生的物理因素并可能会对健康造成危害。一旦设备停止工作，相应的物理因素消失。

3. 作用距离 作业场所空间中物理因素的强度一般是不均匀的，多以发生源（装置）为中心向四周传播。如果没有阻挡，其强度常随距离的增加呈指数关系衰减。在进行现场评价时，应注意这一特性，并在采取防护措施时充分利用。

4. 传播形式 一些物理因素，如噪声和微波等，有两种传播形式：连续波和脉冲波。不同的传播形式导致这些因素对人体的危害存在显著差异，因此在制订卫生标准和预防措施时需要分别加以考虑。

5. 接触强度 物理因素对人体的损伤效应一般与物理参数不呈线性相关。它往往表现为在一定强度范围内对人体无害，只有在高于或低于这个强度范围时，才会对人体产生不利影响，其影响部位和表现可能完全不同。例如，正常的温度是人体生理功能所必需的，而高温会引起中暑，低温会引起冻伤或僵硬；高气压可引起减压病，低气压可引起高原病等。

人体有一些保护机制，可以在正常环境中暴露于物理因素时进行抵御，如暴露于热和辐射时，细胞水平上的生理变化或 DNA 修复机制的运作是由热适应介导的。但此类机制的有效性有限，如果受到足够大的效应和损害，可能会不堪重负。

此外，除了某些放射性物质进入人体可以产生内照射以外，绝大多数物理因素在脱离接触后，不存在蓄积作用。因此，在治疗物理因素引起的损伤或疾病时，不需要采用"驱除"或"排出"的方法，而主要是针对损害的组织器官和病变特点采取相应的治疗措施。另外，机体在接触物理因素（如高温、低温、噪声等）后，大都会产生适应现象，可以利用此适应性来保护职业人群。

即使在人工环境中，如在压缩空气隧道中工作或飞行中的高加速度，也可能发生一定程度的生理适应性。例如，在压缩空气中挖掘隧道的工作人员暴露后的头几天，减压病的发病率通常会降低，这种影响被认为是对环境的一种适应或耐受，可通过体能训练培养。

基于以上特点，除了研究物理因素的不利影响外，还需要研究其适宜范围，以创造良好的工作环境。

根据物理因素的特点，在工作场所进行劳动卫生学调查时，需要对相关参数进行全面测量。同时，在对身体健康危害采取预防措施时，并不是要消除这些因素，也不是水平越低越好，而是设法将这些因素控制在正常范围内。如果工作场所中的物理因素超出正常范围且对人体健康构成危害，而技术措施和个人防护难以达到要求，则需要缩短接触时间以保护劳动者健康。

随着生产的发展和技术的进步，劳动者接触的物理因素越来越多，如超声、次声、工频电磁场、超高压、直流电场、超重和失重等。其中有些因素在一般生产过程中虽然也有接触，但由于低强度、短时间接触对人体健康不产生明显影响，故常被忽视。但在一些新技术行业和生产工艺中，这些因素对人体的影响程度可能会明显增加，对劳动者的健康造成危害，要及时加以研究和解决。

（王　红）

第二节　温度与健康

一、生产环境中的气象条件及其特点

生产环境中的气象条件主要指空气温度、湿度、风速和热辐射，由这些因素构成了工作场所的微小气候（microclimate）。热辐射在严格意义上其实并不属于气象条件，但因为其对生产环境的气象条件及人体的散热和获热有较大影响，也一起列入气象条件进行讨论。

1. 气温　生产环境中的温度不仅取决于大气温度，还取决于太阳辐射、工作热源和人体散热。产生的热能通过传导和对流，加热生产环境中的空气，并通过辐射加热周围的物体，形成二次热源。这使受热空气的范围增大，温度也进一步升高。

2. 气湿　生产环境中的气湿（humidity）以相对湿度表示。相对湿度在80%以上称为高气湿，低于30%称为低气湿。适宜气湿为40%～60%。高气湿主要由于水分蒸发和蒸气释放所致，如纺织、印染、造纸、制革、缫丝、屠宰和潮湿的矿井、隧道等作业。低气湿可见于冬季高温车间中的作业。

3. 气流　生产环境中的气流除受自然风的影响外，主要与厂房中的热源有关。热源使空气加热而上升，室外的冷空气从门窗空隙或通风处进入室内，造成空气对流。室内外温差越大，产生的气流也越强。

4. 热辐射　主要是指红外线及一部分可见光的辐射。太阳辐射、生产环境中各种熔炉、燃烧的火焰和熔化的金属等热源均能产生大量热辐射。红外线不直接加热空气，但可加热受照物体。当物体表面温度超过人体表面温度时，物体向人体传递热辐射，使人体受热，称为正辐射。反之，当周围物体表面温度低于人体表面温度时，人体向周围物体辐射散热，称为负辐射。

热源辐射的能量（E）大小取决于辐射源的温度和辐射源的表面积，并与其绝对温度（T）的4次方成正比（$E=KT^4$）。其中K为热辐射系数，它不仅受温度的影响，还与辐射源的表面积、表面温度等因素有关。热源温度越高，表面积越大，辐射能越大。另外，辐射能量与辐射源距离的平方成反比，离辐射源越远，物体的辐射强度越小。热辐射强度以每分钟每平方厘米的表面接受多少焦耳（J）热量表示 $[J/(cm^2 \cdot min)]$。

生产环境中的气象条件不仅受厂房建筑、通风设备、工艺过程和热源情况的影响，而且与地理位置、自然季节和昼夜时间有关。因此，在不同地区和不同季节，生产环境的气象条件差异很大，同一工作场所在一天内的不同时间和同一工作地点的不同高度，气象条件也会有显著的变化。由于各种气象条件都可影响机体的生理功能，故在作卫生学评价和制订预防措施时要综合考虑多种因素。

二、高温作业

（一）高温作业的类型及接触机会

高温作业系指工作地点有生产性热源，以该地区夏季室外平均温度为基准，工作地点的气温高于室外 2℃ 或 2℃ 以上的作业。一般将散热能力大于 $23W/m^3$ 的车间称为热车间或高温车间。在高温天气，或高温的同时存在高湿或热辐射等不利天气条件下进行的生产劳动通常被称为高温作业。高温作业可根据气象条件的特点分为以下三种基本类型。

1. 高温、强热辐射业　如冶金工业的炼焦、炼铁、轧钢等车间；机械制造工业的铸造、锻造、热处理等车间；陶瓷、玻璃、搪瓷、砖瓦等工业的炉窑车间；火力发电厂和轮船的锅炉间等。这些生产场所的气象特点是气温高的同时，热辐射强度也大，而相对湿度较低，形成干热环境。

2. 高温、高湿作业　其气象特点是高温高湿，但热辐射强度不大。高湿的形成主要是由于生产过程中产生大量的水蒸气，又或是因为生产过程中要求车间保持较高的相对湿度。

3. 夏季露天作业　夏季的农田劳动、建筑、搬运等露天作业，除受太阳的直接辐射作用外，还受到加热的地面和周围物体二次辐射源的附加热作用。露天作业中的热辐射强度虽较高温车间为低，但其作用的持续时间较长，加之中午前后气温较高，形成高温与热辐射的联合作业环境。

（二）高温作业对机体生理功能的影响

高温作业时，人体可出现一系列生理功能改变，主要为体温调节、水电解质代谢、循环系统、消化系统、神经系统、泌尿系统等方面的适应性变化。

1. 体温调节　正常人的体温是相对恒定的，这是保证机体正常代谢和生命活动的必要条件。当环境温度发生变化时，经外周和中枢温度感受器的温度信息在视前区 - 下丘脑前部（PO/AH）体温调节中枢整合后，通过调节机体的产热和散热活动，来维持机体体温的相对恒定。在机体与环境的交互作用中，可以用热平衡公式表示。

$$S = M - E \pm R \pm C_1 \pm C_2$$

式中，S（storage）为热蓄积的变化；M（metabolism）为代谢产热；E（evaporation）为蒸发散热；R（radiation）为通过辐射获热或者散热；C_1（convection）为通过对流获热或者散热；C_2（conduction）为通过传导获热或者散热。

辐射热是从一个温度较高的物体传播到一个温度较低的物体，但不加热周围的空气。人体通过对流将热量传递给空气分子，但当温度过高时则相反。人体通过蒸发将热量传递给水分子。风（气流）可以增强对流和蒸发。传导是指热量从一个物体直接传递到另一个物体。通过上述几种方式，人体与环境不断进行热交换，使中心体温保持在正常范围内。需要注意的是，高温环境本身及参与劳动的肌肉和脑力活动增加了代谢产热。当产热超过散热时，会引起热蓄积。热蓄积超过了体温调节的能力，身体可能会因过热而中暑。皮肤是机体散热的主要部位，蒸发散热是最重要、最有效的散热方式。

2. 水电解质代谢 高温环境中汗液的蒸发是机体散热的主要途径，机体为保持体温的恒定会大量出汗，出汗量与劳动强度呈正相关。环境温度越高，劳动强度越大，人体出汗越多。在干燥、炎热、多风的环境下，汗水的有效蒸发率可达 80% 以上，散热良好。但在湿度高、空气热、风小的环境中，蒸发率往往低于 50%，使汗液难以蒸发，往往形成汗滴，不利于散热。出汗导致皮肤潮湿，角蛋白肿胀，阻碍汗腺毛孔的正常功能，导致出汗增多。一般高温作业工人一个工作日最多可出汗 3000 ~ 4000g，经汗排出盐量 20 ~ 25g。因此，出汗过多会导致水盐代谢紊乱。排汗量是反映高温作业工人热暴露程度和劳动强度的综合指标。每天排汗量 6L 是生理上的最大限值，失水不应超过体重的 1.5%。汗液的主要成分是水和盐，以及 K^+、Ca^{2+}、尿素氮、葡萄糖、乳酸、氨基酸、维生素 B_1、维生素 B_2 等。制订中暑预防措施时，应将这些因素考虑在内。

3. 循环系统 高温环境下从事体力劳动时，体内血液因为散热需要会重新进行分配。心脏要向高度扩张的皮肤血管网输送大量血液，以便有效地散热；同时又要向肌肉输送足够的血液，以保证肌肉的活动，且要维持适当的血压。另外，由于出汗丧失大量水分和体液转移至肌肉而使有效血容量减少。这种供求的矛盾使得循环系统处于高度应激状态。心脏向外周输送血液的能力取决于心排血量，而心排血量又依赖于最高心率和血管血容量。如果高温工人在劳动时已达最高心率，机体蓄热又持续增加，无法增加心排血量来维持血压和肌肉灌注，可能导致热衰竭。血压的改变没有明确的规律，年老的工人可能会出现代偿性心肌肥大。

4. 消化系统 高温作业时，由于出汗散热和工作肌的需要，血液重新分配，消化系统血流减少，导致消化液分泌减弱，消化酶活性和胃液酸度（游离酸与总酸）降低；胃肠道的收缩和蠕动减弱，吸收和排空速度减慢；唾液分泌也明显减少，淀粉酶活性降低，这些因素均可引起食欲减退和消化不良，胃肠道疾患增多。且工龄越长，患病率越高。

5. 神经系统 高温作业可抑制中枢神经系统，肌肉活动能力低下，机体产热量因肌肉活动减少而下降，热负荷从而减轻。因此，这种抑制可以被视为一种保护性反应。但由于注意力、肌肉活动能力、动作的准确性和协调性、反应速度的降低，一方面导致工作效率的降低，另一方面也容易发生工伤事故。

6. 泌尿系统 高温作业时，大量水分经汗腺排出，肾血流量和肾小球滤过率下降，经肾脏排出的尿液大大减少，有时可达 85% ~ 90%。如果不及时补充水分，血液浓缩会加重肾脏的负担，导致肾功能障碍和尿液中蛋白质、红细胞和管状结构的出现。

7. 热适应 是指人在热环境工作一段时间后对热负荷产生适应的现象。一般在高温环境劳动数周时间，机体可产生热适应。主要表现为上述各个系统的功能有利于降低产热、增加散热，如果从事同样强度的劳动，汗液量会增加 30% 甚至一倍，汗液中无机盐含量会减少 1/10，皮温和中心体温先后降低，心率明显下降。

（三）中暑

高温可导致急性热致疾病（如痱子和中暑）和慢性热致疾病（慢性热衰竭、高血压、心肌损害、消化系统疾病、皮肤疾病、热带性嗜睡、肾结石、缺水性热衰竭等）。中暑是高温环境下因热平衡和（或）水盐代谢紊乱等引起的一种以中枢神经系统和（或）心血管系统障碍为主要表现的急性热致疾病（acute heat-induced illness）。

1. 致病因素 环境温度过高、湿度大、风速小、劳动强度过大、劳动时间过长是中暑的主要致病因素。过度疲劳、未热适应、睡眠不足、年老、体弱、肥胖（抗热激蛋白抗体）都易诱发中暑。

2. 发病机制与临床表现 中暑按发病机制可分为三种类型：热射病（heat stroke）[含日射病（sun stroke）]、热痉挛（heat cramp）和热衰竭（heat exhaustion）。这种分类是相对的，临床上往往难以区分，常以单一类型出现，亦可多种类型并存，在我国职业病目录中，统称为中暑。

（1）热射病：由人体在热环境中散热途径受阻，体温调节机制失衡所致。其临床特点为起病突然，体温可达 40℃以上，开始时大量出汗，以后出现"无汗"，并伴有干热和意识障碍、嗜睡、昏迷等中枢神经系统症状，死亡率较高。

（2）热痉挛：由大量出汗，体内钠、钾流失过多所致。主要表现为明显的肌肉痉挛，伴有收缩痛。痉挛多见于四肢肌肉和腹肌，尤以腓肠肌多见。痉挛通常是对称的，有时发生，有时缓解。患者意识清醒，体温基本正常。

（3）热衰竭：在高温高湿环境下，皮肤血流量的增加并不伴随内脏血管收缩或血容量的相应增加，因此无法进行足够的代偿，导致脑部供血暂时减少而晕厥。一般情况下，该病起病迅速。先是头晕、头痛、心悸、出汗、恶心、呕吐、皮肤湿冷、面色苍白、血压短暂下降，后是昏厥、体温低或轻度升高。通常休息片刻即可清醒，一般不引起循环衰竭。

这三种类型的中暑，以热射病最为严重，尽管迅速救治，仍有 20%～40% 的患者死亡。

3. 诊断 根据高温作业人员的职业史及体温升高、肌痉挛或晕厥等主要临床表现，排除其他类似的疾病，可诊断为职业性中暑。中暑按其临床症状的轻重可分为轻症和重症中暑，重症中暑包括热射病、热痉挛、热衰竭。

（1）轻症中暑：具备下列情况之一者，诊断为轻症中暑。①头昏、胸闷、心悸、面色潮红、皮肤灼热；②有呼吸与循环衰竭的早期症状，大量出汗、面色苍白、血压下降、脉搏细弱而快；③肛温升高达 38.5℃以上。

（2）重症中暑：凡出现前述热射病、热痉挛或热衰竭的主要临床表现之一者，可诊断为重症中暑。

4. 治疗 中暑的治疗原则主要依据其发病机制和临床症状进行对症治疗，体温升高者应迅速降低体温。

（1）轻症中暑：患者应迅速离开高温工作环境，到通风凉爽的地方安静休息。给予含盐清凉饮料，必要时给予葡萄糖溶液、生理盐水静脉滴注。

（2）重症中暑：①热射病：迅速采取降低体温、维持循环呼吸功能的措施，必要时应纠正水电解质平衡紊乱；②热痉挛：及时口服含盐清凉饮料，必要时给予葡萄糖溶液、生理盐水静脉滴注；③热衰竭：使患者平卧，移至阴凉通风处，口服含盐清凉饮料，对症处理。静脉给予生理盐水虽可促进恢复，但通常无必要，升压药不必应用，尤其对心血管疾病患者慎用，以免增加心脏负荷，诱发心力衰竭。

对中暑患者及时进行对症处理，一般可很快恢复。不必调离原作业环境。因身体虚弱不适合从事高温工作，或者有其他就业禁忌证的，应调换工种。

（四）热致疾病的预防措施

按照高温作业卫生标准、采取一系列综合防暑降温措施是预防与控制热致疾病与热损伤的必要途径。

1. 高温作业卫生标准 高温作业时，人体与环境的热交换和平衡既受气象因素，又受劳动代谢产热的影响。制订卫生标准应以机体热应激不超出生理范围（如直肠体温≤38℃）为依据，对气象诸因素及劳动强度做出相应的规定，以保证工人的健康。

自20世纪初以来，已从气象因素、生理以至心理等研制了一系列综合指标。例如，有效温度又称实感温度（effective temperature，ET），它是让受试者在各种温度、湿度和风速的环境体验热的感觉，凭经验制订出来的综合指标，包括各气象因素及人的热感觉。湿球-黑球温度（wet-bulb globe temperature，WBGT）乃湿球、黑球和干球温度的加权平均值，也是综合性的热负荷指数。

一般以WBGT制订高温作业卫生标准，如ISO制订的高温生产环境卫生标准（表6-2-1），气象诸因素以WBGT表示，有时也称WBGT指数，在该WBGT环境条件下劳动，中心体温不会超过38℃。

表6-2-1 高温生产环境卫生标准（ISO 7243；1989）

代谢率级别	代谢率（W/m²）	WBGT（℃）	
		热适应者	非热适应者
0	M≤65	33	32
1	65＜M≤130	30	29
2	130＜M≤200	28	26
3	200＜M≤260	25～26	22～23
4	M＞260	23～25	18～20

注：设立此WBGT标准值以使高温作业工人的中心体温不超过38℃。

我国目前也已执行综合性的高温作业卫生标准。如《工作场所有害因素职业接触限值第2部分：物理因素》（GBZ 2.2—2007）采用WBGT反映高温作业环境气象诸因素构成的热负荷，并考虑了劳动强度（表6-2-2）。

表6-2-2 工作场所不同体力劳动强度WBGT限值 （单位：℃）

接触时间率	体力劳动强度（WBGT指数）			
	Ⅰ（＜15）	Ⅱ（15～20）	Ⅲ（20～25）	Ⅳ（＞25）
100%	30	28	26	25
75%	31	29	28	26
50%	32	30	29	28
25%	33	32	31	30

注：接触时间率指劳动者在一个工作日内实际接触高温作业的累计时间与8h的比率。

2. 防暑降温措施 多年来，我国总结了一套综合性防暑降温措施，对保护高温作业工人的健康起到积极作用。

（1）技术措施

1）合理设计工艺流程，改进生产设备和操作方法是改善高温作业劳动条件的根本措施。

2）隔热：是防止热辐射的重要措施。可以利用水或导热系数低的材料进行隔热，其中尤以水的隔热效果最好，水的比热大，能最大限度地吸收辐射热。

3）通风降温：①自然通风（natural ventilation）：任何房屋均可通过门窗、缝隙进行自然通风换气。②机械通风（mechanical ventilation）：在自然通风不能满足降温的需要或生产上要求车间内保持一定的温湿度时，可采用机械通风。

（2）保健措施

1）供给饮料和补充营养：高温作业的工人应补充与出汗量相当的水和盐。补充水和盐的最好方法是提供含盐饮料。

在高温环境下工作时，能量消耗增加，因此膳食的总热量含量应高于普通工人，最好达到 12 600 ~ 13 860kJ。建议将蛋白质增加到总热量的 14% ~ 15%。此外，还可以补充维生素和钙。

2）个人防护：高温作业人员的工作服应选用耐热、导热系数低、透气性好的面料。为了防止辐射热，可以使用白帆布或铝箔制成的工作服。

3）加强医疗预防工作：对高温作业工人应进行就业前和入暑前体格检查。

（3）组织措施：我国在防暑降温方面有较为成熟的经验，关键在于加强领导，改进管理，严格遵守国家高温作业相关卫生标准，做好厂矿防暑降温工作。

三、低温作业

（一）低温作业及分级

低温作业是指在生产和劳动过程中，工作场所平均温度等于或低于 5℃ 的作业。根据工作场所的温度和低温作业时间率，低温工作可分为四级，级别越高，寒冷强度越大。

低温作业时间率是指一个工作日内低温环境下净工作时间占全天总时间的百分比，即低温工作时间率（%）=［低温工作时间（min）/ 全天总时间（min）］×100%。

与高温工作一样，低温工作不仅受温度的影响，还受工作环境湿度的影响。因此，在测量温度的同时，也需要测量工作环境中的相对湿度。低温运行场所空气平均相对湿度 ≥ 80% 时，可在分级标准的基础上增加一级。

（二）职业接触

低温作业主要包括寒冷季节室外或室内无采暖设备的作业，以及在有冷源设备工作场所进行作业，如林业、渔业、农业、矿业、土木工程、道路防护、通信、运输、环卫、警务、配送、制造（室外）等。这些操作人员在接触 0℃ 以下的环境或介质（如制冷剂、液态气体等）时，可能会冻伤。

（三）低温作业对机体的影响

1. 体温调节 寒冷刺激会使皮肤冷感受器传送神经冲动至脊髓和下丘脑，反射性引起皮肤血管收缩、寒战、立毛及动员储存的脂肪和糖。

2. 中枢神经系统 低温条件下，脑内高能磷酸盐化合物的代谢降低，可出现神经兴奋、传导能力减弱。体温降至 32.2 ~ 35℃，明显表现为手脚功能不正常、运动障碍、反应迟钝、发音困难。寒冷引起的神经效应使低温工人更易发生工伤事故。

3. 心血管系统 低温作用初期，心率加快，心排血量增加，后期则心率减慢，心排血量减少。体温过低并降低心肌收缩力，但影响心肌传导系统。房室结传导障碍的特征是进行性心动过缓，进而出现心收缩不全。传导障碍可在心电图上有明显变化。

4. 体温过低 一般将中心体温在 35℃或以下称为体温过低（hypothermia）。体温 35℃时，寒战达到最大程度，体温若再下降，寒战则停止，且逐渐出现一系列临床症状和体征（如血压、脉搏、瞳孔对光反应等消失，甚至出现肺水肿、心室颤动和死亡）。

（四）防寒保暖措施

1. 做好防寒和保暖工作 应按《工业企业设计卫生标准》（GBZ 1—2010）和《工业建筑供暖通风与空气调节设计规范》（GB 50019 2015）的规定，提供采暖设备，保持工作场所适宜的温度。

2. 注意个人防护 环境温度低于 –1℃，尚未出现中心体温过低时，表浅或深部组织即可冻伤（肢体远端或裸露部位的组织），因此要注意手、脚和头部的保暖。

3. 增强耐寒体质 人体在生理耐受限度内，长期反复接受由冷刺激引起一系列适应性变化，可导致耐寒性明显增强，这种变化称为冷习服。经常洗冷水澡或用冷水擦身，或短时间的冷刺激配合体育锻炼，都能提高对寒冷的适应能力（低温环境的作业人员可通过积极的抗寒训练促进冷习服的形成）。此外，适当增加富含脂肪、蛋白质和维生素的食物也能增强机体对寒冷的适应能力。

（王　红）

第三节　噪声和听力损失

长期暴露于一定强度的噪声，会导致机体听力系统和非听力系统受损。WHO 统计数据表明，目前世界范围内约 15 亿人出现不同程度的听力损失，每年造成约 1 万亿美元的经济损失。在我国，约有 1000 万工人在强噪声环境下工作，其中有听力损失的人员约占 1/10，尤其是噪声所致的噪声聋已成为我国的第二大职业病，且每年以 20% 以上的速度递增。

一、噪声的分类和接触机会

从卫生学角度，凡是人感到厌烦、不需要或有损健康的声音统称噪声（noise）。除生活环境和娱乐场所外，职业场所也是噪声暴露的重要途径之一。职业场所的噪声主要是生产性噪声，即生产过程中产生的，频率和强度没有规律，使人感到厌烦的一类声音，又称工业噪声。噪声，根据其来源可分为机械性噪声、流体动力性噪声和电磁性噪声；根据其时间变化特征，噪声又可分为稳态噪声和非稳态噪声。此外，根据噪声频率，噪声还可分为低频噪声、中频噪声和高频噪声。

职业场所中，高强度的噪声暴露仍然是一个世界范围的问题。来自造船业、手工制造业、建筑业、伐木厂、采矿业、食品加工业、农业和娱乐业等行业人员均有可能暴露于高强度噪声。

二、噪声致听觉系统损伤

以声强级大小进行划分，0dB 被认为是人开始听见声音的音量大小，而摇滚音乐会现场的音量水平可达 140dB。若工作日持续接触 8h 噪声，那么噪声强度高于 85dB 时便可产生有害作用。长时间暴露在 85dB 以上的噪声环境可导致听毛细胞结构改变，从而造成不可逆性听力损失。

（一）发生机制

为理解噪声致听力受损的发生机制，我们首先要明白听力的发生机制。外界声波传入大脑听觉中枢有两种途径。一是外界的声波传入耳朵、撞击耳膜并引起其振动。产生的振动经中耳由锤骨、镫骨和砧骨形成的听骨链传输到内耳的耳蜗。在这个过程中，外耳和中耳充当放大器，对振动进行放大后引起耳蜗中的液体振动。这种振动随后被位于基底膜处的听毛细胞所感受。当听毛细胞因振动而上下移动时，在听毛细胞顶部的微小立体纤毛撞击覆盖结构并弯曲。弯曲使立体纤毛尖端的孔状通道打开以便化学物质进入，产生电信号。电信号经第八对脑神经传达到大脑，从而产生声音的感觉。该传导途径也称空气传导。另一种是外界声波直接经颅骨传入耳蜗，并通过耳蜗壁的振动传入内耳，称为骨传导。噪声性听力损害的特征是空气传导和骨传导听力测量都表现异常。

噪声致听力受损的发生机制源于早期的耳蜗突触病变进展为后期的耳蜗内听毛细胞的受损或死亡。普通人出生时大约有 4 万个听毛细胞，但在检测到任何可测量的听力损失水平之前，30% ～ 50% 的听毛细胞已经受损或死亡。因听毛细胞受损导致的听力损失是不可逆的，所以当听毛细胞损失数量引起人们重视时，所造成的听力损失通常无法通过佩戴助听器来改善听力状况。

（二）临床表现

噪声对听觉系统的影响，一般由暂时性听阈位移的生理变化进展为后期永久性听阈位移的病理改变。

1. 暂时性听阈位移　指噪声暴露导致的听阈变化是暂时性的，脱离噪声环境一段时间后，听力可恢复至原水平。暂时性听阈位移分为听觉适应和听觉疲劳。

（1）听觉适应：一种机体的生理性保护作用，表现为短暂暴露于强噪声后，机体对声音刺激的敏感性暂时性下降，听阈可提高 10 ～ 15dB，离开噪声环境 1min 内听力可恢复至原水平。

（2）听觉疲劳：暴露在冲击音或持续噪声中会导致暂时的听力损失，听力明显下降，听阈升高超过 15 ～ 30dB，脱离噪声一段时间（如 16 ～ 48h）后听力可恢复到原来的水平。

2. 永久性听阈位移　指噪声或其他因素导致的听阈升高是永久性的。

耳蜗可以感受频率在 20 ～ 20 000Hz 的声音，临床上基于纯音测试仅可对 250 ～ 8000Hz 的听力进行检测。长期暴露于噪声环境导致听力受损，机体首先表现出对超高频段（12.5kHz、14kHz 和 16kHz）声音不敏感。在此基础上，如果继续接触过多噪声可能导致低频和高频声音向大脑的传输受损。这时的听力损失属于隐秘型听力损失。此时，患者主诉在噪声环境中对声音的辨听能力下降，但临床无法通过纯音测试进行检测。这是由于耳蜗突触病变，致听毛细胞和耳蜗神经之间的突触连接被破坏。当临床水平上发现噪声引起永久性听阈位移时，因耳蜗对 3000 ～ 6000Hz 的声音敏感，所以其纯音测试多表现出在 4000Hz 处出现"V"形下陷。

3. 耳鸣和听觉过敏　耳鸣属于一种幻觉，患者多主述噪声暴露后出现铃声、嗡嗡声或嘶嘶声。噪声作业环境中，工人出现耳鸣的概率为 15% ～ 66%。听觉过敏，是一种对日常中等强度噪声异常低耐受性的表现，多伴随耳鸣出现，常见于职业音乐人。目前，暂不清楚耳鸣和听觉过敏发生的具体机制，推测其是由于自主神经中枢增益以稳态的形式起作用以对外周神经输出减少进行补偿。

4. 职业性噪声聋　是指劳动者在工作场所中，因长期接触噪声而发生的一种进行性感音性听觉障碍（在 0.5kHz、1kHz 和 2kHz 处气传导与骨传导相差 15dB 内以排除听力损失是因外耳或中耳等原因导致的气传导问题）。职业性噪声聋多发生于双耳，在我国属于法定职业病。

（1）诊断：职业性噪声聋的诊断依据《职业性噪声聋的诊断》（GBZ 49—2014）进行。具体诊断要求如下。

1）出现渐进性听力下降、耳鸣等症状。

2）连续 3 年以上职业性噪声作业史，且作业场所中 8h 等效声级（A 计权）≥85dB。

3）纯音测听为感音神经性聋。

4）排除其他原因导致的听力损失。

按照《声学 纯音气导听阈测定 听力保护用》（GB/T 7583—1987）规定进行听力测定，测试需至少进行 3 次，两次测试间隔至少 3 天，测试结果应按照《声学 听阈与年龄关系的统计分布》（GB/T 7582—2004）进行年龄、性别修正。评定听觉损伤分级时，以每一频率 3 次中最小阈值进行计算。此外，为排除暂时性听阈位移的影响，受试者应脱离噪声环境 48h 后方进行检测，复查时则应脱离噪声环境 1 周后进行。

（2）诊断分级：符合双耳高频（3000Hz、4000Hz 和 6000Hz）平均听阈（bilateral high-frequency threshold average，BHFTA）≥40dB 的对象，根据较好耳的语言频段（500Hz、1000Hz 和 2000Hz）及高频 4000Hz 听阈加权（monaural threshold of weighted value，MTMV）后进行职业性噪声聋诊断分级。

$$BHFTA = \frac{(HL3000Hz + HL4000Hz + HL6000Hz)左耳 + (HL3000Hz + HL4000Hz + HL6000Hz)右耳}{6}$$

$$MTMV = \frac{HL500Hz + HL1000Hz + HL2000Hz}{3} \times 0.9 + HL4000Hz \times 0.1$$

式中，HL 为听力级，单位为 dB。

1）轻度噪声聋：26～40dB（HL）。

2）中度噪声聋：41～55dB（HL）。

3）重度噪声聋：≥56dB（HL）。

（3）处理原则

1）诊断为噪声聋后均应调离噪声作业。

2）对噪声敏感者，即上岗体检时纯音测试各频率听力损失均≤25dB，但噪声作业 1 年之内，任一耳高频（3000Hz、4000Hz 和 6000Hz）任一频率听阈≥65dB 者，应调离噪声作业。

3）对话障碍者可佩戴助听器。

4）如需劳动能力鉴定，按照《劳动能力鉴定 职工工伤与职业病致残等级》（GB/T 16180—2014）处理。

5. 爆震性耳聋 又称噪声性耳外伤，指在某些特殊条件下，由于爆炸物，如射击、炸弹和原子武器爆炸或进行爆破操作时缺乏防护设备或防护不当，爆炸产生的冲击波、脉冲噪声和震荡共同作用导致外耳、中耳、内耳等原发性器质损伤及听力下降。患者主述耳痛、持续性耳鸣、听力下降，伴眩晕、恶心、呕吐。

三、噪声对非听觉系统的影响

除听觉系统外，长时间接触一定强度的噪声还可导致机体其他系统受损，如引起机体心血管问题和失眠等。WHO《2011 年世界卫生统计》报告指出，西欧国家的噪声相关伤残调整年约为 160 万，其中噪声致缺血性心脏病 6.1 万、影响儿童认知 4.5 万、睡眠障碍 90.3 万、耳鸣 2.2 万年及受噪声困扰 58.7 万。

（一）应激

研究表明，噪声可影响机体的应激水平，作业工人体内的皮质酮水平表现出与作业场所中噪声强度呈正相关。噪声致机体应激水平升高也是噪声致心血管疾病发生、内分泌和糖代谢紊乱的原因之一。

（二）心血管疾病

在噪声长期作用下，机体表现出血压升高，患心肌梗死、缺血性心脏病和卒中的危险性增加。噪声导致机体心血管疾病发生概率增加的机制可能是噪声导致机体产生应激反应。

（三）认知和情感

动物实验和人群数据表明，噪声会损害认知和运动协调，导致恐惧和焦虑。这是由于噪声致大脑解剖和神经元代谢改变，致神经元树突数量减少，从而影响机体记忆力、认知和情绪等一系列行为改变。

（四）消化系统及代谢

接触噪声可致机体胃肠道功能紊乱、食欲缺乏、胃液分泌减少、胃的紧张度降低和胃蠕动减慢等变化。此外，接触噪声也影响机体代谢，导致机体高血糖或高血脂。

（五）其他

噪声作业可使作业工人免疫功能降低且降低水平与噪声暴露时间呈正相关；女性作业工人月经不调，表现为月经周期异常、血量增多及痛经等。此外，噪声可影响日常交流、通信、上课和工作等，导致人厌烦、注意力不集中和反应迟钝，严重影响工作效率和工作质量。

四、噪声对机体作用的影响因素

（一）噪声的声强和频谱

声强是影响噪声危害性最重要的因素，声强越大产生的危害越大。除声音强度外，声音频谱也是影响噪声损害的重要因素。在声音频谱低于 1kHz 或高于 8kHz 时会削减噪声水平。在 1～8kHz 时，接触强度相同的情况下，相较于低频噪声，高频噪声对人体的影响更大。

（二）接触时间、接触方式和暴露时间段

接触同样强度的噪声，接触时间越长对机体的危害越大。为此，衡量噪声危害大小需同时考虑噪声强度和接触时间。通常，通过等效连续 A 声级将噪声强度和暴露时间进行整合，记作"Leq"，单位也是 dB。此外，噪声的暴露时间段也是影响噪声危害大小的因素。研究表明，暴露于相同强度的噪声，相较于白天，夜间噪声暴露会产生更严重的健康危害。

（三）噪声的性质

脉冲噪声比稳态噪声危害更大。当其他条件一致时，接触脉冲噪声比接触稳态噪声致耳聋、高血压和中枢神经系统功能异常发生率较高。

（四）其他有害因素共同存在

高温、寒冷、振动或接触化学品等其他因素会增强噪声对听力的有害影响。

（五）机体健康状况和个体敏感性

在相同的条件下，个体易感性（如遗传因素、是否患耳硬化及高龄等）都可增加机体对噪声的敏感性。WHO 报告显示，新生儿听力损失 50% 与遗传相关。

（六）个体防护

个体防护是防止噪声危害的有效措施之一。在较强的噪声作业场所，是否使用个人防护用品及使用方法是否正确与噪声危害有直接关系。

五、控制噪声危害的措施

噪声是作业场所中最常见的职业危害，现阶段要完全消除噪声，既不经济也不现实。因此，企业应严格按照国家相关法律规定，根据实际情况通过控制声源、设置物理屏障阻断噪声传播、采取管理措施将工人与噪声分隔开，或通过健康教育提高个人防护意识及加强作业工人个人防护等措施控制噪声危害（图 6-3-1）。

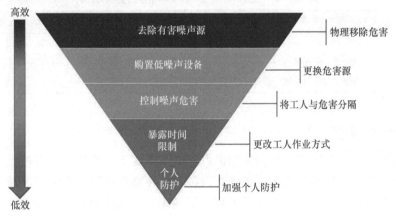

图 6-3-1 作业场所噪声控制结构图

（一）工作场所噪声接触限值

美国国家职业安全卫生研究所（NIOSH）规定 8h 工作时限持续噪声接触限值是 85dB（A）。在该噪声接触限值的基础上，噪声水平每增加 3dB（A），则允许的噪声暴露时间应减少一半（表 6-3-1）。在这一限定值下，NIOSH 表明仍有 8% 的作业工人可能发生听力损失。与此不同的是，美国劳工部职业安全与健康管理局（OSHA）规定 8h 工作时限连续噪声接触限值是 90dB（A）。

欧盟职业安全与卫生机构将职业场所噪声的接触限值设为三档。当 8h 等效声级噪声强度达到 80dB（A）或噪声峰值达到 135dB（C）时，作业工人需要佩戴防护耳罩，并每年监测听力。当 8h 等效声级达到 85dB（A）或噪声峰值达到 137dB（C）时，除对工人采取防护和定期监测外，工厂还应通过采取措施使噪声衰减或减少作业工人的噪声暴露时间等措施。除此之外，欧盟还设定了职业噪声暴露的绝对上限值，即 8h 等效等级达 87dB（A）或噪声峰值达 140dB（C）。

表 6-3-1　工作场所、噪声职业暴露接触限值（USA）

100% 噪声剂量的接触时间	推荐接触限值（NIOSH）	推荐接触限值（OSHA）
8h	85dB（A）	90dB（A）
4h	88dB（A）	95dB（A）
2h	91dB（A）	100dB（A）
60min	94dB（A）	105dB（A）
30min	97dB（A）	110dB（A）
15min	100dB（A）	115dB（A）

我国现阶段执行的《工作场所有害因素职业接触限值 第 2 部分：物理因素》（GBZ 2.2—2007）关于噪声职业接触限值规定，每周工作 5 天，每天工作 8h，其接触限值为 85dB（A）；每周工作 5 天，每天工作不等于 8h，则计算 8h 等效声级，限值为 85dB（A）；每周工作不足 5 天则计算 40h 等效声级，限值为 85dB（A）。在存在突然暴发又很快消失，持续时间≤0.5s，间隔时间＞1s，声压有效值≥40dB（A）的脉冲噪声作业场所，噪声声压级和脉冲次数不应超过表 6-3-2 规定。

表 6-3-2　工作场所脉冲噪声职业接触限值

工作日接触脉冲次数（n，次）	声压级峰值［dB（A）］
$n \leqslant 100$	140
$100 < n \leqslant 1000$	130
$1000 < n \leqslant 10\ 000$	120

（二）控制噪声源

大多数情况下，控制噪声危害最根本的办法是从声源上采取措施。在项目设计和建设阶段，尽可能选用无声或低噪声设备、将噪声设备设置在室外或隔离在特定区域和采用自动化生产等；在生产过程中，改进生产工艺过程，更换无声或低声设备，或改善操作方式，采用自动化替代人工操作等；提高零部件的加工精度和装配质量，减少机器部件的撞击和摩擦产生的振动或噪声。

（三）控制噪声的传播

噪声在传播过程中，遇到障碍物会发生反射、吸收、折射或绕射，根据这些特性，应用隔声、吸声和消声等技术，可以较好控制噪声传播。

1. 隔声　声音在传播途径中遇到匀质屏障时，部分声波发生反射，部分声波被屏障吸收，使声波发生衰减。这种由于障碍物引起的声能降低的现象称为隔声。作业场所中常利用一定的材料、装置将声源或需要安静的场所封闭在一个较小的空间中，使其与周围环境隔绝起来，即隔声，如隔声控制室、设备隔声罩等。

2. 吸声　是指采用吸声材料或吸声结构，将入射的声能吸收，减少声反射。常见的具有较好吸声效果的材料有矿渣棉、棉絮、玻璃棉和其他纤维材料等。在某些特殊情况下，为获得较好的吸声效果，需使用吸声尖劈。

3. 消声　是降低流体动力性噪声的主要措施，常用的有阻性消声器和抗性消声器。阻性消声器是利用声波在多孔吸声材料中传播时，声能在多孔材料间隙中摩擦而转化为热能耗散掉，从而达到消声的目的；抗性消声器是通过管道截面的突变或旁接共振腔等使声在传播过程中引起阻抗的改变而产生声能的反射、干涉及共振吸声来降低声能。

4. 隔振与减振　为了防止噪声通过固体传播，在建筑施工中将机器或振动体的基础与地板、墙壁连接处设隔振或减振装置，以起到降低噪声的效果。

（四）个体防护

如果通过多种措施，仍然无法将生产场所的噪声强度进行有效控制，那么对需要在高噪声环境中工作的作业工人佩戴个人防护用品是保护劳动者听觉器官的一项有效措施。企业应按照国家标准《护听器的选择指南》（GB/T 23466—2009）的要求为作业工人配备耳塞、耳罩和头盔等。最常用的是耳塞，其隔声效果可达 20 ～ 35dB。可根据作业场所噪声强度选择不同隔音效果的耳塞。此外，还有耳罩、帽盔等可适用于声级值较大的场景，其隔声效果可达30 ～ 40dB，但其佩戴不够方便，成本也较高。在某些特殊环境，由于噪声强度很大，需要将耳塞和耳罩合用，以保护作业人员的听力。

（五）健康监护

定期对接触噪声作业工人进行健康检查，特别是听力检查，观察听力改变，以便早期发现听力损伤并及时采取有效的防护措施。接触噪声人员应进行就业前体检，获得听力基础资料。凡有听觉器官疾患、中枢神经系统疾患、心血管系统器质性疾患、自主神经功能失调者，不宜从事强噪声作业。噪声作业人员定期进行体检发现高频听力下降时，应注意观察，并采取适当防护措施。对于上岗前听力正常，接触噪声 1 年便出现高频段听力下降者，应调离噪声作业。对于听力明显下降者，更应尽早调离噪声作业岗位，并定期检查。

（六）管理措施

管理是控制噪声危害非常重要的措施，主要内容包括对作业场所噪声进行有计划、系统的监测，以掌握作业场所噪声的强度和变化；对产生噪声的设备和噪声控制设备进行定期的维护和管理；掌握噪声危害情况，制订并实施噪声危害控制计划；高噪声区域设置警示标识；建立职工健康监护档案，动态监测工人听力水平，早期发现、诊断和处理噪声敏感者和噪声聋患者；合理安排劳动和休息，如安排工间休息离开噪声环境、提供安静的午餐环境等，缩短暴露时间，使听觉疲劳得以恢复。

（杜桂花　范广勤）

第四节　振动与手臂振动病

振动（vibration）是指质点或物体在外力作用下沿直线或弧线围绕平衡位置（或中心位置）来回重复的运动。作业工人长期暴露于超过安全限值的振动水平会对工人的健康产生不良影响，其中手传振动导致的危害较明显且严重。我国约有 200 万人从事手传振动相关作业，美国估计约 145 万工人职业接触手传振动，其中我国接触振动的工人手臂振动病患病率达 2.5% ～ 82.5%，美国估计手传振动健康损害的发生率为 6% ～ 100%。国际上多个国家已将手臂振动病列为法定职业病。针对手臂振动病实施有效的振动风险评估和监测，可以帮助工人限制接触振动；提供适当的个体防护和改善环境条件，可以减少手臂振动病的发生。

一、振动分类及接触机会

根据振动作用于人体的部位和传导方式，可将生产性振动分为全身振动（whole body vibration）和手传振动（hand-transmitted vibration）。

全身振动是指传向整个人体的机械振动，通常是通过与振动的支撑表面相接触的人体区域（如臀部、脚底和背部等）传递，包括驾驶或乘坐交通工具（包括拖拉机、收割机、汽车、火车、船舶和飞机等）或站在振动地板上（如钻井平台和振动筛操作台）。

手传振动亦称作手臂振动（hand-arm vibration）或局部振动（segmental vibration），是通过握持工具或工件的手掌或手指直接施加于或传递到手臂系统的机械振动。常见接触手传振动的作业包括使用风动工具（如风铲、风镐、风钻、气锤、凿岩机、捣固机或铆钉机等）、手持电动工具（如电钻、电锯和电刨等）和高速旋转工具（如砂轮机、抛光机等）。

有些作业场景同时存在全身振动和手传振动，如驾驶摩托车、驾驶手扶拖拉机等。

二、振动对机体的影响

适宜的振动有益于身心健康，具有增强肌肉活动能力，缓解疲劳，减轻疼痛，促进代谢，改善组织营养和促进伤口恢复等功效。而在生产条件下，作业人员接触的振动强度大、时间长，对机体造成不良影响，甚至引起振动相关疾病。

（一）全身振动

长期接触全身振动会对机体产生累积性损伤，主要作用于脊柱，通常表现为颈部、肩部和下背痛，严重时可出现脊柱疼痛、椎间盘屈曲、不稳定、椎间盘变薄及椎间盘突出等椎间盘退化症状。当人体接触垂直方向 $4 \sim 8Hz$ 的振动（与人体长轴平行）或水平方向 $1 \sim 2Hz$ 的振动（垂直于人体长轴）时，此时机体出现共振，则会放大和加重全身振动对脊柱的损伤作用。而当人体接触大强度振动时，可引起内脏移位或机械性损伤，如挤压、出血等。

当人接触低频率、大振幅的全身振动，如汽车、火车、船和飞机等交通工具的振动，而感到不适时，则会出现运动病（motion sickness）或晕动症。晕动症是振动刺激前庭器官，导致机体各运动感觉部位的信号不一致而出现的急性反应疾病。晕动症的主要症状包括自主反应（眩晕、面色苍白、出冷汗、恶心、呕吐、唾液分泌增多和胃部不适）和嗜睡等，这些症状可能在接触振动后的几分钟内出现，并在振动刺激结束或脱离振动环境后持续数小时，症状的严重程度因人而异，主要取决于振动的强度和个体易感性。女性（尤其是月经期和怀孕期）和 $6 \sim 12$ 岁的儿童更容易患晕动症。对于症状严重或持续时间长的患者，可服用抗组胺或抗胆碱类药物，如茶苯海明、东莨菪碱。此外，晕动症可通过呼吸新鲜空气、目视远方或乘坐前排座椅进行预防。

当全身振动对中枢神经系统造成影响时，可引起姿势平衡和空间定向发生障碍，外界物体不能在视网膜形成稳定的图像，进而出现视物模糊、视觉分辨力下降、动作准确性降低等后果；若全身振动对中枢神经系统产生抑制作用，则会出现注意力分散、反应速度降低和容易疲劳等情况，从而影响作业效率或发生工伤事故。

长期接触全身振动除引起肌肉骨骼疾病外，还可导致前庭器官刺激症状及自主神经功能紊乱，如血压升高、心率加快、耗氧量增加、疲倦和睡眠障碍；负面的心理状态，如紧张、焦虑和抑郁等；胃肠分泌功能减弱，如食欲减退、胃下垂患病率增高；女性内分泌系统调节功能紊乱，如月经周期紊乱、流产率增高及男性前列腺癌发病率增高。

（二）手传振动

手传振动的主要危害是引起末梢循环功能的改变，外周血管发生痉挛，表现为皮肤温度降低，冷水负荷试验时皮温恢复时间延长，典型临床表现是发作性手指变白。

手传振动可以引起肌肉骨骼疾病，主要累及上肢，出现肌肉萎缩、手部灵巧性缺失（手握力和手指捏合力下降）的状态。当接触低频率、大振幅、冲击力强的手传振动时，可导致骨和关节改变，表现为手、腕、肘、肩关节局限性骨质增生，骨关节病，骨刺形成，囊样变和无菌性骨坏死。

手传振动还可以引起外周和中枢神经系统的功能改变，表现为条件反射抑制，反应潜伏时间延长，神经传导速度减慢和神经感觉障碍，如皮肤感觉迟钝、振动觉和痛觉减退等。长期接触手传振动还可引起自主神经功能紊乱，表现为血压、心率不稳定，组织营养障碍，手多汗等。

此外，手传振动对听觉也可以产生影响，引起听力下降。当振动与噪声同时存在，可以加重噪声对听力的损伤，加速耳聋的发生和发展。手传振动还可对消化系统、内分泌系统和免疫系统功能等产生不良影响。

三、手臂振动病

手臂振动病是长期从事手传振动作业引起的以手部末梢循环障碍、手臂神经功能障碍为主的疾病，可引起手臂骨、关节和肌肉的损伤。其典型表现为振动性白指（vibration-induced white finger，VWF）。

（一）发病机制

手臂振动病的发病机制目前尚不明确。已有的研究认为可能与以下因素有关：①血管内皮细胞损伤导致血管内膜增厚、管腔狭窄甚至阻塞，造成血管结构受损；②血管收缩因子、内皮素分泌增加，而血管舒张因子、一氧化氮、前列环素释放减少，导致血管收缩和舒张之间的平衡被破坏；③血管内出现异常，包括血小板活化、纤维蛋白溶解异常、白细胞活化和血液黏度增加等；④振动刺激可通过躯体感觉-交感神经反射使手指血管运动神经元兴奋性增强，使血管平滑肌细胞中的肾上腺素受体对去甲肾上腺素的反应增强，引起血管收缩；⑤周围神经释放的降钙素基因相关肽减少，导致血管舒张功能减退。

寒冷刺激可引起手指血管平滑肌收缩，导致局部血管痉挛，组织缺血缺氧，诱发白指的发生。此外，免疫学因素、中枢和自主神经功能紊乱及激素分泌紊乱在手臂振动病发生过程中发挥一定作用，但都难以解释振动性白指发作的一过性特点。

（二）临床表现

手臂振动病是一种复杂的疾病，包括多种末梢血管、神经和肌肉骨骼症状。不同人接触手传振动到出现临床症状之间的潜伏期是不同的，高危人群的潜伏期通常较短。手臂振动病早期的临床症状是间歇性的，若未及时减少或停止接触手传振动，随着暴露时间的延长，本病临床症状将持续出现。

末梢血管痉挛是手臂振动病典型的临床症状，主要表现为寒冷引起的手指血管痉挛，手指发白，发作具有一过性特点，故常称为VWF，又称为职业性雷诺现象（occupational

Raynaud's phenomenon），是诊断本病的重要依据。在手臂振动病的早期阶段，当暴露在寒冷的环境中时，一个或多个手指的指尖会暂时变白，当温度升高时，会出现疼痛和充血。这一症状与雷诺现象非常相似，区别在于 VWF 通常是不对称的，拇指通常最后受影响。随着接触振动时间的增加，VWF 发生的频率、持续时间和严重程度也会增加。在晚期阶段，手指还会出现发绀的现象。

神经系统的症状包括刺痛、感觉异常、感觉丧失和灵活性下降，这些症状往往在优势手更严重。神经系统出现症状常常先于末梢血管痉挛的症状，但也可能单独发生。虽然手臂振动病的血管和感觉神经症状之间存在关联，但它们的发生和发展是相互独立的。随着接触振动的强度和时间增加，可出现握力降低，腕部肌肉发生坏死、纤维化和肌纤维重组，手腕近端神经的结构改变等症状，手臂振动病的神经系统症状也常见于其他周围神经病，如腕管综合征，通常无法通过神经系统症状加以区分。

上肢肌肉骨骼的症状包括手腕、肘部和肩锁关节的骨质疏松症及骨囊肿等。手传振动的强度和频率可影响到手臂的不同区域，如高频冲击工具（冲击钻和扳手）与手腕症状发病率升高有关；而低频冲击工具（凿岩机、混凝土破碎机）则与近端关节症状有关。

（三）诊断与分级

手臂振动病的诊断通常是基于手臂振动接触史、症状和实验室检查等资料进行综合分析，应排除其他病因引起的类似症状疾病如糖尿病、自身免疫病、维生素缺乏等。由于目前缺乏单一且可靠的客观诊断指标来诊断手臂振动病，因此需要全面的病史采集和体格检查。一般可通过物理测试（冷刺激测试、血管成像）、神经系统测试（热阈值测试、振动感知测试、肌电图）和肌肉骨骼测试（握力、捏力测试和 X 射线）三方面来进行辅助诊断和鉴别诊断。

由于手臂振动病神经和血管损害的进展过程相对独立，因此，国内外在修订分级标准时是按照神经和血管损害程度进行分级，根据我国《职业性手臂振动病的诊断》（GBZ 7—2014）将手臂振动病按严重程度分为轻度、中度和重度手臂振动病。国际上常用斯德哥尔摩手臂振动病分级标准（Stockholm classification of hand-arm vibration syndrome），该标准对神经和血管损害的分级如表 6-4-1 所示。

表 6-4-1　斯德哥尔摩手臂振动病分级标准

损伤类型	分级	损伤程度	症状描述
血管损伤			
	0		暴露振动后无损伤
	1	轻度	手指发白偶尔发生，累及 1 个以上指尖
	2	中度	手指发白偶尔发生，累及 1 个以上指尖及手指中部
	3	严重	手指发白经常发生，累及大多数手指
	4	非常严重	在第 3 级的基础上，指尖发生营养性改变
感觉神经损伤			
	0		暴露振动后无症状
	1		间歇性或持续性麻木，伴有或没有刺痛感
	2		在 1 的基础上，出现感觉减退
	3		在 2 的基础上，触觉辨别力和操作灵活性下降

（四）处理原则

目前尚无针对手臂振动病的特效治疗方法。通常根据患者的病情进而采取综合性的治疗方案。治疗和处理措施包括：①早期发现手臂振动病的症状后，将工作者调离接触手传振动的作业，减少接触手传振动；②使用硝苯地平等钙离子拮抗剂舒张外周血管，改善末梢循环；③使用营养神经的药物缓解感觉损失；④避免冷暴露，保持局部和全身体温，减少VWF发作。

四、振动对机体作用的影响因素

（一）振动的频率

大振幅、低频率（20Hz以下）的全身振动主要作用于前庭和内脏器官。人体接触振动物体时，如果振动物体的频率与人体固有频率范围相同或相近，则会引起共振，从而加剧振动对人体的影响。

低频率、大强度的手传振动，主要引起手臂骨、关节系统的损伤，并可伴有神经、肌肉系统的变化。30~300Hz的振动对外周血管、神经功能的损害明显；300Hz以上的高频振动对血管的作用减弱，对神经系统的影响较大；而1000Hz以上的振动，则难以被人体主观感受。研究表明许多工具产生的振动主频段的中心频率多为63Hz、125Hz和250Hz，因此容易引起外周血管的损伤。同一频率振动，振幅或加速度越大，对人体的危害越大。

（二）接触振动的强度和时间

每日接触振动的强度和时间是影响振动危害性的重要因素。接触振动的强度越大或时间越长，职业性健康损害程度越高，症状也越严重。

（三）气温和噪声等环境因素

环境温度是影响振动危害的重要因素，手臂振动病多发生在寒冷地区和寒冷季节。寒冷可以加速手臂振动病的发生和发展，全身和局部受冷是引起VWF发作的重要条件。此外，作业环境的噪声对振动的危害有重要影响，振动、噪声两者具有协同作用。

（四）操作方式和个体因素

操作时身体负荷、工作体位、技术熟练程度和加工部件的硬度等均能影响工人作业时的姿势、用力大小和静态紧张程度。人体对振动的敏感程度与作业时的体位及姿势有关。对于全身振动，立位时对垂直方向振动比较敏感，卧位则对水平方向振动比较敏感。有些振动作业需要采取强迫体位，当肩、胸腹部和下肢直接接触振动工具或物体，更容易受到振动的危害。静态紧张可增加振动的传导并影响局部血液循环，加重振动的不良作用。

年龄、性别、吸烟、饮食、营养状况及对寒冷和振动的敏感程度等个体因素均可影响振动对机体的作用，如对寒冷和振动等因素较敏感及年龄较大的女性劳动者更易遭受振动的危害，且治疗效果和预后较差。

五、振动危害的预防措施

职业性振动暴露在职业场所中十分普遍，预防和控制职业性振动对职业工人健康的不良影响，需要职业健康专家、职业工人及用人单位管理者三方对振动危害的严重性具有清晰的认识，可从工程控制，监测振动强度、执行接触限值标准，优化个人防护设施、改善作业环境，加强医学监测和职业健康教育等方面来减少职业性振动暴露，并及时识别出部分可能已有振动危害风险的职业工人。

（一）工程控制

通过改进工作和生产工艺，可以减少职业性振动暴露量。如采用液压、焊接和粘接等新工艺代替风动工具铆接工艺；采用水力清砂、水爆清砂和化学清砂等工艺代替风铲清砂；提高金属铸件质量以减少后续的打磨和抛光过程；设计自动或半自动的生产设备，减少手部和肢体直接接触振动的机会。当无法对工作和生产工艺进行改进或优化时，应尝试通过减少工具振动的方式进行直接干预：①使用具有良好减振效果的电动工具，如防振链锯、气动工具（气动锤、路面破碎机和气动铆钉枪）等。用人单位管理者选用具有良好减振性能且符合人体工程学的减振工具能有效帮助职业工人减少职业性振动的暴露量。②经常性对设备进行维护，避免过度振动。

（二）监测振动强度，执行接触限值标准

振动强度是衡量职业工人接触振动是否引起损伤的重要因素，定期监测作业工人振动暴露强度在预防振动引起的健康损害中具有重要意义。不同国家、地区均建立了手传振动测量指南或标准，如 2002 年欧盟发布《关于工人暴露于物理因素（振动）引发危险的最低健康和安全要求》（2002/44/EC）、2004 年日本发布《手传振动第 1 部分：测量设备》（JIS B7761-1-2004）和《手传振动 第 2 部分：工作场所测量的实用指南》（JIS B7761-2-2004）、2005 年英国发布《机械振动手持式和手导式机械振动传导评价原则》（BS EN ISO 20643-2005）、2006 年美国发布《人体暴露于手传振动的测量和评估指南》（ANSI/ASA S2.70-2006）及我国先后颁布了《机械振动 人体暴露于手传振动的测量与评价 第 1 部分：一般要求》（GB/T 14790.1—2009）和《机械振动 人体暴露于手传振动的测量与评价 第 2 部分：工作场所测量实用指南》（GB/T 14790.2—2014）等手传振动测量标准，以上标准均参考国际标准化组织 ISO 5349 系列标准。

振动暴露的强度和时间，决定了机体接受振动的"剂量"。多项流行病学调查表明，手臂振动病的患病率是随接振时间延长而增加，严重程度也是随接振时间的延长而加重。因此，通过确立和实施振动作业的卫生标准，限制接触振动的强度和时间，可有效地保护职业工人的健康，是预防振动危害的重要措施。中国国家职业卫生标准《工作场所有害因素职业接触限值 第 2 部分：物理因素》（GBZ 2.2—2007）规定工作场所手传振动职业接触限值以 4h 等能量频率计权振动加速度 $[a_{hw(4)}]$ 不得超过 5m/s^2，欧盟委员会关于振动暴露指南（2002/44/EC）中规定以 8h 为基准的手传振动加速度推荐值为 2.5m/s^2，日接触限值为 5m/s^2。根据美国政府工业卫生专家协会（American Conference of Governmental Industrial Hygienists，ACGIH）推荐当振动工具的振动强度暂时超过标准限值时，可按振动强度大小缩短相应日接振时间（表 6-4-2）。

表 6-4-2　振动容许值和日振动暴露时间限制

日接触总时间	频率计权振动加速度的限值（m/s^2）
4h ≤ T < 8h	4
2h ≤ T < 4h	6
1h ≤ T < 2h	8
T < 1h	12

对于全身振动的接触限值，欧盟委员会在振动暴露指南（2002/44/EC）中规定以 8h 为基准的全身振动加速度推荐值为 0.5m/s²，日接触限值为 1.15m/s²。我国职业卫生标准（GBZ 1—2010）《工业企业设计卫生标准》根据日接触振动的时间规定了全身振动强度卫生限值（表 6-4-3）。

表 6-4-3 全身振动强度卫生限值

工作日接触时间（h）	卫生限值（m/s²）	工作日接触时间（h）	卫生限值（m/s²）
4 < t ≤ 8	0.62	0.5 < t ≤ 1.0	2.4
2.5 < t ≤ 4	1.10	t ≤ 0.5	3.6
1.0 < t ≤ 2.5	1.40		

（三）优化个人防护设施、改善作业环境

传统的防护手套（如棉质、皮革）并不能有效减少工人使用振动工具或设备时传递到手上的振动。全手指保护的减振手套是通过使用特殊的黏弹性材料来降低手部暴露振动强度，应符合或超过国际减振手套标准 ISO 10819。职业工人佩戴减振手套也能够保持手部的温暖和干燥，以减少寒冷引起的手臂振动病发作。但在任何情况下，应佩戴大小合适的减振手套以便使用最小握力（以减少手部接触的振动强度）来握住或操作设备，并使手指具有足够的感觉反馈和灵巧性。使用减振手套通常必须保护全部手指，佩戴时露出手指通常无法达到个人防护的目的，因为手指常常先接触手传振动，并向手掌方向传播。对于全身振动，则可采用减振座椅等。

作业环境中的寒冷、噪声和气湿均是造成振动危害的协同因素。因此，加强作业环境的保暖或保持振动源温度、降低噪声暴露和控制气湿等，对预防和控制职业性振动危害有一定作用。合理使用个人防护用品，如防振手套、减振座椅等，能减轻振动危害。

（四）加强医学监测和职业健康教育

依法对振动作业劳动者进行上岗前和定期健康体检：①询问工作史时需特别注意和了解以前是否暴露于振动及振动的类型，对于有前期症状和体征的工人，不安排从事使用振动工具的工作；②手臂振动病的预后取决于病情，定期对职业工人进行健康检查，早期发现，及时处理患病工人，使其脱离振动作业，注意保暖，对症治疗，多数轻症可逐渐好转和治愈。

加强职业工人职业健康教育和自我健康管理，提高工人的保健意识：①告知工人和用人单位管理者手臂振动病的症状，当出现针刺感、麻木感和手指发白等症状后，工人应立即就医治疗，考虑重新安排没有或振动较小的工作岗位；②对长期接触振动作业的工人进行教育，建议其工作时保持手部温暖干燥，避免双手湿润寒冷时从事振动作业；③尼古丁具有收缩血管的作用，会减少手指或手部的血液供应，应当鼓励振动作业的工人减少或停止吸烟。

（谢 杰 范广勤）

第五节 电离辐射

凡能使受作用物质发生电离现象的辐射，称电离辐射。电离辐射的来源，可分为天然辐射和人工辐射两大类。来自天然辐射源的照射，即地球上和宇宙中的天然放射性物质产生的

电离辐射，称天然辐射（natural radiation）。自古以来人类就受到天然存在的各种电离辐射源的照射，这种照射称天然本底辐射（natural background radiation）。天然本底辐射由四种基本要素组成：①宇宙射线的照射；②地球 γ 射线辐射的外照射；③体内放射性核素引起的内照射；④氡及其短寿命子体引起的内照射。来自人工辐射源或加工过的天然辐射源的电离辐射（ionizing radiation），称人工辐射。

一、接触机会

1. 核工业系统　放射性矿物的开采、冶炼和加工，以及核反应堆、核电站的建立和运转。

2. 射线发生器的生产和使用　加速器、医用和工农业生产使用的 X 射线。

3. 放射性核素的加工生产和使用　核素化合物、药物的合成及其在实验研究及诊疗上的应用。

4. 天然放射性核素伴生或共生矿生产　如磷肥、稀土矿、钨矿等开采和加工。

5. 医疗照射　医疗检查和诊断过程中，患者身体会受到一定剂量的放射性照射。

6. 科学研究　科研工作中广泛应用放射性物质。除了原子能利用的研究单位以外，金属冶炼、自动控制、生物医学等研究部门都有涉及放射性方面的课题和试验。

二、电离辐射的作用方式和影响因素

电离辐射对机体的损伤，受辐射因子和机体两方面因素的影响。

（一）辐射因子因素

1. 辐射的物理特性　辐射的电离密度和穿透力，是影响损伤的重要因素。例如，α 粒子的电离密度虽较大，但穿透力很弱，其主要危害是进入人体后的内照射；β 粒子的电离能力较 α 粒子为小，但高能 β 粒子具有穿透皮肤表层的能力；X 射线、γ 射线和中子可穿透整个人体组织。

2. 剂量与剂量率　电离辐射的照射剂量与生物效应间的普遍规律是剂量越大，生物效应越强，但并不完全呈直线关系。剂量率是单位时间内机体所接受的照射剂量，常以 Gy/h 或 Gy/min 表示。一般情况下，剂量率大，效应也大。

3. 照射部位　照射的几何条件不同，使机体各部位接受不均匀而影响吸收剂量。以腹部照射的反应最强，其次为盆腔、头颈、胸部和四肢。

4. 照射面积　受照面积越大，作用越明显。若全身接受照射面积达 1/3，则可产生明显的辐射效应。

（二）机体因素

在较大剂量的辐射全身照射后，机体的几乎所有系统、器官和组织均可发生形态和功能的改变，从而导致有害的健康后果。但是，在一定剂量的辐射作用下，各组织所产生的损伤效应的严重程度有较大的差异，这主要与各种组织的辐射敏感性（radiosensitivity）有关。所谓辐射敏感性是指细胞、组织、机体或任何生物体对辐射作用的相对敏感程度。

辐射效应有多种分类方式。按其作用机制可分为随机性效应（stochastic effects）和确定性效应（deterministic effects）。随机性效应是指发生概率与剂量成正比而严重程度与剂量无关的辐射效应。一般认为，在辐射防护感兴趣的低剂量范围内，这种效应的发生不存在剂量阈值。最常见的随机性效应是遗传效应和致癌效应。确定性效应是指通常情况下存在剂量阈值的一种辐射效应（如白内障、皮肤的良性损伤等），超过阈值时，剂量越高则效应的严重程度越大。在国际放射防护委员会（ICRP）第 60 号报告发表之前，确定性效应被称为非随机性效应（non-stochastic effects）。

按产生辐射损伤效应的对象分类，辐射生物效应又可分为躯体效应（somatic effects）和遗传效应（genetic effects）。躯体效应是指辐射所致的、显现在受照者本人身上的有害效应，因此，确定性效应都属于躯体效应。遗传效应是辐射所致的、显现在受照者后代身上的有害效应。随机性效应可以是躯体效应（辐射诱发的癌症），也可以是遗传效应（损伤发生在受照者的后代）。

三、放　射　病

放射病（radiation sickness）指由一定剂量的电离辐射作用于人体所引起的全身性或局部性放射损伤。自伦琴发现 X 射线以来，仅放射学专家就有约 100 名因长期接触放射线而受到严重的放射损伤或导致死亡。临床上分为急性、亚急性和慢性放射病。新版的职业病目录中包括以下几种。

（一）外照射急性放射病

全身受到大剂量（一般大于 1Gy）急性照射后可发生急性放射病，急性放射病病情的轻重主要与机体受照射的剂量大小有关，即照射剂量与放射病的类型、临床表现的严重程度和出现的早晚、病程的长短及患者的预后都有密切的联系。急性放射病分型依据主要有存活时间、主要受损器官和基本损伤、重要的临床表现和化验检查结果等。

不同剂量照射引起的外照射急性放射病分为三种不同的类型。根据其临床表现和病理改变分为骨髓型、肠型、脑型。其病程一般有较明显的时相性，通常有初期、假愈期、极期三个阶段，但不同类型的放射病又不尽相同。

1. 骨髓型（又称造血型）**急性放射病**（1 ～ 10Gy）　这类放射病最为多见，主要以骨髓造血组织损伤为基本病变，具有典型阶段性病程。受照剂量的多少与病情的严重程度密切相关。可分为四种情况，轻度的临床表现为乏力、不适、食欲减退等；中度表现为头昏、乏力、食欲减退、恶心、呕吐，白细胞数短暂上升后下降；重度表现为受照 1h 后多次呕吐，可有腹泻、腮腺肿大、白细胞数明显下降；极重度表现为受照后 1h 内反复呕吐和腹泻、休克、腮腺肿大、白细胞数急剧下降。如果治疗不当，感染将成为死亡的主要原因。

2. 肠型急性放射病（10 ～ 50Gy）　以胃肠道损伤为基本病变。其中，轻度肠型急性放射病，除受照后 1h 内出现严重恶心、呕吐外，1 ～ 3 天出现腹泻、稀便、血水便，并有腮腺肿痛等初期症状。经 3 ～ 6 天假愈期后，上述症状加重，可伴有血、水样便，发热。而重度肠型急性放射病在受照后 1 天内即出现频繁呕吐、严重稀水便、血液浓缩、脱水、全身衰竭、低体温等。严重者第 2 周时在血水便或便中混有脱落的肠黏膜组织，大便失禁、高热等。肠型患者造血功能损伤严重且难以恢复，经治疗后可出现骨髓型急性放射病的主要临床表现。

3. 脑型急性放射病（> 50Gy）　本病以脑组织损伤为基本病变，以意识障碍、定向力丧失、共济失调、肌张力增强、抽搐、震颤等中枢神经系统症状为特殊临床表现。是只有初期和极期两阶段病程的极其严重的急性放射病。受照射剂量在 50 ～ 100Gy 时，受照后出现站立不稳、步态蹒跚等共济失调，定向力和判断力障碍，肢体或眼球震颤，强直抽搐，角弓反张等。而当受照剂量＞100Gy 时，则受照后意识丧失，瞳孔散大，大小便失禁，血压下降，休克，昏迷，患者很快死亡，整个病程仅数小时。

（二）外照射亚急性放射病

外照射亚急性放射病（subacute radiation sickness from external exposure）是指人体在较长时间（数周到数月）内受电离辐射连续或间断较大剂量外照射，累积剂量大于 1Gy 时所引起的一组全身性疾病。临床上以造血功能再生障碍为主。

造血干细胞和分化程度较低的幼稚细胞对辐射最敏感。成熟淋巴细胞在大剂量照射后可以因膜系统的损伤而导致间期死亡。大于 1Gy 的急性全身照射经几分钟后就可以出现骨髓和淋巴结细胞的变化，伴有外周血细胞特别是淋巴细胞减少，第 2 ~ 5 周后白细胞数降到最低。白细胞的减少程度取决于造血组织的受照范围、剂量、剂量率和剂量的时间分布。假如骨髓受到的照射区域较小，即使剂量高达 30 ~ 40Gy，可能只出现局部坏死和纤维化，而不影响全身造血功能。对于有临床意义的造血功能抑制，全部骨髓的急性照射吸收剂量的阈值（ED_0）约为 0.5Gy。对健康的成年人来说，接受急性照射且无高水平的治疗时，$LD_{50/60}$ 范围为 2.5 ~ 5Gy，平均值约 3.5Gy，在这种剂量情况下，主要死因是骨髓干细胞丢失造成的骨髓功能丧失，如粒细胞减少引起的感染和血小板减少引起的出血。

在分次和迁延照射时由于亚致死损伤修复和细胞的再增殖，造血组织的辐射耐受性增加。估计长期职业照射条件下出现可觉察的造血功能降低的剂量率阈值可能高于0.4Gy/a。长期接受超过剂量限值的照射时可引起以造血组织损伤为主要病变的慢性放射病，《职业性外照射慢性放射病诊断》（GBZ 105—2107）诊断外照射慢性放射病的累积剂量的下限为 1.5Gy，同时必须满足法定个人剂量记录显示平均年剂量 0.15Gy 以上或最大年剂量超过 0.25Gy 的条件。

（三）外照射慢性放射病

外照射慢性放射病（chronic radiation sickness from external exposure）是指放射工作人员在较长时间内连续或间断受到超当量剂量限值的外照射，达到一定累积当量剂量后引起的以造血组织损伤为主并伴有其他系统改变的全身性疾病。

X 射线、γ 射线、中子及高能 β 射线等电离辐射，无论是局部的急性或迁延照射，还是全身的急性或迁延照射，都可能诱发眼晶状体混浊。电离辐射引起晶状体混浊的潜伏期长短相差很大，最短 6 个月，最长 35 年，平均 2 ~ 4 年。年龄越小，潜伏期越短；剂量越大，潜伏期越短。低传能线密度（linear energy transfer，LET）辐射急性照射引起足以损害视力的眼晶状体混浊（白内障）ED_0 为 2 ~ 10Gy，高 LET 辐射急性照射的 ED_0 为 1 ~ 2Gy。对于长期照射的剂量阈，所知较少，但对多年照射，一般认为略高于 0.15Gy/a。《职业性放射性白内障的诊断》（GBZ 95—2014）对放射性白内障的晶状体改变及分期标准如下：Ⅰ 期，晶状体后极部后囊下皮质内细点状混浊，排列呈环形伴有空泡。Ⅱ 期，晶状体后极部后囊下皮质内呈盘状混浊且伴有空泡。严重者，在盘状混浊的周围出现不规则的条纹状混浊向赤道部延伸。盘状混浊也可向皮质深层扩展，可呈宝塔状外观。与此同时，前极部前囊下皮质内也可出现细点状混浊及空泡，视力可能减退。Ⅲ 期，后囊下皮质内呈蜂窝状混浊，后极部较致密，向赤道部逐渐稀薄，伴有空泡，可有彩虹点。前囊下皮质内混浊加重，有不同程度的视力障碍。Ⅳ 期，晶状体全部混浊，严重视力障碍。

GBZ 95—2014 提出：眼晶状体有明确的一次或短时间（数日）受到大剂量的外照射，或长时间超过眼晶状体年剂量限值的外照射历史，个人剂量档案记录显示累积剂量在2Gy以上（含2Gy），经过一定的潜伏期，晶状体开始混浊；具有上述放射性白内障的形态特点；除外其他非放射性因素所致的白内障；并结合健康档案进行综合分析，方可诊断为放射性白内障。

（四）内照射放射病

内照射放射病（internal radiation sickness）是指大量放射性核素进入体内，在体内作为放射源对机体持续辐射而引起的全身性疾病。内照射放射病比较少见，临床工作中见到的多为放射性核素内污染，指体内放射性核素累积超过其自然存量。在没有防护设备下，在核污染地区停留时间过久，或长期处于核爆炸后的下风向及早期落下灰沉降区，可造成内照射放射损伤。此外，生产和使用开放性核素过程中，缺乏防护措施，放射性核素可通过消化道、呼吸道和损伤的皮肤进入体内。大部分放射性核素不易透过健康皮肤，但有一些气（汽）态的放射性核素（氯、氚、碘等）和某些可溶性的放射性核素（如磷、铝等），可透过健康皮肤进入体内。皮肤破损时，可大大增加吸收的速度和吸收率。

内照射放射损伤的特点是放射性核素在体内持续作用，新旧反应或损伤与修复同时并存，而且随时间迁延，造成临床上无典型的分期表现；靶器官的损伤，如骨骼、网状内皮系统、肝、肾、甲状腺等；某些放射性核素本身放射性很弱，但具有很强的化学毒性，如铀对机体的损伤即以化学毒性为主。内污染可造成远期效应。

诊断时要全面掌握职业史、临床表现、体征和实验室检查，放射性核素沉积器官功能检查和体内放射性核素测定，包括现场污染水平，呼出气、排出物（痰、尿、粪）、血液等放射性定性和定量测定，体外全身放射性测量等，并推算出污染量及内照射剂量。

（五）放射性皮肤疾病

放射性皮肤疾病（radiation skin disease）是指由于放射线（主要是X射线、β射线、γ射线）照射引起的皮肤损伤。根据不同的照射情况和临床表现可分为以下3类。

1. 急性放射性皮肤损伤 是身体局部受到一次或短时间（数日）内多次大剂量（X射线、γ射线、β射线等）外照射所引起的急性放射性皮炎及放射性溃疡。皮肤受照后的主要临床表现和预后，因射线种类、照射剂量、剂量率、射线能量、受照部位、受照面积和身体情况而异。通常接受的剂量越高，病理演进越快，预后越严重。

2. 慢性放射性皮肤损伤 是由急性放射性皮肤损伤迁延而来或由小剂量射线长期照射（职业性或医源性）后引起的慢性放射性皮炎及慢性放射性皮肤溃疡。局部皮肤长期受到超过剂量限值的照射，累积剂量一般大于15Gy，受照数年后皮肤及其附属器可出现慢性病变。放射性皮肤癌是指在电离辐射所致皮肤放射性损害的基础上发生的皮肤癌，癌变前表现为射线所致的角化过度或长期不愈的放射性溃疡。辐射诱发皮肤癌属于随机性效应。

3. 放射性皮肤癌 是在电离辐射所致皮肤放射性损害的基础上发生的皮肤癌。

（六）放射性肿瘤

放射性肿瘤是指接受电离辐射照射后发生的与所受该照射具有一定程度病因学联系的原发性恶性肿瘤。致癌效应是电离辐射主要生物效应之一。辐射诱发肿瘤的潜伏期随不同脏器、不同肿瘤类型而异。联合国原子辐射效应科学委员会（UNSCEAR）1986年报告推荐的辐射诱发肿瘤潜伏期中位时间为20～30年。潜伏期长的肿瘤，由于常常受到随访时间的限制，所以此值可能随着随访时间的延长有所增加。原子弹爆炸幸存者的追踪研究显示，全身照射后最短在 2 年即可发生白血病，其发病率在受照后 6 ~ 7 年到达峰值。实体癌潜伏期一般在10 年以上，此后在数十年间其发病率持续增加。但是，切尔诺贝利事故后 4 年就发现该核电站附近儿童甲状腺癌的发病率显著上升。

电离辐射照射的危险度随受照个体性别和年龄的不同而变化。女性受照后诱发致死性癌症估计为 $1.5 \times 10^{-2}\ Sv^{-1}$；而男性受照后诱发致死性癌症为 $1.0 \times 10^{-2}\ Sv^{-1}$。胎儿或幼年儿童辐射诱发致死性癌症的可能比均值（$1.25 \times 10^{-2}\ Sv^{-1}$）高出 2 倍。妇女甲状腺癌比男性高出 2 ~ 3倍。同时也已发现低碘摄入人群的甲状腺癌的发生率较高。

人体不同组织和器官对辐射致癌作用的敏感性明显不同。敏感性最高的组织是甲状腺和骨髓，以白血病的发生率最多（特别是髓细胞性白血病），而前列腺癌、睾丸癌和子宫颈癌几乎不被辐射所诱发；从组织器官的特点可见辐射致癌敏感性与组织更新速度不一致，如敏感性高的甲状腺，却是细胞更新低的组织，而敏感性低的小肠，细胞增殖却很快；未发现辐射致癌敏感性与肿瘤自发率存在密切关系，如甲状腺癌和皮肤癌自发率低，却很易由辐射所诱发；辐射致癌发病率与癌死亡率不平行，两者不能相互代替，如甲状腺癌发病率高而死亡率低；由于随访观察期不同，各种肿瘤的危险系数不同，如白血病潜伏期短，危险系数高，但随着观察时间的延长，白血病危险系数下降，实体瘤的死亡率上升。

从所研究的受照人群得出的癌症危险很大程度上建立在大剂量、高剂量率、短时间照射的基础上。然而，在实践中绝大多数辐射照射是相当长时期内小剂量、低剂量率照射。ICRP决定将直接由大剂量、高剂量率的直接观察所得的概率系数除以因子 2，以给出小剂量、低剂量率照射更为真实的概率系数。这个减缩因子称为剂量剂量率效能因子（dose and dose rate effectiveness factor，DDREF）。对所有小于 0.2Gy 吸收剂量或较大的吸收剂量而剂量率低于0.1Gy/h 的当量剂量的概率系数均包括了此因子。

（七）放射性甲状腺疾病

放射性甲状腺疾病（radiation thyroid disease）是指电离辐射以内和（或）外照射方式作用于甲状腺和（或）机体其他组织所引起的原发或继发性甲状腺功能和（或）器质性改变。

甲状腺的解剖位置在颈部皮肤下面，它与外界仅一层皮肤之隔，对辐射特别敏感。

放射性甲状腺疾病分为五类：急性放射性甲状腺炎、慢性放射性甲状腺炎、放射性甲状腺功能减退症、放射性甲状腺良性结节、放射性甲状腺癌（随机性效应）。放射性甲状腺疾病的发生对象可以是职业照射的工作人员，也可以是非职业受照人员。放射性甲状腺疾病可以发生于放射性落下灰、核电站事故、原子弹爆炸、急性事故性放射病、^{131}I 治疗甲状腺疾病、职业性电离辐射照射等情况。

急性放射性甲状腺炎是指甲状腺短期内受到大剂量急性照射后所致的甲状腺局部损伤及其引起的甲状腺功能亢进症。

慢性放射性甲状腺炎是指甲状腺一次或短时间（数周）内多次或长期受射线照射后，导致的自身免疫性甲状腺损伤。慢性放射性甲状腺炎又称慢性放射性淋巴性甲状腺炎，内外照射皆可诱发。发病机制可能与自身免疫反应有关，具有抗原性的甲状腺球蛋白和微粒体漏出，导致体内产生自身抗甲状腺抗体所致。

放射性甲状腺功能减退症是指甲状腺局部一次或短时间（数周）内多次大剂量受照或长期超剂量限值的全身照射所引起的甲状腺功能低下。甲状腺组织受到电离辐射直接作用后，诱发甲状腺功能性或器质性损害而出现甲状腺功能低下，称为放射性原发性甲状腺功能减退症，表现为三碘甲状腺原氨酸（T_3）、甲状腺素（T_4）值降低和促甲状腺激素（TSH）值升高。电离辐射作用到下丘脑、垂体间接引起甲状腺功能减退，称放射性继发性甲状腺功能减退症，表现为血清 T_3、T_4 增高及 TSH 值降低；促甲状腺激素释放激素（TRH）兴奋试验延迟反应病变在下丘脑，低弱反应或无反应病变在垂体。

放射性甲状腺良性结节是指甲状腺组织受到大剂量或长期超剂量限值的照射后诱发的结节性病变。

（八）放射性性腺疾病

性腺是对电离辐射高度敏感的器官，无论是大剂量事故照射、核恐怖袭击及小剂量职业照射均可诱发性腺的损伤。放射性性腺损伤存在阈剂量值，因照射条件和个人辐射敏感性不同，引起放射性性腺损伤的阈剂量并不一致。睾丸和卵巢的性细胞对辐射高度敏感。放射性不孕症剂量阈值是电离辐射引起性腺某种损伤的最低剂量值。如男性一次急性照射睾丸的剂量达到 0.15Gy 时则可能引起暂时性不孕。但并非受照剂量达到阈值时都能引起不孕症。

四、放射防护

我国从 1974 年起就颁布了一系列放射卫生防护规定和标准。2002 年制定的《电离辐射防护与辐射源安全基本标准》（GB 18871—2002）是我国现行的放射防护标准。

（一）放射防护的基本原则

放射防护体系的基础：①辐射实践的正当性。在考虑了社会、经济和其他相关因素之后，引入的辐射实践对个人或社会带来的利益足以弥补其可能引起的辐射危害时，该实践才是正当的。②辐射防护的最优化。本质是在付出代价与所获得利益之间进行权衡，求得以最小的代价获得最大的利益，即在考虑了经济与社会因素之后，受照的可能性、受照人数及个人受到剂量大小均应保持在可合理达到的尽可能低的水平。③个人剂量限值。是指受控实践中职业工作人员和公众成员个人受到的有效剂量或当量剂量不得超过的数值，它适用于除医疗照射之外的辐射实践活动（即计划照射情况）。我国基本标准（GB 18871—2002）对于受控实践正常运行情况下工作人员职业照射剂量限值为在限定的连续 5 年内年平均有效剂量（但不可作任何追溯性平均）不得超过 20mSv，且任何一年的有效剂量不得超过 50mSv；公众成员受到的年有效剂量不超过 1mSv。然而特殊情况下，如果连续年的年平均不超过 1mSv，则某单一年份的有效剂量可提高到 5mSv。

（二）辐射防护措施

辐射对人体的照射从照射途径上来讲，可以分为两种照射方式：外照射和内照射。针对这两种照射方式，就有两种不同的防护措施与办法。

减少外照射的防护措施可以分为以下三种。

1. 时间防护 缩短受照时间，减少受照剂量是简易而有效的防护措施之一。

2. 距离防护 靠增加人与放射源的距离来减少受照剂量达到防护的目的。

3. 屏蔽防护 在辐射源和人体之间放置一个实体屏障来有效降低辐射剂量值，如铅玻璃、防护墙、防护衣等。

减少内照射的防护措施主要目的是防止核素进入体内：具体从非密封源工作场所的布局、

对非密封放射源的包容、隔离和工作场所的通风换气及对摄入放射性核素的医学促排。

（三）辐射监测

辐射监测是指为估算公众及工作人员所受辐射剂量而进行的测量，它是辐射防护的重要组成部分。分为个人剂量监测和放射性工作场所监测。

1. 个人剂量监测 是对个人实际所受剂量大小的监测。它包括个人外照射剂量监测、皮肤污染监测和体内污染监测。

2. 放射性工作场所监测 目的是保证工作场所的辐射水平及放射性污染水平低于预定的要求，以保证工作人员处于合乎防护要求的环境中，同时还要及时发现一些剂量波动的原因，以便及时纠正和采取临时防护措施。放射性场所监测一般包括工作场所 X 射线、γ 射线和中子外照射水平监测；工作场所表面污染监测；空气中气载放射性核素浓度监测。

放射工作单位应根据实际需要，开展监测项目。监测结果应记录归档，并对结果进行分析和评价。上报主管部门和所在地的放射卫生防护部门，接受监督和指导。

（四）放射工作人员的健康检查

《中华人民共和国职业病防治法》规定，对从事放射工作人员进行健康检查。健康检查分为岗前检查、岗中的定期检查、离岗检查和其后的随访。用人单位应建立放射工作人员个人健康档案，当工作调动时，随职员档案一起移交。

（黄瑞雪）

思 考 题

1. 噪声致听力损伤的临床表现有哪些？
2. 作业场所中，如何有效控制噪声危害？
3. 振动的分类及接触机会有哪些？
4. 接触振动会对人体造成哪些危害？
5. 如何预防振动的危害？

第七章　职业性肿瘤

近年来，在很多国家，恶性肿瘤发病率、患病率、死亡率逐年攀升，预防和控制恶性肿瘤成为医学界面临的严峻挑战。肿瘤的发生发展是遗传因素和环境因素共同作用的结果，人类 80%～90% 的肿瘤都直接或间接与环境因素有关。据 WHO 统计，环境和工作场所中的致癌物暴露导致全球约 19% 的癌症发生，每年死亡人数近 130 万。工作场所的致癌物可称为职业性致癌物（occupational carcinogen），主要是指通过职业性接触并在一定条件下能使正常细胞转化为肿瘤细胞，且能发展为可检出肿瘤的、与职业有关的致病因素，包括物理性、化学性、生物性因素。

第一节　职业性肿瘤概述

一、职业性肿瘤简史

职业性肿瘤与职业性致癌物的关系较早就受到关注。1775 年，英国外科医生 Pott 首次报告扫烟囱工人中阴囊癌的高发病率与接触烟囱中的烟尘有关，并率先提出了化学物质、职业与癌症存在关联。阴囊癌是人类认识职业性致癌因素导致职业癌的第一个例证，奠定了化学致癌研究的基础。

二、职业性肿瘤特点

1. 病因明确　职业性肿瘤的诊断中要求排除其他可能的非职业性暴露途径为致癌主因，有明确的致癌物职业暴露史。必须是原发性肿瘤、肿瘤的发生部位与所暴露致癌物的特定靶器官一致，且经细胞病理或组织病理检查，或经腔内镜取材病理等确诊。

2. 潜伏期较长　职业性肿瘤的潜伏期是指从机体自接触职业病危害因素至出现确认的健康损害效应（最早临床表现）所需的时间。亦可将从接触致癌物到出现确认的职业性肿瘤的间隔时间称为潜伏期。职业性肿瘤的潜伏期与人体免疫能力和受损细胞的自我修复能力有关，化学物质致癌的潜伏期一般为 15～20 年，短则 3～5 年，长达 30～40 年。

3. 剂量 - 反应关系　大多数毒物的毒性作用存在阈值或阈剂量，即超过这个剂量时才可引起健康损害，阈剂量是制订安全接触剂量的主要依据。但是对于职业性致癌因素来说，是否存在阈值尚有争论。虽然致癌物阈值问题尚存争议，但是大量动物实验和流行病学调查研究证明，多数致癌物都明显存在剂量 - 反应关系。

4. 肿瘤的好发部位相对固定　职业性肿瘤有比较固定的好发部位或范围，一般情况下，肿瘤都是在致癌因素作用最强烈、最经常接触和接触剂量最多的部位发生。由于皮肤和肺是职业致癌物进入机体的主要途径和直接作用的器官，故职业性肿瘤多见于呼吸系统和皮肤，并可能累及同一系统的邻近器官。

三、职业性肿瘤的诊断和职业致癌因素的识别

2017 年颁布的国家职业卫生标准《职业性肿瘤的诊断》（GBZ 94—2017）规定了职业性肿瘤的诊断原则及各特定职业性肿瘤的诊断细则。要求职业性肿瘤的诊断必须满足：①明确

的致癌物长期职业接触史，要排除其他可能的非职业性暴露途径为致癌主因，有明确的致癌物职业暴露史；②肿瘤的临床诊断明确，要求必须是原发性肿瘤、肿瘤的发生部位与所暴露致癌物的特定靶器官一致，且经细胞病理检查、组织病理检查、腔内镜取材病理检查等确诊；③潜伏期符合要求。

四、职业性致癌因素的分类和评价

1. 职业性致癌因素的分类 职业性致癌因素的分类通常采纳 IARC 的分类方法，其分类主要基于人类致癌性报告（流行病学调查和病例报告）、实验动物致癌性资料和生物学机制研究资料中获得的证据进行致癌物分类。IARC 于 2020 年 3 月在《IARC 关于对人致癌危险性鉴定专题报告》中更新公布了 1017 种致癌物。表 7-1-1 列举了 IARC 公布的部分人类致癌物及其靶器官。

表 7-1-1　IARC 确认属于 1 类的职业性致癌因素及其靶器官

致癌物质或混合物名称	接触行业、接触生产过程或接触人员	致癌部位及类型
黄曲霉毒素	饲料生产工业，水稻和玉米加工	肝
石棉	采矿、制造业副产品、绝缘材料；造船行业；金属板；石棉水泥工业	肺、间皮瘤
二氧化硅，晶质	岩石加工业，陶瓷、玻璃和其他相关工业，铸造和冶金业，碾磨，建筑业，农业	肺
木尘	伐木和锯木工、造纸工业、木材加工业（如家具工业、建筑业）、塑料和油毡的填充材料	鼻腔和鼻旁窦
砷和砷的化合物	有色金属冶炼，含砷杀虫剂的生产、包装和使用，羊毛纤维的生产，含砷矿物开采	皮肤、肺、肝（血管肉瘤）
苯	苯生产，制鞋工业中的溶剂，化学、医药和橡胶工业，印刷工业（影印厂和装订所），汽油添加剂	血液
毛沸石	废物处理、农业废物、水泥聚集物、建筑材料	间皮瘤
煤焦油和沥青	精制化学药品和煤焦油产品的生产、焦炭生产、煤气制备、铝生产、铸造、铺路和建造（盖顶工和铺地匠）	皮肤、肺、膀胱
氯乙烯	氯乙烯生产、聚氧乙烯和聚合体的生产，萃取剂，气溶胶，推进燃料	肝（血管肉瘤）、皮肤
镉和镉化合物	镉熔炼，电池，镉铜合金生产，染料和色素生产，电镀	肺
联苯胺	联苯胺生产、染料和色素生产	膀胱
TCDD	TCDD 生产、使用氯酚类和氯苯氧基类除草剂、垃圾焚烧、印刷电路板生产、纸浆和纸的漂白	所有结合部位、肺（恶性毒瘤）
苯并 [a] 芘（存在于煤焦油中）	接触煤焦油燃烧气体的工作；被动吸烟、烟囱清洁、接触柴油内燃机废气（如井下矿工等）	肺、皮肤
1,3-丁二烯	橡胶工业、轮胎制造、树脂、塑料工业、表面活性剂、润滑油、添加剂生产、被动吸烟	血液、乳腺、卵巢
甲醛	工业树脂生产使用，如刨花板、涂料、纤维板、三夹板、隔音板等装潢材料生产；解剖工作者与殡葬业人员	鼻咽、脑、血液
大气污染	室外工作者（环卫工人、交通警察等）	肺、膀胱
邻甲苯胺	染料、颜料和橡胶化学品生产；使用其染色组织的实验室和医院工作人员	膀胱、软组织、骨
柴油内燃机废气	井下矿工，暴露于机动车尾气的工作人员如环卫工人、交通警察等	肺、膀胱

2. 职业性致癌因素的筛选和评价 职业性致癌因素的全面评价包括定性和定量两个部

分，定性评价主要是研究能否致癌，定量评价即进行剂量 - 效应分析，以推算可接受的危险度的剂量或人体实际可能接触剂量下的危险度。

（1）定量构 - 效关系分析：定量构 - 效关系是利用理论计算和统计分析工具研究化学物质的结构与其生物学效应之间的定量关系。本方法对有害化学物质的结构特征进行分析，从而评估该化学物质的潜在致癌风险。

（2）实验方案：目前遗传毒性试验主要检测受试物对 DNA 的损伤效应，损伤的终点指标包括基因突变、染色体畸变。由于每个遗传毒性试验只能够反映 $1 \sim 2$ 个遗传终点，因此常进行组合试验。常用的化学物质致突变试验包括细菌回复突变试验（Ames）、微核试验、彗星试验、染色体畸变试验、程序外 DNA 合成试验、姐妹染色体交换试验等。

（3）细胞恶性转化试验：细胞转化是指致癌性化学物质对体外培养的细胞所诱发的恶性表型的变化，包括细胞形态、细胞增殖速度、生长特性等变化。将恶转的细胞接种在裸鼠皮下时，可形成肉眼可见的肿瘤。

（4）哺乳动物致癌试验：哺乳动物致癌试验按照观察时间和靶器官范围可分成哺乳动物短期致癌试验和哺乳动物长期致癌试验。动物短期致癌试验又称为限定试验，试验观察的终点在有限范围内，且观察的靶器官常为一个。

（5）人群肿瘤流行病学调查：肿瘤流行病学调查是目前确定人类致癌物的重要手段和方法。目前许多环境致癌物的发现都是通过肿瘤流行病学调查，如煤焦油、芳香胺、苯、石棉、铬、镍和电离辐射等。由于致癌物的潜伏期比较长，因此采用流行病学方法来确定化学物质的致癌性需要追踪观察很长时间。

（张艳淑）

第二节 常见的职业性肿瘤

流行病学研究和临床观察数据显示，环境因素与行为对人类恶性肿瘤的发生起着重要作用。据估计 80% 以上的恶性肿瘤与环境因素有关。而环境因素则包括外界因素（化学、物理、生物）和内在因素（遗传、免疫、内分泌）。其中"高危职业环境"在肿瘤界有着显著的影响。在我国法定职业病名单中，职业性肿瘤有 11 种。下面对常见的职业性肿瘤进行概述。

一、职业性膀胱癌

膀胱癌是泌尿生殖系统中最常见的恶性肿瘤，发病率居泌尿生殖系统恶性肿瘤的首位。近年来膀胱癌的发病率和病死率依旧呈逐年上升趋势，成为严重威胁我国国民的健康及生命财产安全的疾病。

1. 发病率及死亡率 2020 年，全球约有 573 278 例膀胱癌新发病例和 212 536 例膀胱癌死亡病例，使膀胱癌成为全球第十大最常见的癌症。膀胱癌在男性中的发病率大约是女性的 4 倍，膀胱癌的年龄标准化发病率（age-standardized rate，ASR）为每 10 万男性 9.5 例，每 10 万女性 2.4 例。世界各地膀胱癌发病率各不相同，最近的流行病学研究表明，工业化和经济发达国家的膀胱癌发病率较高。

2. 职业性有害因素 膀胱癌的非职业性危险因素主要是吸烟，其归因危险度在男性和女性膀胱癌患者中分别为 47% 和 37%。职业暴露是膀胱癌的第二大危险因素，其归因危险度为 10%。职业性致癌物包括芳香胺如 β- 萘胺、4- 氨基联苯、4, 4′- 亚甲基二苯胺，以及多环芳烃、甲苯、全氯乙烯和金属加工液。一项针对 263 项研究的系统评价和 Meta 分析结果显示，暴露于芳香胺的工人膀胱癌发病率最高，而暴露于多环芳烃和重金属的职业膀胱癌死亡风险最高。

3. 病理生理学　尿路上皮（移行细胞）癌是最常见的膀胱癌，约占病例的 90%。非尿路上皮膀胱癌包括鳞状细胞癌、腺癌、小细胞癌和混合组织学肿瘤，其中鳞状细胞癌和腺癌占非尿路上皮肿瘤的大部分。尽管鳞状细胞癌仅占发达国家膀胱癌病例的一小部分，但它是血吸虫病流行地区最常见的类型，占这些地区病例的 81%。膀胱移行细胞癌可分为乳头状癌和非乳头状癌。个别低分化乳头状癌的预后相对较好，只有少部分病例会发展成浸润性癌症。

4. 诊断和处理　无痛性血尿是膀胱癌最常见的症状。患者经常出现刺激性排尿症状（如尿频、尿急、夜尿多和排尿困难），如果肿瘤靠近膀胱颈或尿道，可能会出现梗阻症状，如尿流减少或间断、用力或感觉排尿不完全。晚期疾病患者可能出现与转移受累相关的症状。最常见的转移部位包括淋巴结、骨、肺、肝和腹膜。目前对于膀胱癌的诊断主要通过尿常规；尿细胞学检查；膀胱镜检查；B 超检查；膀胱、肾盂和盆腔动脉造影；CT 和 MRI 检查；肿瘤标志物测定 [ABO（H）血型抗原、T- 抗原、癌胚抗原（CEA）、β- 葡糖醛酸苷酶（β-GRS）]。

二、肝血管肉瘤

肝血管肉瘤又称血管内皮细胞肉瘤、恶性血管内皮瘤、Kupffer 细胞肉瘤，是由肝窦细胞异形增生所造成的原发性恶性肿瘤，与其他肝脏肿瘤相比，仍属少见，属于一种罕见的内皮来源的恶性肿瘤。大多数患者的症状和体征与慢性肝炎相似，无特异性症状。临床表现早期以腹痛为主，可伴有虚弱、乏力、体重下降、厌食和腹胀等，晚期可有黄疸、腹水甚至肝衰竭等表现，可并发弥散性血管内凝血。

1. 发病率及死亡率　在美国，每年发现 10 ～ 20 例肝血管肉瘤患者，每百万人中患病率为 0.14 ～ 0.25。它是常见的恶性肝间叶细胞肿瘤，仅占肝脏肿瘤的 2%，其男女比例为（2 ～ 4）∶1，好发于成年人，儿童罕见。

2. 病因　尚不清楚。目前认为与其发展相关的危险因素包括生长激素、*PTEN* 基因突变、环境致癌物、环磷酰胺、氨基甲酸乙酯、口服避孕药、己烯雌酚、苯肼、铁、雄激素或合成代谢类固醇、神经纤维瘤病和血色素沉着病。职业患病通常和氯乙烯及砷暴露有关。

3. 病理生理学　在暴露于氯乙烯单体的工人中，常见肝组织损伤，包括病灶组织异常生长、窦状小管畸形扩张和混合型畸形。从癌旁组织畸形生长，到窦状小管畸形扩张，或混合型畸形是一个进展的过程，最终发展成为纤维化（初期为肝实质纤维化，后期为肝门纤维化），最后阶段是窦状小管细胞发育异常，伴随恶性转移，常有肺、胰、脾、肾和肾上腺等肝外转移，以肺转移最为常见。

4. 诊断和防治　肝血管肉瘤病情进展迅速，预后较差，由于缺乏特异性的影像学表现，其影像学诊断率低，但影像学表现仍可为临床诊断提供一定的依据。病理学检查是诊断肝血管肉瘤的重要手段。主要病史为不明原因的肝大，伴有消化道症状，有氯乙烯接触史。常见的血液学表现为白细胞总数下降，血小板数量减少，凝血酶原时间延长、可出现局部或全身性凝血功能障碍，肝功能异常，如碱性磷酸酶（alkaline phosphatase，ALP）和血胆红素升高。肿瘤标志物甲胎蛋白（AFP）、糖类抗原 19-9（CA19-9）、CEA 和糖类抗原 125（CA125）均处于正常范围或略升高。X 线检查、CT、肝核素扫描可有助诊断。肝血管肉瘤的免疫组化染色提示上皮细胞标志物，特别是 CD31、CD34、Ⅷ因子和波形蛋白（vimentin）等指标有助于做出诊断及鉴别诊断。

一级预防用分层管理来限制氯乙烯的接触，如工程管理控制和提供个体防护装置。二级预防按照我国职业安全与健康管理条例的标准要求对氯乙烯进行定期检测。

三、职业性白血病

白血病是一种造血组织的恶性肿瘤，它包括骨髓增生性和淋巴组织增生性疾病。骨髓增生性疾病是起源于多能造血干细胞的增生，其特点是表型正常的成熟血细胞过度生成慢性骨髓增生性疾病，以及不成熟造血前体细胞过度生成急性骨髓增生性疾病和急性骨髓增生异常性疾病，它包括慢性粒细胞白血病（chronic myelogenous leukemia，CML）和急性髓细胞性白血病（acute myelogenous leukemia，AML）。

1. 发病率及死亡率　2012 年全球新增白血病患者 35.2 万，占所有癌症患者总数的 2.5%，有 26.5 万人死于白血病，占癌症死亡总数的 3.2%。我国 2015 年估测有新增白血病患者 7.53 万例，占总癌症新增病例数的 1.75%，发病率在我国所有癌症中排名第 13。

2. 病因　在白血病超额死亡率的病因中，最常见是骨髓造血衰竭。在不同国家进行的研究均表明，各种企业中暴露于苯的作业工人和暴露于电离辐射、环氧乙烷和其相关职业的工人的白血病发病率都有所上升。另外，农场工人和农场附近居民的白血病发病率也高于普通人群。除此之外，经常暴露于抗肿瘤药物的卫生护理工作人员患白血病的风险可能也比较高，目前还没有流行病学证据。

3. 病理生理学　白血病是造血干细胞恶性克隆性疾病，会浸润非造血组织、器官，抑制正常造血功能。其病理特点为骨髓中产生和积聚大量幼稚、异常的白细胞。这些异常细胞可以引起骨髓正常造血功能的抑制和衰竭，可进入循环血液并侵犯其他器官，表现为外周血中出现未成熟和异常的白细胞，白细胞计数常常增高。但急性白血病白细胞计数可以不增高或降低。骨髓功能衰竭表现为贫血、中性粒细胞减少和血小板减少。白血病细胞可浸润脾、肝、淋巴结、脑膜、脑、睾丸、皮肤、眼、心血管、呼吸、消化、泌尿等组织器官或系统，并可出现各种症状和体征。慢性粒细胞白血病骨髓外观呈灰白带红色。

4. 诊断和处理　白血病诊断确立后应根据具体分型、预后分组采用规范化的分层治疗策略，以取得最佳治疗效果。随着对白血病表观遗传学研究的深入，去甲基化药物先后问世，为不能耐受常规化疗的患者带来新的治疗选择。近年来随着生物技术的发展，白血病的分子靶点不断被发现，2017 年开始陆续出现许多针对分子靶点的小分子抑制剂。

四、职业性肺癌

职业性肺癌占职业性肿瘤的大部分，职业因素引起的肺癌与一般的肺癌难以区别。肺癌是世界上最常见的癌症死亡原因，死亡人数占癌症总死亡人数的五分之一。肺癌的发病机制尚不明确，职业致癌因子是肺癌发病的重要原因之一。国际癌症研究机构已确定多种职业致癌因子。职业性肺癌是职业性死亡的最常见原因。在美国，大约 10% 的男工人和 2% 的女工人发生肺癌。肺癌患者最初表现为呼吸系统症状。然而很多肺癌患者由于同时并发肺部疾病（如慢性支气管炎或肺气肿），导致肺癌的诊断十分困难。

1. 发病率及死亡率　根据全球癌症最新统计报告显示，2020 年肺癌新发病例约 220.68 万例，占所有癌症新发病例的 12.20%。而且，肺癌依然是致死率第一的恶性肿瘤，2020 年全球肺癌死亡病例约 179.61 万例，占所有癌症死亡病例的 18.15%。

2. 病因　吸烟是肺癌公认的病因。另外，有越来越多的证据表明，环境中空气污染与室内烟草暴露和肺癌呈相关性。个体基因易感性，导致机体代谢碳氢化合物能力改变，也会导致肺癌。因此职业性肺癌的发病机制十分复杂。下面是一些和肺癌有确切或可疑关系的暴露因素。

（1）吸烟：是引起肺癌最常见的病因，约 85% 的肺癌患者有吸烟史。

（2）职业致癌因子：某些职业暴露因素如粉尘、石棉、多环芳烃类的吸入被认为是肺癌的重要危险因素。

（3）空气污染：是仅次于吸烟的肺癌的重要危险因素。

（4）饮食因素：成年期水果、蔬菜的摄入量低，血清中 β 胡萝卜素水平低的人，肺癌发生的危险性高。

3. 病理生理学　职业性肺癌以鳞状上皮癌和小细胞癌较多，根据其发生部位将其分为中央型、周边型和弥漫型三种类型。中央型最为常见，主要发生于主支气管和叶支气管等大支气管，从支气管壁向周围肺组织浸润、扩展，可形成结节。沿淋巴蔓延至支气管肺门淋巴结，有的癌组织沿支气管分支由肺门向周边扩展。周围型主要发生于下支气管，常在近胸膜的肺周边组织形成孤立的癌结节，但是无包膜。弥漫型较少见。癌组织弥漫浸润部分或全肺叶，肉眼呈多数黄豆粒大小的灰白色结节。

4. 诊断和预防　从生物学和临床表现看，职业因素引起的肺癌与一般肺癌难以区别，其诊断需要患者由省或者行业职业病诊断组根据卫生部颁布的诊断标准进行集体会诊并出具诊断证明，主要诊断因素包括原发性肺癌确诊明确，具有明确的职业暴露史并暴露年限超过 3 年，潜伏期 6 年以上。由于治愈率较低，职业性肺癌最重要的预防手段还是一级预防。主要预防措施如下。

（1）应持续加大控烟的宣传力度，加强免受被动吸烟危害的保护，重视对工人的健康教育。

（2）使用环保材料装修防止室内污染物质和厨房油烟对机体的损伤。

（3）保护环境控制城市汽车尾气及工业废气等致癌物质。

（4）加强职业防护和保护措施避免有害的职业接触。

（5）经常参加体育锻炼，生活保持规律化，膳食均衡。

五、间 皮 瘤

间皮瘤是指长在一些膜性结构上面的上皮细胞形成的肿瘤。间皮瘤常见的是胸膜的间皮瘤和腹膜的间皮瘤，这种间皮瘤又分成良性与恶性。良性的间皮瘤往往很多都是单个的，可以比较大，也可以比较小，如果是良性的间皮瘤，通过手术切除治疗效果比较好。恶性间皮瘤是一种侵袭性肿瘤，其发病率与石棉接触有关，治疗选择有限，预后不良。

1. 发病率及死亡率　1990～2019 年，女性的 ASIR、ASMR 下降，而在男性中保持相对稳定。女性间皮瘤的发病率较低和下降趋势可能部分是由于很少的工业劳动和较少接触石棉。

2. 病因　1990～2019 年，间皮瘤发病和患者死亡的绝对数量不断增加，可能有几个原因。首先，由于石棉暴露到间皮瘤发展的潜伏期很长，间皮瘤人群通常在老年期被诊断；其次，其他致癌矿物纤维越来越多地被自由使用，导致意外的环境暴露；最后，生殖系突变和电离辐射间皮瘤的其他易感亚群。关于石棉暴露存在剂量反应关系，但接触限值还未确定。近来的研究表明，如果存在一个接触限值的话，则纤维数每年小于 0.15/ml。在完全缺乏石棉暴露的情况下，间皮瘤的发病率估计应该远低于每年 1/100 万。青石棉、温石棉和铁石棉的致癌潜伏期仍然未定，但是证据一致表明，青石棉和温石棉比铁石棉更容易导致间皮瘤。

3. 病理生理学　胸膜间皮瘤首发症状以胸痛、咳嗽和气短最为常见。也有发热、出汗或关节痛为主诉症状者。约一半以上的患者有大量胸腔积液伴严重气短，无大量胸腔积液者胸痛常较为剧烈，体重减轻。腹膜间皮瘤会出现腹痛、腹胀、腹水、腹部包块、厌食、恶心、呕吐等症状，并合并其他部位间皮瘤如腹膜间皮瘤、转移其他脏器及合并症的相应表现。仍然有很多研究在关注石棉致间皮瘤的发病机制，现在一致的观点是石棉参与了间皮瘤的引发和增殖过程，所以在确定因果关系的时候，必须考虑石棉累计暴露情况。

4. 诊断和处理　老年间皮瘤患者由于疾病程度、高龄、合并症或表现不佳，通常难以治愈。恶性胸膜间皮瘤的治疗，目前仍然没有有效的根治方法。治疗方法上，有姑息性治疗、外科治疗、化学治疗及放射治疗等，一般认为对于肿瘤相对局限的 I 期患者，主张做根治的胸膜肺切除术。对于 II、III、IV 期患者，根治性手术已经没有意义，只有施行姑息性手术。事实上，多数患者到疾病明确诊断时，已处于 II 期以上。迅速增长的胸腔积液常导致患者严重的呼吸困难，所以姑息性手术对于提高这些晚期患者的生活质量意义重大。因此，迫切需要开发间皮瘤的早期检测、多渠道干预和新的靶向治疗。

六、职业性放射性肿瘤

职业性放射性肿瘤（occupational radiogenic neoplasm）是 2014 年公布的放射医学与防护名词，是指在职业活动中接受电离辐射照射后发生的与所受辐射照射具有一定程度的病因学关联的恶性肿瘤。

1. 发病率及死亡率　据估计，在美国核能源燃料循环的过程中，超过 15 万的工人暴露于电离辐射；在国防有关的活动中，超过 7 万人暴露于电离辐射；在复原艺术品的工作中，超过 40 万的工人暴露于电离辐射；在科研工作中，超过 10 万的工作者暴露于电离辐射；在制造业和其他的工业部门，超过 100 万的工人暴露于剂量相对较低的电离辐射。研究表明，较小的暴露剂量即可增加地下硬岩工作的矿工肺癌、放射科医生白血病及其余各种暴露人口发生其他类型癌症的危险性。

2. 病理生理学　电离辐射包括短波、高频电磁辐射（X 射线和 γ 射线）及各种离子辐射（电子、质子、中子、α 粒子和其他原子粒子）。电离辐射能产生离子对和自由基并破坏化学键。由电离辐射引起的损伤主要是由损伤了基因和染色体导致的，尤其是分裂细胞（这些细胞具有高度的辐射敏感性）。从低到中等水平的暴露来说，突变、染色体畸变和某些癌症的发生率似乎是暴露剂量的非阈值函数，并呈线性增长。值得注意的是，在低暴露水平下，它们的诱导作用可被适应性应答所抑制。

3. 诊断和处理　职业性放射性肿瘤的诊断应满足以下条件：受照射后，经一定潜伏期后发生，并且得到临床确诊的原发性恶性肿瘤；根据患者的性别、受照射时年龄、发病潜伏期和受照剂量计算出患恶性肿瘤起因于所受照射的病因概率（probability of causation，PC）；计算所得 95% 可信上限的 PC ≥ 50% 者，可判断为职业性放射性肿瘤。根据恶性肿瘤的种类、类型和发展阶段采取与同类一般肿瘤相同的方法进行积极治疗与处理。放射防护原则要求将放射剂量控制在合理可行且尽可能低的水平范围内，此外，根据可允许的剂量为暴露的工人和其他人群制订了绝对限值。眼球晶状体的剂量当量（dose equivalent，DE）推荐极限值定为

0.15Sv/年（15rem），其他器官的剂量当量推荐限值为 0.5Sv/年（50rem）。同时，身体作为一个整体，在任意一年中的剂量当量限值为 50mSv（5rem），但是平均每年不得超过 20mSv。

（张艳淑）

第三节　职业性肿瘤的预防与管理

职业性肿瘤与其他职业病一样，其病因明确，因此是可以通过采取相关预防措施进行控制的。接触职业性致癌因素后，需要经过一段较长潜伏期后才会发病，所以职业性肿瘤的诊断必须调查患者的职业病危险因素接触史。由于职业人群较非职业人群致癌因素的接触剂量大，所以职业性肿瘤的发病潜伏期比非职业性肿瘤短。职业性肿瘤防治最有效的对策是预防，其主要手段包括危害因素识别、危害物质控制、危害强度评定、个人防护、职业健康监护、职业健康教育等。职业性肿瘤的一级预防应针对致癌因素采取相应的措施，或将其危险度控制在最低水平；二级预防包括定期体检、早期发现、及时诊断治疗等；三级预防重点是积极合理地进行临床治疗和康复治疗，减缓肿瘤的进展，促进功能恢复。

一、职业性肿瘤危险因素控制所遵循的原则

（一）加强职业性肿瘤危险因素管理的科学性

深入开展职业性肿瘤危险因素的管理和控制是预防职业性肿瘤发生的重要手段。对化学物质，尤其是新型的化学物质，建立高灵敏筛查化学物质致癌性的试验体系，在化学物质进入生产或流通领域前对其安全性进行精准预测。加强职业性肿瘤危险因素常态化监测，对工作环境中致癌因素进行常态化检测，将其浓度或强度控制在国家规定的作业场所限值以下，并尽最大可能降低到最低水平，防止致癌物污染厂外环境。对于已经确定的职业性致癌因素，要定期开展风险评估，依据风险评估结果来制订相应的管理策略，在保证劳动者职业健康的前提下开展生产作业。

（二）加强职业性肿瘤危险因素控制的精准性

对已明确的致癌物质应尽可能予以消除、取代。对不能立即消除，也无法取代的职业性肿瘤危险因素，应从工艺改革着手，提高机械化、密闭化、管道化程度，杜绝跑、冒、滴、漏，防止污染环境，并辅以个人防护，减少接触。积极推广和应用有利于职业病防治的新技术、新工艺、新材料，采用先进、适用的技术改造和提升传统产业。提倡采用无毒代替有毒、低毒代替高毒。

二、职业性肿瘤危险因素的控制措施

（一）完善对职工的健康管理

1. 加强基层职业卫生服务管理　用人单位应主动承担起在职业性肿瘤防治中企业应尽的职责，做好必要的投入，建立完善的制度，以保障劳动者的健康；做到规范管理，从源头上消除职业性肿瘤的危险因素。同时，企业的职业卫生服务实行基层卫生服务机构负责制，保证每个企业都配有专门的职业卫生服务人员，享受基本职业卫生服务。当企业职工被诊断患有职业性肿瘤时，基层医疗卫生机构人员应参与获得第一手资料并给予针对性服务，做好职

业性肿瘤防控工作的二级预防工作。

2. 加强职业健康管理 健康管理是对个体或群体的健康危险因素进行全面监测、分析、评估、预测、干预及管理的全过程，指导人们由被动治疗疾病的观念转变为主动预防疾病，以维护健康为目的，充分调动个人和集体的积极性，利用有限的资源收获最佳的健康成果。

（1）建立并完善企业职工健康档案：健全的健康检查制度，就业前体检可以及时发现职业禁忌证及获得基础资料。肿瘤有明显的种族、家族与个体差异性，其遗传易感性部分取决于代谢活化或解毒酶系的多态性。在符合国家法规和伦理学规范的前提下，通过就业前体检筛选出多态缺陷型易感者，避免接触职业性致癌因素。基层卫生服务机构要督促企业做好职工岗前、工作期间及离岗前的健康检查，新建或完善职工职业健康档案，并保证记录的延续性，使职工职业性肿瘤发生以后，具有可追溯性。

（2）建立健全职业性肿瘤早期筛检系统：探索建立简便且快速的早期职业性肿瘤筛检的方法。目前已建立若干快速的致癌性筛检试验方法，如细菌回复突变、DNA 损伤和修复、细胞转化、染色体畸变、姐妹染色单体互换、果蝇伴性隐性致死试验、枯草杆菌重组试验、精子和精细胞致死突变等。虽然这些试验对于快速发现致癌物、预测某些化学物质对人的致癌作用等有重要意义，但目前的筛检方法仍不够理想，尚需进一步研究开发。

（二）加强宣传教育，转变观念，加强职业性肿瘤预防的文化建设

加强职业健康教育，努力普及职业卫生知识，能够提高劳动者对职业病危害的认识，增强劳动者的自我保护意识和能力。

（1）加强对职业劳动者的职业健康教育，增强职业工作者的自我保护意识。加强个人防护，养成良好的卫生习惯，防止有害物质进入体内。通过宣传教育使从业人员认识到规范操作、健康体检、良好的个人卫生习惯对预防职业病是至关重要的。

（2）加强从业人员对职业性肿瘤的认知，熟悉职业性肿瘤的发生发展过程和某些癌前病变，以利于早发现、早治疗。

（3）增加企业对《中华人民共和国职业病防治法》的理解及自觉遵守的意识，加大卫生监督部门的监管力度，加强卫生行政部门与政府有关部门、行业协会及工业园区管理部门等的沟通与协调。

（4）吸烟是多种肿瘤的致病因素，因此应广泛宣传并开展戒烟活动。

（5）努力减少接触各种职业性肿瘤危险因素，处理致癌物时应严防污染企业外部环境。

（6）良好营养和合理饮食有助于提高人体抗癌能力和循环系统生理功能，利于消除和减少致癌因素的作用。

（7）适当的体育锻炼对癌症的预防具有积极的作用，提倡进行适当的体育锻炼，适当的体育锻炼不仅可以促进新陈代谢、加速血液循环、提高机体的免疫力，同时，对肿瘤的发生具有预防作用，如适当的有氧运动，像游泳、打太极拳、慢跑，这些均有益于健康。

（8）提高企业职业性肿瘤防控的企业文化意识，促进技术更新、加强防护用具的使用。加强职业环境信息网络管理，增强职业性肿瘤危险因素监测手段，引进先进技术，加大企业预防力度。

（三）职业性肿瘤的化学预防

应用天然或人工合成的化合物去阻断、逆转或预防侵袭性肿瘤的发生，即肿瘤的化学预

防。目前，公认的肿瘤化学预防最好的方法是抑制癌前病变演变成肿瘤或使其逆转成正常细胞。高效低毒的天然活性物在职业性肿瘤的化学预防过程中发挥重要作用，为化学预防提供了可能性。有研究显示穿心莲内酯、黄芩苷、大黄酸、大黄素、槲皮素、大豆苷元、熊果酸、白藜芦醇等天然活性物对职业性肿瘤的发生发展有一定的预防作用。

（王伟轩）

思 考 题

1. 列举 5 个常见职业肿瘤并简述其特点。
2. 如何有效的预防职业肿瘤？

第八章 职业伤害

伤害是当今世界上重要的公共卫生问题，是各种蓄意和非蓄意因素造成机体损伤、影响正常活动、需要医治和护理的事件。伤害是各种能量，如机械能、热能、化学能、电能及放射能等传递或干扰超过人体的耐受性，导致人体组织器官发生突发损伤，影响功能甚至死亡，也包括窒息引起的缺氧。广义的伤害还包括各种刺激引起的精神创伤，如创伤后应激障碍。

职业伤害，又称工作伤害，简称工伤，是指在生产劳动过程中，由于外部因素直接作用而引起机体组织的突发性意外损伤，如因职业性事故导致的伤亡、急性化学物质中毒等。职业伤害轻者引起缺勤，重者可导致残疾和死亡，且涉及的大都是 18～64 岁的青壮年劳动力。在全球范围内，每年有 1.6 亿人因职业伤害而缺勤 4 天以上。ILO 认为，不同国家的职业伤害成本占 GDP 的 1.8%～6%，全球平均为 4% 或 1.25 万亿美元。职业伤害是职业人群中重要的安全和健康问题，也是在发达国家和发展中国家都存在的重要公共卫生问题之一。

第一节 职业伤害概述

一、职业伤害的范围及认定

我国 2004 年 1 月 1 日起施行的《工伤保险条例》对职业伤害的范围及其认定作了明确规定。《国务院关于修改〈工伤保险条例〉的决定》已经于 2010 年 12 月 8 日国务院第 136 次常务会议通过，自 2011 年 1 月 1 日起施行。

1. 第十四条，职工有下列情形之一的，应当认定为工伤

（1）在工作时间和工作场所内，因工作原因受到事故伤害的。

（2）工作时间前后在工作场所内，从事与工作有关的预备性或者收尾性工作受到事故伤害的。

（3）在工作时间和工作场所内，因履行工作职责受到暴力等意外伤害的。

（4）患职业病的。

（5）因工外出期间，由于工作原因受到伤害或者发生事故下落不明的。

（6）在上下班途中，受到非本人主要责任的交通事故或者城市轨道交通、客运轮渡、火车事故伤害的。

（7）法律、行政法规规定应当认定为工伤的其他情形。

2. 第十五条，职工有下列情形之一的，视同工伤

（1）在工作时间和工作岗位，突发疾病死亡或者在 48h 之内经抢救无效死亡的。

（2）在抢险救灾等维护国家利益、公共利益活动中受到伤害的。

（3）职工原在军队服役，因战、因公负伤致残，已取得革命伤残军人证，到用人单位后旧伤复发的。

职工有前款第（1）项、第（2）项情形的，按照本条例的有关规定享受工伤保险待遇；职工有前款第（3）项情形的，按照本条例的有关规定享受除一次性伤残补助金以外的工伤保险待遇。

3. 第十六条，职工符合《工伤保险条例》第十四条、第十五条的规定，但是有下列情形之一的，不得认定为工伤或者视同工伤

（1）故意犯罪。

（2）醉酒或者吸毒。

（3）自残或者自杀。

4. 第十七条

（1）职工发生事故伤害或者按照职业病防治法规定被诊断、鉴定为职业病，所在单位应当自事故伤害发生之日或者被诊断、鉴定为职业病之日起 30 日内，向统筹地区社会保险行政部门提出工伤认定申请。遇有特殊情况，经报社会保险行政部门同意，申请时限可以适当延长。

（2）用人单位未按前款规定提出工伤认定申请的，工伤职工或者其近亲属、工会组织在事故伤害发生之日或者被诊断、鉴定为职业病之日起 1 年内，可以直接向用人单位所在地统筹地区社会保险行政部门提出工伤认定申请。

（3）按照本条第一款规定应当由省级社会保险行政部门进行工伤认定的事项，根据属地原则由用人单位所在地的设区的市级社会保险行政部门办理。

（4）用人单位未在本条第一款规定的时限内提交工伤认定申请，在此期间发生符合本条例规定的工伤待遇等有关费用由该用人单位负担。

二、职业伤害的分类

职业伤害目前没有统一的分类方法，可按不同目的进行分类。

（一）按受伤程度分类

一般分为轻伤和重伤，有的则分为轻伤、中度伤、无生命危险的重伤、有生命危险的重伤和不明五大类。

日常工作中为便于报告、登记和管理，职业伤害分为工伤死亡（工亡）、重伤和轻伤，而微伤则不予报告。工伤死亡指在劳动过程中发生事故后至少 1 人死亡或在 30 天内死亡的受伤人员（排除医疗事故致死）；重伤指造成职工肢体残缺或视觉、听觉器官受到严重损伤，能引起长期功能障碍或劳动能力有重大损伤，一般职工负伤后休息 105 个工作日及以上者；轻伤指造成工人损失低于 105 个工作日的伤害。

（二）按致伤因素分类

1. 机械性损伤　如锐器造成的切割伤和刺伤、钝器造成的挫伤、建筑物倒塌造成的挤压伤、高处坠落引起的骨折等。

2. 物理性损伤　如烫伤、烧伤、冻伤、电损伤、电离辐射损伤等。

3. 化学性损伤　如强酸、强碱、磷和氢氟酸等造成的灼伤。

（三）其他分类

1. 按受伤部位分类　可分为颅脑伤、面部伤、胸部伤、腹部伤和肢体伤等。

2. 按皮肤或黏膜表面有无伤口分类　可分为闭合性和开放性损伤两大类。

3. 按受伤组织或器官多寡分类　可分为单个伤和多发伤。多发伤系指两个系统或脏器以上的损伤。

4. 我国职业伤害的管理分类 如表 8-1-1 所示。

表 8-1-1 我国的职业伤害事故分类

序号	事故类别	序号	事故类别
01	物体打击	11	冒顶片帮
02	车辆伤害	12	透水
03	机械伤害	13	放炮
04	起重伤害	14	火药爆炸
05	触电	15	瓦斯爆炸
06	淹溺	16	锅炉爆炸
07	灼烫	17	容器爆炸
08	火灾	18	其他爆炸
09	高处坠落	19	中毒和窒息
10	坍塌	20	其他伤害

一般说来，工业生产过程中的职业伤害以物体打击、高处坠落、车辆、机械、起重、触电、坍塌、爆炸和火灾等所致伤害为主，兼有毒物中毒等。农业劳动过程中的职业伤害以农业机械伤害、触电伤害、车辆（拖拉机）伤害、农药中毒等类别为主。

三、常见职业伤害事故的发生原因

（一）物体打击伤害

常见物体打击可见于高空作业时，工具零件、砖瓦、木块等从高处掉落伤人；起重吊装、拆装时，物件掉落伤人；设备带"病"运行，部件飞出伤人；设备转运时，违章操作，如用铁棒捅卡物料，铁棒弹出伤人；压力容器爆炸飞出物伤人；爆破作业时，乱石伤人等。

（二）机械伤害

机械伤害系指强大机械动能所致人体伤害，常因被搅、碾、挤、压或被弹出物体重击，致受害者重伤甚至死亡。常见伤人机械设备有皮带机、球磨机、行车、卷扬机、气锤、车床、混砂机、压模机、破碎机、搅拌机、轮碾机等。造成机械伤害的主要原因有检修、检查机械时忽视安全操作规程，如进入设备（如球磨机）检修作业；未切断电源、未挂"不准开闸"警示牌、未设专人监护等；缺乏安全装置，如有的机械传送带、齿轮机、接近地面的联轴节、皮带轮、飞轮等易伤害人体的操作岗位未加防护装置；电源开关布局不合理，遇紧急情况不便立即关闭机械；违反设备操作规程等。

（三）高处坠落伤害

高处坠落伤害指从离地面 2m 以上作业点坠落所致伤害，主要类型和事故原因有蹬踏物突然断裂或滑脱；高处作业移动位置时踏空、失衡；站位不当，被移动物体碰撞而坠落；安全设施不健全，如缺乏护栏；作业人员缺乏高处作业安全知识等。

（四）车辆伤害

车辆伤害指生产用机动车辆，包括不同类型的汽车、电瓶车、拖拉机、有轨车，施工设备（如挖掘机、推土车、电铲等）所致伤害。上述生产车辆造成伤害的常见原因有行驶中引起的碾压、撞车或倾覆等造成的人身伤害；行驶中上下车、扒车、非作业者搭车等所致人身伤害；装卸、就位、铲叉等过程引发人身伤害；运行中碰撞建筑物、构筑物、堆积物引起建筑物倒塌、物体散落等所致人身伤害。

（五）电击伤害

电击伤害指人体接触到具有不同电位的两点时，由于电位差的作用，在人体内形成电流所致损伤。严重电击伤致死主要原因为心室颤动或窒息，局部伤害包括电弧烧伤等。常见触电事故原因有电气线路、设备检修安装不符合安全要求或检修制度不严密；非电工擅自处理电气故障；移动长、高金属物体触及高压线；高位作业（如行车、高塔、架梯等），误碰带电物体；操作漏电工具、设备；违反带电作业安全操作规程（如未穿绝缘鞋等）。

（六）操作事故所致伤害

1. 压力容器操作 压力容器泛指工业生产中用于完成化学反应、传热、分离和储运等工艺过程，并承受一定压力的容器。我国有关条例把压力容器定义为"压力为一个表压以上的各种压力容器"，包括反应容器、各类气瓶、液化气体槽车等。爆炸是指极其迅速的物理性或化学性能量释放过程，前者为容器内高压气体迅速膨胀并以高速释放内在能量；后者则为化学反应高速释放的能量，其危害程度较物理性的更为严重。压力容器操作所致伤害，通常有下列几类。

（1）碎片伤害：高速喷出的气体的反作用力，可将壳体向破裂的相反方向推出，有的则裂成碎片向四周散射，其伤害作用类似"炮弹"。

（2）冲击波伤害：容器破裂时的能量，除小部分消耗于将容器进一步撕裂和将碎片抛出外，大部分转变成冲击波，摧毁建筑物和设备，导致周围人员伤亡。

（3）有毒介质伤害：盛装有毒液化气体的容器爆裂时，液态毒物很快蒸发成气体，酿成大面积染毒区，危害极大。一般在常温下破裂的容器，大多数液化气体生成的蒸气体积为液体的 $200 \sim 300$ 倍。例如，液氨为 240 倍，液氯为 150 倍，这类有毒气体可在大范围内危及人畜生命和导致生态破坏。例如，一吨液氯破裂时可酿成 $8.6 \times 10^4 m^3$ 的致死范围和 $5.5 \times 10^6 m^3$ 中毒范围。

（4）可燃介质的燃烧和二次爆炸危害：盛装可燃气体或液化气体的容器破裂时，逸出的可燃气体与空气混合，如遇到触发能量（明火、静电等），可在容器外发生燃烧、爆炸，酿成火灾事故。例如，液态烃气化后混合气体的二次爆炸和燃烧区域，可为原有球罐体积的数万倍。压力容器破损所酿成的毒气泄漏事故，多发生于运输过程中。故应注意以下几点：运输、装卸和押运人员应熟悉安全操作规程；气瓶应配固定式瓶帽，以避免瓶阀受损；短距离移动气瓶，应手握瓶肩，转动瓶底，不可拖拽、滚动或用脚蹬踹；应轻装轻卸，严禁抛、滑、滚、撞；汽车运输气瓶，一般应立放，卧放时气瓶有阀端应朝向一侧，堆放高度应低于车厢高度；运输过程应保持瓶体温度 $< 40℃$，炎热地区应夜间运输；严禁与易燃品、油脂、腐蚀性物质混运；驾驶路途应绕开居民密集区、交通要道和闹市，并悬挂明显"危险品"标志。

2. 瓦斯（沼气）爆炸 "瓦斯"常指采煤过程在煤层、岩层、采矿区及生产过程所产生的各种气体。其中，以沼气（甲烷）所占比例最大（80% ~ 90%）；此外还有氢、硫化氢、乙烯、乙烷和一氧化碳等。沼气的爆炸下限为 5%，上限为 16%，沼气浓度在此范围内，遇火即发生爆炸。瓦斯爆炸后所产生的高温（可高达 1850 ~ 2650℃）、高压（空气压力可达爆炸前的

9倍）和引发的冒顶、坍塌及一氧化碳中毒是致命性伤亡的主要危害。

防止沼气爆炸的三道防线是防止沼气积聚，即加强通风，定时检测和及时处理局部沼气积存；防止沼气引燃，即杜绝火源，加强电气设备管理和维护，并采用防爆型电器；限制沼气爆炸范围，即采用并联式、主扇门安装防爆和反风装置通风，防止爆炸后气体过快扩散。

3. 其他爆炸事故 在生产过程中，还可因可燃气体、蒸气及可燃性粉尘扩散，与空气混合成一定比例，遇火源引发爆炸事故。常见的可燃液体有酒精、甲苯、汽油、乙醚、苯等；可燃粉尘有煤尘、铝尘、面粉尘、亚麻尘、棉尘等。可燃物料引起爆炸的常见原因有生产管理不善，如敞开装卸易燃液体物料，使用易挥发溶剂擦洗设备、地面等；设备维修不善，可燃物料跑、冒、滴、漏严重；工艺操作失误，如温度、压力、投料比例、速度及顺序失控；违反操作规程，如使用助燃的空气输送可燃液体；作业场所可燃粉尘浓度过高，达到爆炸极限。

（宋 静）

第二节 职业伤害的预防

一、职业伤害的三级预防策略

（一）一级预防

目标是通过减少能量传递或暴露机制来预防导致工伤发生的事件，即在工伤发生之前采取的措施，使工伤事故不发生或少发生。如《中华人民共和国安全生产法》属于一级预防。一级预防通过以下策略实现。

1. 全人群策略 通过对全民，包括各级政府官员、用人单位法人代表、生产管理人员、用人单位员工，甚至社会大众、学生等的安全培训教育，以提高全民的素质，包括意识、知识、技能、态度、观念等综合素质。

2. 高危人群策略 对职业人群特别是可能出现职业伤害岗位的劳动者有针对性地开展职业伤害预防教育、培训训练、督导强制等方式达到安全促进的效果。例如，生产经营单位必须对所有从业人员进行必要的安全生产技术培训。其主要负责人及有关经营管理人员、重要工种人员必须按照劳动安全卫生法律法规的规定，接受规范的安全生产培训，持证上岗，有效提高劳动者的业务技术素质和处理事故、故障的应变能力。保证安全生产的必要投入，完善安全生产条件，积极采用安全性能可靠的新技术、新工艺、新设备、新材料，不断改善安全生产条件。改进生产经营单位的安全管理，积极采用职业安全健康管理体系认证、风险评估、安全评价、企业安全生产标准化等方法，提高安全生产管理水平。

3. 健康促进策略 20世纪80年代澳大利亚学者提出环境与健康的整合策略。例如，针对工作场所的工伤事故现象，就可以采取工作场所健康促进项目，即通过：①把工伤事故预防纳入企业政策；②由雇员和雇主共同讨论建立一个安全的工作环境；③通过岗位培训和职业教育加强劳动者的工伤事故预防能力；④通过投资改善不合理的生产环境；⑤明确雇主和雇员在职业工伤事故预防中的责任；⑥共同参与工伤事故预防活动等，使工作场所的工伤事故得到了有效控制。

（二）二级预防

目的是减少工伤事故的发生及其严重程度，采取自救互救、院前医护、院内抢救和治疗，最大限度地降低工伤事故的死亡率和致残率。

（三）三级预防

三级预防指工伤事故已经发生后，控制工伤事故的结果。其主要任务是使工伤者恢复正常功能，早日康复，残疾人士得到良好的医治和照顾。

二、职业伤害的"5E"干预措施

海因里希法则是经典事故致因理论之一，又称"海因里希安全法则"或"海因里希事故法则"，是美国著名安全工程师海因里希提出的 300 : 29 : 1 法则，是根据国际上工伤事故概率统计分析得出的一项安全法则。该法则认为，一起重大的安全事故背后有 29 个轻微事故，有 300 个事故苗头，有 1000 个事故隐患。也就是说众多微小因素中的任何一个，只要任其发展都有可能酿成一起重大事故。

职业安全事故发生的原因，可分为直接原因与间接原因。事故发生时的人（如操作行为、心理状态等）、物（如设备、原料等）和环境（如气象条件、作业空间安排等）的状态常是直接原因；而间接原因则与技术、教育和管理状况密切相关。安全科学中也把引起安全事故的直接原因与间接原因按"人、机、环境"分类，这"人 - 机 - 环境"构成了安全管理的 3 个基本要素。带有"缺陷"的"人 - 机 - 环境"系统，是构成事故发生的潜在必然因素，系统开始动作后，当某两种"缺陷"一旦发生意外的耦合，则会带来灾难性的后果。所以，从宏观上看，通常把事故的预防对策，称为"5E"干预措施。

（一）教育措施

目的在于通过说理教育及普及安全知识来影响人们的行为。在市场经济条件下，劳动用工制度的多样性，使生产人员的用工形式发生了很大的变化。在一些脏、苦、累、险的行业中大量使用受教育程度低、流动性大、专业技能低下的人员，因缺乏安全操作技能的培训和自我保护意识，现场操作人员的不安全行为是造成事故发生的主要原因。因此，提高人的安全意识和控制人的不安全行为是减少伤亡事故的主要途径。

工伤事故安全教育的主体应是职工，特别是新工人。根据我国有关规定：应当对从业人员进行上岗前的职业安全卫生培训和在岗期间的定期职业安全卫生培训，普及职业安全卫生知识，督促劳动者遵守有关法律、法规、规章和操作规程；对特殊工种的劳动者，如从事电气、起重、锅炉、受压容器、焊接、车辆驾驶、爆破、瓦斯检查等，必须进行专门的安全操作技术训练，经考试合格后，才能上岗；用人单位必须建立安全活动日和班前班后的安全检查制度，对职工进行经常性安全教育；在采用新生产方法、添加新技术设备、制造新产品或调换工种时，必须对劳动者进行新操作和新岗位的上岗培训与安全教育。

（二）经济措施

目的在于用经济鼓励手段或罚款影响人们的行为，如工伤保险的差别费率制和浮动费率制。差别费率制对工伤风险大，工伤事故容易发生的用人单位多征收保险金；对风险小、工伤事故少的少征收。以保障该用人单位工伤保险基金的收付平衡，在经济上激励用人单位重视改进劳动安全保护措施，促进对工伤事故的预防，从而降低工伤赔付成本。

（三）强制措施

目的在于用法律、法规和标准来影响人们的行为。我国政府历来重视安全立法工作。新中国成立以来，我国在劳动保护立法方面做了大量的工作，并取得巨大成就。

1956 年国务院就颁布了劳动保护的"三大规程"，即《工厂安全卫生规程》《建筑安装工程技术规程》《工人职员伤亡报告规程》，以法规形式向厂矿企业提出有关劳动保护的系统、明确的规范。

1995 年颁布的《中华人民共和国劳动法》成为一部保护劳动者合法权益的法规。《中华人民共和国劳动法》第六章"劳动安全卫生"提出"用人单位必须建立、健全劳动安全卫生制度，严格执行国家劳动安全卫生规程和标准，对劳动者进行劳动安全卫生教育，防止劳动过程中的事故，减少职业危害"。

2001 年颁布了《中华人民共和国职业病防治法》，并分别于 2011 年、2016 年、2017 年、2018 年进行了修订。该法第四条规定"劳动者依法享有职业卫生保护的权利。用人单位应当为劳动者创造符合国家职业卫生标准和卫生要求的工作环境和条件，并采取措施保障劳动者获得职业卫生保护。工会组织依法对职业病防治工作进行监督，维护劳动者的合法权益。用人单位制定或者修改有关职业病防治的规章制度，应当听取工会组织的意见。"

2002 年颁布了《中华人民共和国安全生产法》，并分别于 2009 年、2014 年、2021 年进行了修订。该法第四条规定"生产经营单位必须遵守本法和其他有关安全生产的法律、法规，加强安全生产管理，建立健全全员安全生产责任制和安全生产规章制度，加大对安全生产资金、物资、技术、人员的投入保障力度，改善安全生产条件，加强安全生产标准化、信息化建设，构建安全风险分级管控和隐患排查治理双重预防机制，健全风险防范化解机制，提高安全生产水平，确保安全生产"；第五条规定"生产经营单位的主要负责人是本单位安全生产第一责任人，对本单位的安全生产工作全面负责。其他负责人对职责范围内的安全生产工作负责"；第六条规定"生产经营单位的从业人员有依法获得安全生产保障的权利，并应当依法履行安全生产方面的义务"。

因此，强制措施是工伤事故"5E"干预的基础和依据。

（四）工程措施

目的在于通过工程干预措施影响媒介及物理环境对发生工伤事故的作用。在机械设备设计时，应对机械设备对人、环境可能产生的影响进行充分的预见和评估，运用人 - 机工程学原理在人机的结合面上进行最优化设计，以易于得到最佳配合。技术上运用高新电子技术产品，提高机械设备的自动化水平，实施自动化、程序化操作。机械设备的操作自动化、程序化，可减少机械设备工作过程中人的直接介入，消除错误操作而引起的事故；保持有效和规范的作业行为，也是明显减少事故发生概率的途径，如对机械设备要有日常安全管理、定期安全检测制度。新设备产品在使用过程中，存在的安全缺陷问题不易被人发现，因此，在使用新设备过程中要对其安全状况进行持续的监控，以便及早发现安全缺陷问题。

对于那些无法通过机械设备设计而达到自动化、程序化的环境，如必须暴露在外的传动带、齿轮、砂轮、电锯、飞轮等危险部分，应在周边安装有防护装置；起重设备、锻压设备等应安装有信号装置或警告系统等。通过这些附属的技术装置使"人 - 机 - 环境"处于良好的运行状态，使潜在的危害降到最低程度。

（五）紧急救护措施

紧急救护措施也称"第一时间的紧急救护"，指在工伤事故发生时，尽早进行就地及院前的紧急救护，是减少死亡和伤残的关键。如在工伤事故现场维持工伤者的生命体征（如呼吸、心跳、血压等）对减少死亡是不言而喻的。

三、安全技术对策

（一）消除危险因素

要从系统中彻底排除某种危险因素，保证系统的安全性能，一般可通过改革工艺等手段来实现。

（二）降低危险因素

采用这一对策虽然可以提高系统的安全水平，但不能从根本上消除危害因素，只是在一定程度上减轻对作业人员的危害。

（三）引导危险因素

把某些危险因素引导到作业环境以外，避免对作业人员和设备等造成危害。

（四）隔离危险因素

将作业人员与系统中的某种危险因素隔离开，使作业人员不直接接触危险部分，从而避免或减轻危害，如戴安全帽、穿防护服、穿防护背心、戴防护手套等。

（五）坚固防护设施

以安全为目的，提高设备、建（构）筑物、器具等的结构强度，以保证在规定的使用范围内有足够的安全性能，也就是通常所说的留有足够的"安全系数"。

（六）设置薄弱环节

与坚固防护相反，这一对策是利用某些弱元件，在系统中人为地设置薄弱环节。当设备、设施的负荷超过额定限度，或系统中有爆炸、火灾等危险时，使危险因素的发展在薄弱环节被切断，从而保护系统的整体安全。

（七）设置闭锁元件

以系统中的某种方式（机械、电气）保证某些元件强制发生相互制约，以达到安全目的。

（八）取代操作

当系统中某种危险因素无法消除而又必须在这种条件下操作时，为保证人员的安全健康，可采用自动化手段代替操作人员直接接触危险因素。

（九）距离防护

系统中危险或有害因素的作用往往与距离有关，有的因素随距离的增大而成倍减弱，利用这一性质可进行有效防护。

（十）时间防护

缩短作业人员接触有害因素的实际时间，从而达到防护的目的。

（十一）刺激感官

在某些特殊的地点、场合，利用声、光、色、形等信息、信号、标志、仪表刺激人的感官，提醒人们注意，保障安全生产。

四、ILO 发布的职业伤害预防指南

ILO 发布的《职业安全与健康指南》的目的在于提供关于职业安全与卫生问题管理的信息，帮助企业和监督人员履行其职能。

（一）预防火灾

1. 火灾发生的因素　火灾的发生需要三个因素：火源、可燃物和氧气。火源包括加热器、照明灯、明火、电气设备、吸烟者的物品（香烟、火柴等），以及任何其他可能升温或产生火花的物品；可燃物包括木材、纸张、塑料、橡胶或泡沫、松散包装材料、废弃垃圾和家具；氧气来源于我们周围的空气。

企业应进行消防安全风险评估，根据评估结果确保采取充分和适当的消防安全措施，最大限度地减少火灾发生时受伤或死亡的风险。风险评估的内容应包括可能引发火灾的火源、可燃物和可能面临风险的人员。一旦确定了风险，他们应该考虑是否可以完全避免风险，如果不可能完全避免风险，应该考虑如何减少风险并管理风险。同时他们还应该考虑如果发生火灾，如何保护员工。

具体措施如下：①进行消防安全风险评估；②将火源和可燃物分开存放；③避免意外火灾，如确保加热器不会被打翻；④始终保持良好的内务管理，如避免可燃垃圾的堆积；⑤考虑如何探测火灾，以及如何在火灾发生时迅速向人们发出警告，如安装烟雾报警器和火灾报警器或警铃；⑥配备正确的消防设备，以便迅速扑灭火灾；⑦始终保持消防出口和逃生路线标记清晰和畅通；⑧确保员工接受包括消防演习在内的各种培训，使之了解他们需要遵守的程序；⑨定期审查和更新风险评估。

2. 易引发火灾和爆炸的危险物质的管理　涉及生产、储存或使用易燃易爆化学品、蒸气、粉尘等的工作是危险的，每年都有工人因易燃物质意外着火或爆炸而受伤。

工作场所中有许多物质可能会引发火灾或爆炸，如易燃化学品、汽油、油漆稀释剂、焊接气体等。还有一些容易忽视的物质，如机油、油脂、包装材料、木尘、面粉和糖尘等。意识到风险，控制或消除风险，是防止事故发生的重要环节。

为了防止意外火灾或爆炸，企业首先需要确定：哪些物质、材料、工艺等可能导致此类事件，即确定可能燃烧或爆炸的物质和可能引燃这些物质的环节；可能面临风险或受到伤害的人员。

一旦确定了风险，就必须考虑需要采取什么措施来减少或消除人们受到伤害的风险。包括防止这些事件发生的措施，以及在发生火灾或爆炸时保护人员免受伤害的预防措施。措施要点：①评估原料或产品的火灾和爆炸风险，并考虑如何消除或降低风险；②供应商提供的安全数据表可作为有关物质易燃性的信息来源；③减少现场储存的易燃 / 易爆物质的数量；④将火源（如明火、火花）和可燃物质（如蒸气、灰尘）分开存放；⑤安全处置易燃 / 易爆物质；⑥定期风险评估；⑦保持良好的内务管理，如避免垃圾、灰尘或油脂堆积，以免引发火灾。

（二）安全用电

用电会导致人员死亡或严重受伤，并造成财产损失。然而，在使用或接近电力和电气设备时，采取简单的预防措施，可显著降低人员受伤的风险。

用电的主要风险包括与带电部件接触导致触电和烧伤；接触电弧、故障电气设备或装置引起的火灾造成伤害；由电气设备或静电点燃易燃蒸气或粉尘（如在喷漆室）引起爆炸；电击也可能导致其他类型的伤害，如从梯子或脚手架上跌落等。

1. 企业在用电生产前应达到的要求

（1）必须确保对所有用电危险进行了评估，包括可能受到伤害的人，如何确定风险水平，为控制风险而采取的预防措施。风险评估应考虑使用的电气设备类型、使用方式和使用环境。

（2）必须确保电气设备和装置应用于其预期用途和操作条件或仅用于其预期用途。

（3）在潮湿的环境中，某些设备可能会带电，并使周围环境带电。保险丝、断路器和其他设备的额定值必须与其保护的电路相符。隔离器和保险丝盒外壳应保持关闭或锁定。

（4）电缆、插头、插座和配件必须足够坚固，并在工作环境受到充分保护。

（5）确保机器配备简单易行的开关或隔离器，以便在紧急情况下能快速被切断电源。

2. 企业在用电运行中应采取的维护措施　必须确保电气设备和装置得到定期维护，以防止发生危险。

（1）对电气设备（包括便携式电器）应进行目视检查。如果出现以下情况，必须立即停止使用设备，并对其进行检查、维修或更换：插头或连接器损坏；电缆已用胶带修复，不牢固，或内部电线显现等；存在烧伤痕迹或污渍（表明过热）。

（2）维修只能由专业人员（具备安全工作所需的技能、知识和经验的人员）进行。

（3）容易损坏的设备（如经常移动、频繁使用或在恶劣环境中使用的便携式电动工具和设备）需要高频率的检查。对于不太可能损坏的设备（如台式计算机等），只需要进行低频率的检查。

（4）对于小型电池供电项目或使用电源适配器（笔记本电脑或无绳电话等）工作的设备，通常不需要目视检查。但是，应目视检查此类设备的电源适配器。

（5）必须考虑由具备专业技能的人员对电气设备（包括便携式电器）进行更专业的检查或测试，并考虑检查或测试的间隔时间。

（6）应定期检查和测试固定接线装置，如仪表、开关、插座、设备等耗电装置的电路。

3. 对操作工人的要求　当工作人员完成相关电气专业理论知识的学习和经过实践操作后，才能具备进行一般电气操作的资格。更专业的工作，如高压开关设备维护或控制系统改造，还需要额外的培训和实践。

4. 要点　①确保工人知道如何安全使用电气设备。②确保有足够的插座。检查插座是否因使用未熔断的适配器而过载，因为这可能导致火灾。③确保没有拖缆会导致人员绊倒或摔倒。④在清洁或调整电器之前，请关闭并拔下电源插头。⑤确保每个人都可在他们的工作地点附近寻找到电线、电缆或设备，并检查是否有警告危险的标志。⑥确保任何从事电气工作的人都具备足够的技能、知识和经验。不当的插头接线可能会造成危险，并导致事故或火灾。⑦如果设备出现故障，应立即停止使用，请专业人员检查。⑧工人带到工作场所的任何电气设备，或任何租用或借用的电气设备，在使用前都应确保其适合使用，并在必要时进行维护。⑨考虑在电源和设备之间使用漏电保护装置，尤其是在室外或潮湿或密闭场所工作时。

（三）高空作业

高空作业仍然是造成工作人员死亡和重伤的重要原因之一。高空作业是指如果没有适当的预防措施，人员可能会因坠落一定距离而导致人身伤害的作业。例如，从屋顶坠落到未受保护的电梯井、楼梯间。

1. 企业在实行高空作业之前应达到的要求

（1）确保工作是由具备相关技能、知识和经验的专业人员妥善规划、监督和执行。同时必须确保使用正确类型的设备进行高空作业。

（2）预先评估风险，要权衡的因素包括任务的高度、持续时间和频率及正在处理的表面的状况。在高空作业之前，应考虑：在合理可行的情况下尽量避免高空作业；在无法避免高空作业的地方，使用现有安全的工作场所或正确设备以防止坠落；尽量减少跌落的距离。

（3）优先考虑集体保护设施，如永久或临时护栏、剪刀式升降机和塔式脚手架。然后考虑个体防护设施，个体防护设施是一种需要个人操作才能有效的设备。例如，正确地系上安全带，并将其连接到合适的锚固点。

2. 高空作业时的注意事项

（1）尽可能多的在地面工作。

（2）尽可能在脚手架上工作，而不是在梯子上工作。

（3）确保工人能够安全地往返于高处作业场所。

（4）确保设备适合、稳定、坚固，并定期维护和检查。

（5）在易碎表面上或附近作业时应采取预防措施。

（6）提供防止坠物砸伤的保护措施。

（7）考虑紧急疏散和救援程序。

（8）不要使梯子超载。

（9）不要将梯子靠在薄弱的物体表面，如玻璃或塑料排水管。

（10）不要在强负荷的工作中使用梯子或活梯，仅用于短时间的轻体力工作（例如，一次最多 30min）。

（11）不要让任何不具备专业技能的人从事高空作业。

（宋　静）

思 考 题

1. 常见职业伤害事故的发生原因是什么？
2. 职业伤害的三级预防原则是什么？
3. 职业伤害的"5E"干预措施是什么？

第九章 职业卫生服务与管理

职业卫生以保护劳动者健康为宗旨，目标是促进和保持所有从事职业活动的劳动者在身体、精神上及社会活动中最高程度的愉悦，预防工作条件和有害因素对健康的伤害，让劳动者在其生理、心理和精神上都能够在适应的环境中工作。ILO 保护劳动者健康的宗旨是为劳动者提供"有尊严的工作"（decent work）。职业卫生服务（occupational health service，OHS）是达到职业卫生目标的措施和过程，是通过各种有效的预防和干预，以控制工作场所可能对健康和安全造成危害的因素（及相应的其他活动），为用人单位和劳动者服务。1996 年第四十九届世界卫生大会通过的"人人享有职业卫生"全球战略强调，OHS 在所有国家，不论经济部门、企业规模、行业、雇佣模式（包括原始的个体经营），要全面发展并最终覆盖所有劳动者。为企业和劳动者提供有效的 OHS，是世界各国普遍采用的职业病防治的重要措施。

职业卫生既不是奖金也不是补贴。作为工人，在安全卫生的条件下工作是他们的基本权利，也是 ILO 在其章程中所阐述的主要目标之一；作为企业，提供一个安全卫生的工作场所是他们的一项基本责任。职业卫生服务并不仅仅意味着保护工人避免暴露于工作场所的风险和危害，它也包括积极促进健康的生活方式和实践，其主要内容包括建设项目职业病危害预评价和竣工验收评价、工作场所职业病危害因素检测和评价、职业健康查体、防护设施和个人防护用品防护效果检测与评价、化学品毒性鉴定等。对 OHS 的智力投入和经济投入不是一种负担，而实际上这是对企业和国家经济产生积极和有效的影响。只有一支安全和健康的劳动力，就能产生更强的生产能力，实现企业、工人和政府多赢。

第一节 职业卫生服务的一般原则

一、职业卫生服务的概念

职业卫生服务（OHS）由 ILO/WHO 工业卫生联合委员会于 1950 年首次定义，即以保护和促进劳动者健康为目的，预防和控制工作场所可能对健康和安全造成危害的因素与条件的服务设施。1995 年工业卫生联合委员会对职业卫生服务的定义进行了扩充、更新。OHS 是一种在工作场所或其附近提供的全面保护劳动者健康的服务，内容是预防性的，目的是使工作符合劳动者的健康要求。它要求有关部门、用人单位、劳动者及其代表，创造和维持一个安全与健康的工作环境，使其从事的工作适合于职工的生理特点，从而促进职工的身体与心理健康。

为了实现 OHS 的全球发展计划，2003 年 12 月，ILO/WHO 第 13 届联合会议在总结以往经验的基础上，提出了一种全新的概念——基本职业卫生服务（basic occupational health services，BOHS），并将由 WHO、ILO 及 ICOH 合力推动并实施，即应尽可能地将卫生保健覆盖到人们生活和工作的每一处，将公共卫生服务平等地提供给所有人。ILO《职业安全与卫生公约》和《职业卫生服务公约》都明确要求，必须保证每一位劳动者都能拥有最高且能达到健康标准的权力，以实现人人公平享有基本职业卫生服务的目标。随着经济社会的发展，对职业卫生服务的目标形成了一种共识，那就是"促进工作条件，通过保护工人的健康，提高他们的身心和社会福利，防止健康不良和事故，保证最高程度的工作生活质量"。职业卫生服务开展过程中需遵循以下原则。

1. 保护和预防原则 保护职工健康，预防工作中的危害。

2. 适应原则 使工作和环境适合于人的能力。

3. 健康促进原则 增进职工的躯体和心理健康及社会适应能力。

4. 治疗与康复原则 使职业危害、事故损伤、职业病和与工作有关的疾病的影响减少到最低程度。

5. 全面的初级卫生保健原则 在工作场所或附近为工人及其家庭提供治疗和预防的一般卫生保健服务。

以上原则与各国政策和立法的新发展息息相关，同时可看出职业卫生服务的范围正在扩大，不仅包括健康和安全，而且还包括工人心理和社会福利及进行社会和经济生产生活的能力；职业卫生的目标超出了传统职业卫生和安全问题的范围；超越了仅仅预防和控制对工人健康和安全不利的影响，还包括积极促进健康、改善工作环境和工作组织。

二、职业卫生服务组织机构及服务模式

（一）职业卫生服务基础设施

在世界大多数地区，提供职业卫生服务的基础设施都不够完善。在发展中国家和新兴工业化国家，对职业卫生服务的需求尤其迫切。如果组织得当和有效，职业卫生不仅促进工人的健康，而且还将大大促进整个社会经济发展。有效的职业卫生服务不仅可以减少疾病、因工缺勤、致残的发生，而且有助于控制卫生保健和社会保障的成本。因此，就工人健康和社会经济而言，发展覆盖所有工人的职业卫生服务是完全合适的。

提供职业卫生服务的基础设施应有效地开展实现职业卫生目标所需的活动。为给予必要的灵活性，《国际劳工组织第 161 号公约》第 7 条规定，职业卫生服务可作为单一企业的服务或作为若干企业的共同服务组织起来。或者，各国根据本国的情况，职业卫生服务由有关企业或企业集团、政府部门、社会保障机构或政府主管部门授权的任何其他机构独立或联合组织实施。

（二）职业卫生服务的主要参与者

职业卫生服务是一项多学科和多部门的活动，需要不同的参与者，主要参与者如下。

1. 职业病防治机构 一般大型企业都设有职业病防治专、兼职机构，负责相应的职业病防治工作；而小型企业很少设有职业病防治机构，但可以配备专、兼职职业卫生管理人员。

2. 政府部门 国家和各级政府的相关部门，其作用是制定职业卫生服务相关法律、法规、标准、指导原则，促进其实施；起草和执行有关职业卫生服务的国家规划。

3. 职业卫生专业人员 是构成职业卫生服务人力资源的核心部分。由于职业卫生是一个广泛的多学科领域，需要医学（包括生理学和毒理学）、人体工程学、物理学和化学，以及技术、经济学、法律、其他与各种行业和活动有关的专家来进行职业卫生服务工作。

4. 社会参与者 通常按照国际惯例，职业卫生服务的组织和实施，应有企业协会、商业组织等其他相关组织的参与和协作。

5. 支持服务系统 职业卫生服务执行过程需要培训、信息咨询和服务、科研等的支持。

（三）职业卫生服务模式

《职业卫生服务公约》规定，根据国家的有关法律法规、集体协议或用人单位和工人同意的其他方式，或经与用人单位和工人代表组织协商后，由主管部门批准组建职业卫生服务机构。由于各国，甚至在同一国家的不同地区和企业之间的经济文化发展水平、政治经济制度、卫生服务体制等不同，职业卫生服务机构模式也不相同。

1. 独立职业卫生服务模式　许多大型企业都在其场所设有综合、全面的职业卫生服务，不仅提供全面的职业卫生服务，而且还可以向工人及其家属提供非职业卫生服务，并可以进行研究。这些单位通常由多学科的工作人员组成，不仅包括职业医生和护士，还包括职业卫生、人体工程学、毒理学、职业生理学、实验室和 X 射线等方面的专职人员，可能还有物理治疗、社会工作、卫生教育、心理学等方面的专家。职业卫生和安全服务可以由职业卫生机构的工作人员提供，也可以由企业的其他单位提供。

2. 联合职业卫生服务模式　在瑞典、挪威、芬兰、丹麦、荷兰、法国和比利时等工业化国家，一些小型企业的职业卫生服务由联合组建的职业卫生服务机构提供。这使个体规模太小而无法拥有自己服务的企业能够享受到人员配备齐全、设备齐全的综合服务。

3. 行业内职业卫生服务模式　是联合职业卫生服务模式的一种变体，是同一行业、贸易或经济活动中的若干企业共同使用的一项职业卫生服务。在欧洲，建筑、食品、农业、银行和保险等行业都做出了这样的安排；瑞典、荷兰和法国都有这种模式。

4. 私人卫生保健中心职业卫生服务模式　职业卫生服务由私人执业医生组建的卫生保健中心提供，在一些国家，私人卫生保健中心职业卫生服务由全科医生提供，而不是由在职业卫生实践方面经验丰富的卫生专业人员提供。

5. 社区卫生保健中心职业卫生服务机构模式　职业卫生服务由社区卫生服务机构提供。这些社区卫生服务机构在向社区居民提供初级卫生保健的同时，向位于社区的小型企业或居住在社区的各种职业人员提供职业卫生服务。近年来，国际上的经验表明，将"初级卫生保健"与职业卫生工作进行整合，是一种经济有效的职工健康管理模式。但社区卫生保健中心因缺乏职业卫生专业人员，难以处理不同企业的许多职业卫生问题，应加强对社区卫生服务人员的职业卫生培训，或聘用职业卫生专业人员。

6. 社会保险机构职业卫生服务模式　职业卫生服务由社会保险机构提供。企业向社会保险机构缴纳经费，社会保险机构再向委托的职业卫生服务机构支付费用，受委托的职业卫生服务机构则向缴纳经费的企业提供职业卫生服务。

7. 国家卫生服务模式　由以社区为基础的职业卫生服务机构为企业提供服务，工作人员由国家卫生服务机构聘用，主要为大型企业和大人群提供职业卫生服务。

中国也在积极探索合适的职业卫生服务模式，多年来也形成了几种服务体系。一是由政府举办的卫生监督机构、职业病防治专业机构和疾病预防控制机构等提供的职业卫生服务模式；二是行业和大企业自律或自主的服务模式；三是社会中介提供的服务模式，此模式现在还处于初级阶段；四是社区卫生服务模式。2006 年，中国在全国范围内组织实施了基本职业卫生服务试点，目的是通过初级卫生保健，为职业人群提供服务，尤其保证中小型企业、个体经营者、农民及家庭式生产及众多流动劳动者的最基本的、社会负担得起的、可持续发展的职业卫生服务。

三、职业卫生服务的职能与活动

根据 ILO《职业安全与卫生公约》(第 155 号)和《职业卫生服务公约》(第 161 号),企业对工人的健康与安全负有主要责任。职业卫生服务是通过预防和控制工作场所可能对健康和安全造成危害的因素和条件,以保护和促进劳动者健康为目的的服务设施。理想情况下,职业卫生服务机构应根据其企业经营的需要建立合适的职业卫生服务方案并遵照执行。它的职能应充分和适合于企业的职业危害和健康风险。以下是职业卫生服务的最基本及最典型的职能。

(一)作业场所职业危害识别、监测与评价

职业危害识别、监测与评价包括对作业条件和可能影响劳动者健康的危害因素,如物理、化学、生物因素及工效学因素等进行识别,并评价其接触机会、接触程度或强度;对职业防护设施和个体防护用品进行评价;对不良心理因素对劳动者健康的影响和工作组织情况进行评价;对消除、预防或减少暴露措施的效果进行评价,为改善作业环境或条件提供依据。作业场所职业危害监测与评价应在对用人单位职业安全卫生状况进行初步判断的基础上进行。

用人单位职业卫生状况的初步调查包括企业生产工艺分析,相关生产部门、工种或岗位产生职业危害的类型,根据已有资料初步判断企业职业卫生状况,在可能的条件下分析劳动者特征(如年龄、性别、种族、家庭关系、职业分类、职业史及相关的健康资料),收集有关职业病、工作事故和因病缺勤劳动者的资料,按部门、职业、工作类型、损伤或疾病的类型进行分类,了解工作方式、所用化学物质、近期环境检测结果及暴露人群等资料确定优先考虑的问题,了解劳动者的职业卫生、应急救援知识及对职业安全卫生的要求,了解生产系统、设备仪器和装置、生产材料及工作组织方式有无改变等。

(二)职业健康监护

由于技术和经济性质的限制,不可能消除工作场所的所有健康危害。在这种情况下,职业健康监护起着重要作用。职业健康监护着重于早期检测在特定工作环境中劳动者的健康状况,以期早期发现劳动者的健康损害,及早处理,及早阻断接触。对劳动能力受到损害的劳动者,应做劳动能力鉴定,并按工伤保险条例的相关规定处理。职业健康监护有被动和主动两种方式。被动的职业健康监护通常只能发现有症状的疾病,并要求职业卫生专业人员能够区分职业接触的影响和非职业接触的类似影响。而主动的职业健康监护则是指职业卫生专业人员根据对职业环境的基本了解,按分级管理原则,首先对那些有可能患职业病或工作相关疾病的高风险劳动者进行健康监护。主动监护可有多种形式,包括上岗前体检、对接触特定危害因素的劳动者进行的定期体检及某些群体性筛检与生物监测。

(三)健康风险评估

为了评估职业健康风险,尽可能将环境监测与其他来源的信息相结合,例如,特定职业和接触的流行病学研究、职业接触限值等参考值和现有统计数据;尽可能应用定性数据(如该物质是否致癌)和定量数据(如接触程度)描述工人面临的健康危害,并表明需要采取的预防和控制措施。职业健康风险评估的步骤包括确定职业健康危害因素(工作环境监测结果);分析危害因素如何影响劳动者(接触方式和暴露类型、接触限值、剂量-反应关系、可能引起的不良健康效应等);确定劳动者或劳动者群体暴露于特定的危害因素;确定易感个体

及群体的特点；评价可能采取的危害因素预防和控制措施；得出结论并提出管理和控制危害的建议；评价结果整理成文；定期复查、随访，并且如有可能，再次评估危险度。

（四）职业病危害因素告知

工作场所潜在健康危害的信息，应当传达给负责执行预防和控制措施的人员及面临危害的工人。信息告知应尽可能准确和定量，并说明应采取何种预防措施及预防措施的有效性。ILO《职业卫生服务建议书》（第 171 号）规定，根据国家法律和惯例，监测工作环境所产生的数据应以适当的方式记录下来，并提供给用人单位、工人及其代表，或提供给安全和健康委员会。这些数据应在保密的基础上使用，仅用于就改善工作环境及促进工人安全和健康提供指导与建议。

（五）预防和控制

职业卫生服务部门在分析职业环境监测结果（包括在有需要时对工人进行个人接触监测）和工人健康监测结果（包括在有需要时进行生物监测）后，应能评估工人接触职业危害与其健康损害之间可能存在的联系，并提出适宜的控制措施，包括预防措施、作业行为和作业管理，以保障劳动者的健康。制订预防控制措施是一个复杂的过程，采取主动的预防和控制措施是企业管理层的责任，并应与劳动者合作；应对劳动者和职业卫生管理人员进行职业卫生培训、教育，提高劳动者的自我防护意识、加强自我保健；应按照规定建立职业卫生档案，强化管理责任和制度，加强危险品、防护用品的管理，对特殊用品进行特殊管理。

（六）服务咨询

职业健康服务的一项重要任务是向企业管理层、用人单位、工人及政府部门提供咨询意见。ILO《职业卫生服务公约》（第 161 号）和《职业卫生服务建议书》（第 171 号）提出了职业卫生专业人员在企业中的咨询作用。为了使工作适应工人的需要并改善工作条件和环境，职业卫生服务部门应就工作的组织，工作场所的设计，设备的选择、维护，以及企业使用的物质和材料提供咨询意见。职业卫生服务部门还应提供有关工伤事故或疾病受害者融入社会的咨询意见和信息，以帮助他们快速康复，保护其工作能力。

（七）应急救援

应急救援是职业卫生服务的传统责任。ILO 第 161 号公约和第 171 号建议规定，职业卫生服务部门应在工作场所发生事故或工人身体不适的情况下提供急救和紧急治疗。急救培训是职业卫生服务机构的首要职责，救护车及其他应急措施也需日常维护，在发生严重事故时，还应与其他应急机构合作。

（八）职业卫生保健、常规预防和医疗服务

职业卫生服务还包括职业损伤和疾病的诊断、治疗和康复。职业卫生专业人员不仅要掌握职业病和伤害知识，也要了解工作岗位、工作环境和工作场所职业接触的知识，能够在与工作有关的健康问题的管理方面发挥关键作用。根据国家立法的要求或根据国家实践，职业卫生服务可分为 3 大类：①基本具有预防功能的职业卫生服务，主要包括工作场所调查、健康检查和提供急救；②具有预防职能的职业卫生服务，并辅之以选择性的治疗和一般保健服务；③职业卫生服务，包括常规预防、综合治疗和康复活动。

（九）职业卫生监督

开展职业卫生监督是国际上的通行做法，其主要任务是监督安全卫生法律法规的实施。1947 年颁布的《劳动监察公约》（第 81 号），是获得成员国批准最多的公约之一。现代劳动监察制度更加强调执法监察与技术咨询服务相结合。例如，监察员要掌握职业安全卫生管理体系的理念和方法，帮助企业采用管理体系的方法，不断提高职业安全卫生绩效。

在中国，为了督促用人单位履行职业病防治责任，国家实施职业卫生依法监督管理制度。国务院卫生行政部门负责建设项目职业病危害预评价、防护设施设计审查及竣工验收，即执行预防性职业卫生监督，同时还负责对用人单位职业健康监护的监督检查；卫生健康主管部门应当依法对用人单位执行有关职业病防治的法律、法规、规章和国家职业卫生标准的情况进行监督检查，组织查处职业危害事故和有关违法违规行为，即经常性职业卫生监督；人力资源和社会保障部负责对用人单位劳动用工和工伤保险的监督管理。

（十）研究

根据 ILO《职业卫生服务建议书》（第 171 号）规定，职业健康服务应在咨询用人单位和工人代表后，在其资源范围内，通过参与企业或相关经济活动部门的研究或调查来进行相关研究。这种研究可能旨在为流行病学目的收集数据，或为职业卫生服务机构的活动提供指导。

（聂继盛　张慧芳）

第二节　职业环境监测

职业环境监测（occupational environmental monitoring）是对作业者作业环境进行有计划、系统的检测，分析作业环境中有毒有害因素的性质、强度及其在时间、空间的分布及消长规律。为确保健康的工作环境，工作场所必须进行监测。通过职业环境监测，既可以评价作业环境的卫生质量，判断是否符合职业卫生标准要求，也可以估计在此作业环境下劳动的工人的接触水平，为研究接触 - 反应或效应关系提供基础数据，进而确认安全的接触限值，还可鉴定预防措施效果，为控制职业病危害因素及制订、修订卫生标准提供依据。

一、职业性有害因素存在的特点

（一）种类多

工作场所中职业性有害因素的种类繁多且在同一环境中可同时存在多种有害因素。

（二）状态复杂

有害因素在空气中存在的状态相当复杂。有害因素可以固体、液体、气体和气溶胶的形式存在，而且有些有害因素存在的状态是可以互相转化的。

（三）变化多样性

职业性有害因素的强度及其在时间、空间的分布随着生产工艺过程、劳动过程及外界环境条件的变化而变动。

（四）间断性

劳动组织和劳动制度的实际状况，如轮班工作、工间休息等，导致职业人群对有害因素的接触多呈间断性。

（五）间接性

有些工人虽然本人不直接接触某种有害因素，但因在同一车间内或邻近地点劳动，也可能受到一定的影响。

基于职业性有害因素的以上特点，在职业环境监测时必须深入现场详细了解、实际观察有害因素的种类、来源、存在的形式、形态和浓度（或强度）等，仔细观察并记录作业者的操作过程、活动范围、接触途径及接触时间等，以便分清主次、确定评估对象（作业环境中化学因素和物理因素监测原理差别大，本节重点介绍化学因素的监测）。

二、职业环境监测对象的确定

确定检测对象，拟定检测方案。应在初步了解职业环境中存在哪些职业性有害因素的基础上，结合查阅有关文献资料和比照其他单位的经验，确定监测的主要对象。重点从下列几方面考虑。

1. 用人单位领导、生产工艺（工程）技术人员和从业劳动者的反应。

2. 医务人员的临床观察 应特别注意出现临床表现与接触有害因素的时间顺序；新的化学物质在应用之后使工人出现可疑症状，则这种物质应引起重视。

3. 毒理学资料 通过查阅毒理学资料，了解毒性大小、毒作用特点等，确定重点监测对象，如危害性较大的农药和某些重金属、有机化合物等应重点检测。

4. 流行病学调查资料 对以往调查表明存在接触水平 - 反应（或效应）关系的有害因素应特别重视。

三、作业场所空气样品采集

职业环境中化学因素对人体的影响，在很大程度上取决于其理化特性和进入途径。因作业环境空气中的有害物质主要是通过呼吸道进入人体，化学因素的监测中主要介绍生产环境作业场所空气中有害物质的浓度监测。化学物质在空气中以不同形态存在，它们在空气中的飘浮、扩散的规律各不相同，需要采用不同的采样方法和采样仪器。

（一）主动采集

通过动力系统，主动收集一定量空气样品，富集其中的污染物。应用动力系统的主动采集，可以从大量空气样品中，将有害化学物质吸收、吸附或阻留下来，使原来低浓度的物质得到浓缩，适合于监测空气中含量较低的有害物质，是一种主要采集方式。

主动采样的采样装置一般由采集器、流量计和采气动力设备三部分组成。采气动力设备吸引现场空气使之通过采集器，流量计按采样所需空气流速和采气量选用适当的设备装置，多采用转子流量计，需先校正。不同采样方法主要是采集器不同。

1. 液体吸收法 用液体吸收、溶解或过滤被测物质，是气体、蒸气和部分气溶胶有害物质的采样方法。用于采集被测物的液体称为吸收液，常用的有水、有机溶剂和易与被测物结合、反应的试剂溶液。

2. 固体吸附法 用固体吸附剂采集空气中的有害物质，有颗粒状吸附剂、纤维状滤料和筛孔状滤料。

（1）颗粒状吸附剂由于其表面积和极性不同，吸附能力和吸附物质也不同。常用的有硅胶、活性炭和高分子多孔微球。硅胶用于在干燥环境中极性气体的采集，活性炭用于非极性和弱极性有机气体和蒸气的采集，高分子多孔微球用于较大采样气体流量采集低浓度、分子较大、沸点较高的有机物，如多环芳烃等。

（2）常用的纤维状滤料有定量滤纸、玻璃纤维滤纸、过氯乙烯滤膜等，装入采样夹中，主要用于烟和粉尘状气溶胶颗粒的采集。

（3）现用的筛孔状滤料包括微孔滤膜和聚氨酯泡沫塑料。微孔滤膜适用于采集金属和分析金属类气溶胶，聚氨酯泡沫塑料适用于较大采气流量采集某些分子量较大的有机化合物，如有机磷农药。

颗粒状吸附剂、筛孔状滤料、纤维状滤料均可涂以某种化学试剂，以提高采样效率。将固体吸附剂管与纤维状滤料采集器串联，可同时采集气体、蒸气和气溶胶，通常称两级采样。

3. 冷冻浓缩法　低沸点物质在常温下不易被采集，采用冷冻剂使收集器的温度降低，在低温下可以收集下来。常用的冷冻剂有冰水、干冰、液氮等。

（二）被动采集

被动采集有扩散和渗透两种原理类型。被动采集方法不需要抽气泵和流量计，依靠被测气体分子扩散采集到样品。采样器体积小，可戴于作业人员领口或胸前，适合于个体采样，可以采集一个工作日的样品。

（三）集气法

当空气中被测物浓度较高，或测定方法的灵敏度较高，或采集不易被吸收液及固体吸附剂吸附的化学物质，可采用集气法。集气法是将被测空气收集在一容器中带回实验室进行分析。一般用于采集气体或蒸气态物质。可用集气瓶置换或真空采样，在实际使用时要注意采样容器内壁的吸附或吸收影响。

（四）直读式检测仪

应用化学和物理学原理制成的各种测定仪器和检测器，可在作业场所直接显示空气中被测化学物质浓度，有的还可自动记录浓度变化和报警装置。根据测试原理可分为以下几种。

1. 光学气体检测仪　如 CO 检测仪。

2. 热化学气体检测仪　如可燃气体甲烷、乙炔、汽油等测爆仪。

3. 电化学气体检测仪　如 SO_2 检测仪。

4. 检气管和比色试纸　利用空气中被测物与某种化学试剂反应产生颜色的原理制作而成。

四、采样方式

目前，常用的采样方式有个体采样（personal sampling）和定点区域采样（area sampling）两种。

（一）个体采样

个体采样是将样品采集头置于作业者呼吸带内，可以用采样动力或不用采样动力（被动扩散），通常采样仪直接佩戴在作业者身上。如采样仪器由检测人员携带，与作业者同行，又称呼吸带跟踪采样（breathing zone sampling）。个体采样紧紧围绕作业工人，是反映工人接触水平的最佳方式。因采样泵流量有限或被动扩散能力限制，个体采样不适合于采集空气中浓度非常低的化学物质。同一车间若有许多工种，每一工种的操作工都要监测。作业者即使在一个班组或工种作业，受作业者作业习惯、不同作业点停留时间等影响，不同个体间接触水平差异仍然较大。为了能代表一个班组的作业者的接触水平，同一工种若有许多作业者，应随机地选择部分作业者作为采样对象，最好是全部作业者。

（二）定点区域采样

定点区域采样是将采样仪固定在车间某一区域，是该区域环境质量的直接反映。由于采样系统固定，未考虑作业者的流动性，定点区域采样难以反映作业者的真实接触水平。以往经验表明，定点区域采样结果与个体采样结果并不一致，两者之间并无明显的联系。但可以结合工时法，记录作业者在每一采样区域的停留时间，可以根据定点区域采样结果，估算作业者接触水平。

要根据环境监测的不同目的，调整其采样策略。针对评价工人作业环境质量的环境评价，原则上，可根据产品的工艺过程、不同操作岗位和工序，凡有待测物质逸散的作业点，分别设点。通常监测点应设在有代表性的作业者接触有害物地点，尽可能靠近作业者，又不影响作业者的正常操作。在监测点上设置的采集头应在作业者工作时的呼吸带，一般情况下距地面 1.5m。

如要应用工时法，根据定点区域采样结果估算作业者接触水平，除了要记录好作业者在每一作业点停留时间外，还要记录好该监测点的浓度监测结果。此时上述的策略不再适用，最好能全班次监测，取得能代表该点有害物质浓度的数值之一。

（三）作业场所有害物质的监测方式

采样方式决定后，还要考虑每一工作班次的问题。测定方式的选择，应从实际工作条件、样品分析方法等可能性来考虑。

1. 全天连续一个样品测量　即采样从工作开始至工作结束，采样管只有一个。最好的采样方式是个体采样。

2. 全天连续多个样品测量　在一天内采集多个样品，每一样品的采样时间不一定相同，但采样时间总和应等于作业者 1 天工作时间。

3. 部分时间连续多个样品测量　采样与全天连续多个样品测量相同，但采样总时间未达到整个工作日时数。

4. 瞬（短）时多个样品测量　每一样品采样时间都在 5h 以内。此时，在决定采样次数后，应随机选择采样时间。

从理论上讲，样品数量多，对统计学分析有利。全天连续多个样品测量是最佳的测量策略，以此获得的接触水平或浓度变化的估计可信限范围窄；部分时间连续多个样品测量，严格来讲，仅代表采样时间的浓度水平，可以通过统计推断非采样时间的浓度变化，但是要考虑这一推断的合理性；瞬（短）时多个样品测量，是测量时间加权平均浓度（time-weighted average，TWA）的最低要求。

五、职业环境有害物质的监测执行

职业环境监测应解决以下问题：应测量谁的暴露？在哪里收集样品？何时测量？取样需

要多长时间？样本数量？多长时间？如何解读数据？

化学物质在空气中以不同形态存在，它们在空气中的飘浮、扩散的规律各不相同，需要选用不同的采样方法和采样仪器。合理的车间空气中有害物监测必须考虑采样策略（点的选择、时间选择、频度等）和采样技术（采样动力、样品收集），根据监测目的、车间空气中污染物分布特点及作业者实际接触情况，作相应调整。

首先根据被检物质的理化性质、存在形态、共存物种类，选择合适的采样和分析方法。在进入车间开展环境监测工作前，要对整个作业环境、工人作业方式进行调查，根据监测目的和现场实际情况，确定采样点的位置和数目。

所有采样的准备工作应在无污染区进行，原则上不应在采样现场灌装吸收液、吸附剂或装滤料，特别是采样时间非常短的时候。在现场采样前，检查采样用的收集器是否被污染，整套采样装置连接是否漏气，以及流量计的流量是否准确。采样时，收集器应尽量靠近工人呼吸带。

用注射器或采气袋采样时，应先用样品气置换后再采品。采样流量不能任意改变，并保持恒定。使用挥发性大的吸收液采样时，应避免吸收液挥发太多（必要时，应加以冷却）。采样后，应补充吸收液至原来用量。

样品采集后，要妥善保存。样品在运输和保存过程中，应防止样品的污染、变质和损失。滤膜样品应将滤膜的接尘面朝里对折两次，放入清洁纸袋中；含油样品应放入铝箔袋内，再置于塑料袋中；用滤膜盒的则装在盒内保存。采样后的注射器和吸收管密封开口后，直立放在采样架上，防止破损。采样后的固体吸附剂管应密封两端；无泵型采样器则应将吸附炭片取出保存在原样品袋中。

生产环境中有毒、有害因素的强度及其在时间、空间的分布，会随着生产工艺过程、劳动过程及外界环境的变化而变动，在不同时间环境监测的数据可以变化很大。因此，简单地用一天（个）数据说明问题是不够的，应尽量符合统计学上的最低样本要求。

（聂继盛 张慧芳）

第三节 生 物 监 测

一、生物监测的定义

生物监测（biological monitoring）是指定期（有计划）地、系统地监测人体生物样本（血、尿和呼出气等）中化学物质及其代谢产物的含量或由它们所致的生物学效应水平，将测得值与参考值相比较，以评价人体接触化学物质的程度及其对健康产生的潜在影响。

二、生物监测的特点

（1）生物监测可反映不同途径（如呼吸道、消化道和皮肤等）和不同来源（职业和非职业接触）机体总的接触量和总负荷。

（2）生物监测可作为环境监测的一种补充监测，特别是对经皮肤吸收的毒物。据统计，在美国已制订的阈限值（threshold limit value，TLV）中，大约有 23% 是能经皮肤吸收的。

（3）生物监测强调评价人体接触化学物质的程度及可能的健康影响，因此不能单纯视作对机体生物材料中化学物质及其代谢产物或效应的一次性检测，需要定期地对接触者进行监测。

（4）生物监测数据可以提供关于工业卫生控制有效性的有用信息。

三、生物标志物

（一）生物标志物的定义

生物标志物（biomarker）是指反映生物系统与外源性化学物质、外源性物理因素和生物因素之间相互作用的任何可测定指标。

（二）生物标志物的分类

根据其代表的意义，生物标志物可分为接触性生物标志物、效应性生物标志物和易感性标志物。三者之间并无严格的界限，同一种标志物在一种情况下作为接触性生物标志物，而在另一种情况下则可能作为效应性生物标志物。其关系见图 9-3-1。

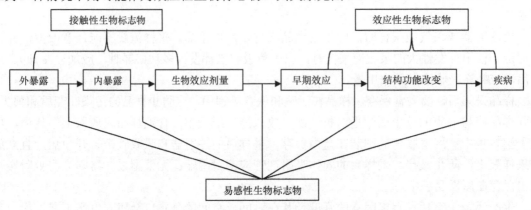

图 9-3-1　三类生物标志物及环境暴露与疾病之间的关系

1. 接触性生物标志物（biomarker of exposure）　反映机体生物材料中外源性化学物质或其代谢产物，或外源性化学物质与某些靶细胞或靶分子相互作用产物的含量。接触性生物标志物，与外剂量相关或毒作用效应相关，可评价接触水平或建立生物接触限值。接触性生物标志物可以进一步分为反映内剂量（internal dose）和生物效应剂量（biologically effective dose）的两类标志物。

（1）内剂量：表示吸收到体内的外源性化学物质的量，包括细胞、组织、体液或排泄物中（血、尿、粪便、呼出气、唾液、毛发、指甲和耵聍等）外源性化学物质原型或者代谢产物的含量。例如，血铅可以反映接触铅的内剂量水平；红细胞内铬的含量可以反映六价铬的接触量。

（2）生物效应剂量：是指达到机体效应部位（组织、细胞和分子）并与其相互作用的外源性化学物质或代谢产物的含量，包括外源性化学物质或代谢产物与白蛋白、血红蛋白、DNA 等生物大分子共价结合，蛋白与 DNA 交联物的水平。例如，DNA 氧化损伤标志物 8-羟基脱氧鸟嘌呤（8-OHdG）、三硝基甲苯（TNT）血红蛋白加合物的水平。

由于直接测定效应部位或者靶部位的剂量十分困难，因此，常使用替代生物标志物（surrogate biomarker）水平推测靶部位的剂量。例如，用外周血全血铬或红细胞内铬含量，可以间接反映经呼吸道进入肺组织的铬含量或六价铬的含量。

2. 效应性生物标志物（biomarker of effect）　指机体中可测出的生化、生理、行为或其他改变的指标。效应性生物标志物又可以分为反映早期生物效应（early biological effect）、结构功能改变（altered structure/function）及疾病（disease）的三类标志物。前两类效应性生物标志物在生物监测中对预防工作具有重要意义。例如，铅接触可抑制 δ- 氨基 -γ- 酮戊酸脱水酸活性（δ-amino-γ-levulinate dehydratase，δ-ALAD）和血红素合成酶（hemesynthetase）活性，表现为尿 δ- 氨基 -γ- 酮戊酸（δ-amino-γ-levulinic acid，δ-ALA）含量和血中锌原卟啉（zinc protoporphyrin，ZPP）水平增加。疾病标志物为疾病诊断的各种检测指标，例如，诊断苯所致再生障碍性贫血和白血病的血液和骨髓检测指标，有机溶剂正己烷所致周围神经改变的神经肌电图生理改变等。

3. 易感性生物标志物（biomarker of susceptibility）　主要用于筛选发现敏感人群，对于提高危险度评价的准确度和精确度也有重要的意义。

易感性生物标志物包括反映机体先天遗传性和后天获得性的两类标志物。例如，参与环境化学物质代谢酶的基因多态性会影响酶的活性，属遗传易感性标志物；如 *N*- 乙酰转移酶缺乏，机体对芳香胺化合物及多环芳香烃较敏感；此外，环境因素作为应激源时，机体的神经、内分泌和免疫系统的反应及适应性，也可以反映机体的易感性，属于获得性易感性标志物。

（三）生物标志物的选择原则

1. 关联性　即该指标与研究的生物学现象之间的联系。

2. 灵敏度和特异性　即检测出的相互作用是灵敏和特异的，该指标应尽可能反映早期和低水平接触所引起的轻微变化，以及多次重复低水平接触累加引起的远期效应。

3. 检测方法的标准化和准确性

4. 适用性　即分析方法简单、取材非创伤、受检对象可接受及成本适宜。

四、生物监测策略

生物监测是一个系统工程；应对生物监测的全面程序有所认识，才能进行正确的生物监测。生物监测包括监测项目和指标的选择，选择的原则应依据被监测物质毒理学特别是中毒机制的研究与毒物代谢动力学规律和监测的目的而定，同时还需要考虑样品的采集和储存、采样的时间和频率、检测方法及结果评价等。

（一）毒物代谢动力学

外源性化合物与机体相互作用的过程受多种因素的影响，包括受试者自身因素如遗传背景、身高、体重和营养、健康状况、药物使用及饮酒和吸烟习惯等；另外，还包括工作负荷，接触化合物的种类等外界因素。因此，在生物监测中需参考毒物代谢动力学。

目前参考的毒物代谢动力学模式主要有 2 种：①简单的毒物代谢动力学模式即线性模式，可获得生物半减期、生物利用率等重要参数；②生理、毒理学模式，包括血流量、肺通气量和代谢清除率等。

在动力学研究中，生物半减期的研究尤为重要。半减期的长短是决定采样时间的主要参数，有时一个毒物可能有几个半减期，这与不同器官、不同组织的分布相适应，采样时应遵循其主要的半减期。半减期与推荐的采样时间关系见表 9-3-1。

（二）利用统计学方法对生物监测指标进行筛选和描述

统计学方法的正确使用对于整个生物监测过程都有十分重要的意义。对于监测指标的选择、职业接触参考值和非职业接触水平的建立及对结果的正确评价均需利用统计学知识。负责分析的实验室必须采用良好的实验室规范，包括使用标准化的方法、实施定期的内部和外部质量控制。

表 9-3-1　生物半减期与合适的采样时间

半减期（h）	合适的采样时间
< 2	半减期太短，不适用于生物监测
2 ~ 10	班末或次日班前
10 ~ 100	班末或周末
> 100	采样时间不严格

（三）生物监测指标选择的原则

（1）对已制订职业接触生物限值的待测物，应按照其要求选择生物监测指标。

（2）尚未制订职业接触生物限值的有害物质，应根据待测物的理化性质及其在人体内的代谢规律，选择能够真实反映接触有害物质程度或健康危害程度的生物监测指标。

（3）所选择指标的本底值（即非职业接触人群的浓度水平）明显低于接触人群。

（4）所选择的指标应具有一定的特异性、足够的灵敏度，即反映生物接触水平的指标与环境接触水平要有较好的剂量 - 反应（效应）关系，而在不产生有害效应的暴露水平下仍能维持这种关系。

（5）所选择的指标其监测分析的重复性及个体生物差异，都应在可接受的范围内。

（6）所选择的指标其毒物代谢动力学参数，特别是清除率和生物半减期的信息有助于采样时间的选择。

（7）所选择的指标要有足够的稳定性，以便于样品的运输、保存和分析。

（8）所选择的指标采样时最好对人体无损伤，能为受试者所接受。

（四）生物监测样品的选择

最常用的生物监测样品有尿、血和呼出气。生物监测样本的选择主要依据被测化学物质的毒物代谢动力学特性、样品中被测物质的浓度及分析方法的灵敏度。此外，还包括采样和样品保存的难易程度等因素。

1. 尿样　以毫克 / 克（mg/g）肌酐或毫摩尔 / 毫摩尔（mmol/mmol）肌酐为单位。

（1）适合于检测有机化学物质的水溶性代谢产物及某些无机化学物质。

（2）采集过程应注意来自环境的污染。

（3）肾病患者不适用尿样监测。

（4）尿样采集无损伤性、易于被接受，是最常用的生物样品之一。

（5）肌酐矫正：由于液体摄入量和汗水变化，尿液浓度变化可能会有很大差异，因此需要通过调整比重或尿肌酐来校正浓度 / 稀释效应。尿比重大于 1.030 或小于 1.010 和尿肌酐浓度小于 0.3g/L 或大于 3g/L 的尿样，不建议进行肌酐矫正。

2. 血样　以微克（μg）或毫克每升（mg/L）为单位。

（1）血液是机体转运外源性化学物质的主要载体。

（2）测定血液中的原型化合物更具有特异性。

（3）血液组成成分相对稳定。

（4）根据监测物质在血液不同组分中的分布规律，可确定采集全血、血清、血浆还是红细胞及选择合适的抗凝剂。

（5）采血因具有损伤性，没有尿样使用得广泛，且血样的储存条件和分析前处理要求较高。

3. 呼出气　以 mg/m³ 为单位。

（1）仅限于在血中溶解度低的挥发性有机化合物或在呼出气中以原型呼出的化学物质监测。

（2）呼出气中挥发性物质的浓度与采样时血液浓度成一定比例，在血中半减期短的化学物质其呼出气检测会受到一定限制。

（3）呼出气采集包括混合呼出气和终末（肺泡）呼出气。混合呼出气指尽力吸气后，尽可能呼出的全部呼出气。终末呼出气指先尽力吸气并平和呼气后，再用最大力量呼出的呼出气。因为混合呼出气包括了呼吸道的无效腔体积（大约 150ml），通常在接触期间，混合呼出气中毒物的浓度大于终末（肺泡）呼出气；接触结束后，混合呼出气中浓度小于终末（肺泡）呼出气。

（4）采样无损伤性，但易污染，波动大，且采样时间非常严格。

4. 其他材料　测定乳汁和脂肪组织可反映亲脂毒物（如有机氯农药等）的负荷，也可用于评价毒物是否能影响新生儿。由于活体检测技术的开发，体内的靶部位原位研究也有了很大发展，如用 X 荧光方法测定骨铅、中子活化法测定肾皮质及肝脏中的镉，但目前这种方法还难以用于常规检测。

五、生物接触限值

生物监测的数据需要与生物接触限值进行比较，以判断受检者的暴露情况。生物接触限值通常由各国政府相关专业部门规定，如美国政府工业卫生专家会议（ACGIH）的阈限值列表中提出的生物接触指数（BEI）和德国科学基金会（Deutsche Forschungsgemeinschaft，DFG）发布的生物耐受值（BAT）年度清单。国家卫生健康委员会目前颁布有 28 项职业接触生物限值（表 9-3-2）。

表 9-3-2　我国颁布的职业接触生物限值

化学物质	生物监测指标	职业接触限值	采样时间
苯	尿中苯巯基尿酸	47μmol/mol Cr（100μg/g Cr）	工作班后
	尿中反 - 反式黏糠酸	2.4mmol/mol Cr（3.0mg/g Cr）	工作班后
苯乙烯	尿中苯乙醇酸加苯乙醛酸	295mmol/mol Cr（400mg/g Cr）	工作班末
		120mmol/mol Cr（160mg/g Cr）	下一工作班前
丙酮	尿中丙酮	50mg/L	工作班末
草甘膦	尿中草甘膦	0.6mg/L	工作班末
1, 3- 丁二烯	尿中 1, 2- 双羟基 -4-（N- 乙酰半胱氨酸）丁烷	2.9mg/g Cr	工作班末
二甲苯	尿中甲基马尿酸	0.3g/g Cr 或 0.4g/L	工作班末
N, N- 二甲基甲酰胺	血中 N- 甲基氨甲酰血红蛋白加合物（NMHb）	135nmol/g Hb	持续接触 4 个月后任意时间
N, N- 二甲基乙酰胺	尿中 N- 甲基乙酰胺	20.0mg/g Cr	工作周末的班末
二氯甲烷	尿中二氯甲烷	0.3mg/L	工作班末
二硫化碳	尿中 2- 硫代噻唑烷 -4- 羧酸	1.5mmol/mol Cr（2.2mg/g Cr）	工作班末或接触末

续表

化学物质	生物监测指标	职业接触限值	采样时间
酚	尿中总酚	150mmol/mol Cr（125mg/g Cr）	工作周末的班末
氟及其无机化合物	尿中氟	42mmol/mol Cr（7mg/g Cr）	工作班后
		24mmol/mol Cr（4mg/g Cr）	工作班前
镉及其无机化合物	尿中镉	5μmol/mol Cr（5μg/g Cr）	不做严格规定
	血中镉	45nmol/L（5μg/L）	不做严格规定
汞及其无机化合物	尿中总汞	20μmol/mol Cr（35μg/g Cr）	接触6个月后工作班前
甲苯	尿中马尿酸	1mol/mol Cr（1.5g/g Cr）	工作班末（停止接触后）
		11mmol/L（2.0g/L）	
	终末呼出气甲苯	20mg/m³	工作班末（停止接触后15～30min）
		5mg/m³	工作班前
甲苯二异氰酸酯	尿中甲苯二胺	1μmol/mol Cr	工作班末
可溶性铬盐	尿中总铬	65μmol/mol Cr（30μg/g Cr）	接触1个月后工作周末的班末
铅及其化合物	血中铅	2.0μmol/L（400μg/L）	接触3周后的任意时间
三氯乙烯	尿中三氯乙酸	0.3mmol/L（50mg/L）	工作周末的班末
三硝基甲苯	血中4-氨基-2,6-二硝基甲苯-血红蛋白加合物	200ng/g Hb	接触4个月后任意时间
四氯乙烯	血中四氯乙烯	0.3mg/L	工作周末的班前
锑及其化合物	尿中锑	85μg/L	工作班末
五氯酚	尿中总五氯酚	0.64mmol/mol Cr（1.5mg/g Cr）	工作周末的班末
1-溴丙烷	尿中1-溴丙烷	20μg/L	工作班后
一氧化碳	血中碳氧血红蛋白	5% HbCO	工作班末
乙苯	尿中苯乙醇酸加苯乙醛酸	0.8g/g Cr	工作班末
有机磷酸酯类农药	全血胆碱酯酶活性（校正值）	原基础值或参考值的70%	开始接触后3个月内，任意时间
		原基础值或参考值的50%	持续接触3个月后，任意时间
正己烷	尿中2,5-己二酮	35.0μmol/L（4.0mg/L）	工作班后

注：Cr，肌酐，英文名称 creatinine 的缩写。

六、生物监测的伦理要求

　　人类是生物监测的直接对象，因此伦理方面受到极大的关注。应首先与所有相关人员、雇员、雇主和工人代表讨论并统一对监测、采样、相关风险和数据使用的需求；必须让监测对象了解所采样本的用途、分析内容及根据结果可能采取的措施；所有结果应当遵从使用协议，只能向监测对象同意或签署使用协议的监测项目成员披露；监测对象有权获得其个人的监测结果和对应的结果解释；数据在提交前应确保删除任何特定身份识别符号。

（李　静）

第四节　职业健康监护

　　2019年6月25日，国务院印发《关于实施健康中国行动的意见》，职业健康保护行动是其中的 15 项重大行动之一。《健康中国行动》（2019～2030 年）中明确提出了职业健康保护行动的具体目标和指标。实施职业健康保护行动，强化政府监管职责，督促用人单位落实主体责任，提升职业健康工作水平，有效预防和控制职业病危害，切实保障劳动者职业健康权益，对维护全体劳动者身体健康、促进经济社会持续健康发展至关重要。

职业健康监护是以预防为目的，通过对职业人群的健康状况进行系统的检查和分析，获得其基础健康资料并积累连续的健康状况动态变化资料，掌握职业人群的健康状况，以便及时发现职业禁忌证，尽早发现职业性有害因素所致的健康损害早期征象，发现职业病病例；或通过对长期积累资料的分析评价，发现职业危害重点人群；或发现新的职业危害，以便采取针对性预防措施，防止职业损害的发生和发展；或者用于评价防护和干预措施效果，为制订、修订卫生标准及采取进一步控制措施提供科学依据，达到一级预防的目的。

传统的健康监护是指医学监护（medical surveillance），它是以健康检查为主要手段，包括检出新病例、鉴定疾病等。而职业性病损的病因是职业性有害因素，因此，仅仅发现职业病患者并不能达到控制病因和消除职业性疾病的目的。所以，职业健康监护的内容应包括接触控制（职业性有害因素的环境监测、接触评定）、医学监护（就业前和定期的健康检查、健康筛检及职工工伤与职业病致残的劳动能力鉴定等）和信息管理等。

一、医 学 监 护

医学监护即是对职业人群有目的地、系统地、连续地开展职业健康检查，以便及时发现职业性有害因素对职业从事者的健康损害，并及时处理。

职业健康检查是通过医学手段和方法，针对职业从事者所接触的职业病危害因素可能产生的健康影响和健康损害进行临床医学检查，了解受检者健康状况，早期发现职业病、职业禁忌证、可能的其他疾病和健康损害的医疗行为。医学检查包括上岗前、在岗期间、离岗或转岗时、应急的健康检查和职业病的健康筛检。由省级以上人民政府卫生行政部门批准的医疗卫生机构承担。用人单位应当按照《中华人民共和国职业病防治法》及其配套法规的要求组织职业健康检查，并将检查结果书面告知职业从事者。

（一）上岗前健康检查

上岗前健康检查又称就业前健康检查（pre-employment health examination），是指用人单位对即将从事某种作业的人员在参加工作以前进行的健康检查。目的在于掌握其作业人员就业前的健康状况及有关健康的基础资料，发现职业禁忌证（occupational contraindication），为强制性职业健康检查，应在开始从事有害作业前完成。我国《职业健康监护技术规范》（GBZ 188—2014）中，明确规定了有毒有害工种的职业禁忌证，举例见表 9-4-1。

表 9-4-1 某些职业性有害因素作业的职业禁忌证

有害因素名称	职业禁忌证
铅	中度贫血；卟啉病；多发性周围神经病
汞	中枢神经系统器质性疾病；已确诊并仍需要医学监护的精神障碍性疾病；慢性肾脏疾病
锰	中枢神经系统器质性疾病；已确诊并仍需要医学监护的精神障碍性疾病
砷	慢性肝病；多发性周围神经病；严重慢性皮肤疾病
苯	血常规检查白细胞低于 $4 \times 10^9/L$ 或中性粒细胞低于 $2 \times 10^9/L$ 或血小板低于 $80 \times 10^9/L$；造血系统疾病

有害因素名称	职业禁忌证
氯气	慢性阻塞性肺疾病；支气管哮喘；慢性间质性肺病
一氧化碳	中枢神经系统器质性疾病
硫化氢	中枢神经系统器质性疾病
氰化氢	中枢神经系统器质性疾病
苯的氨基、硝基化合物	慢性肝病
三硝基甲苯	慢性肝病；白内障
有机磷农药	全血胆碱酯酶活性明显低于正常者；严重的皮肤疾病
粉尘	活动性肺结核；慢性阻塞性肺疾病；慢性间质性肺病；伴肺功能损害的疾病
噪声	各种原因引起永久性感音神经性听力损失；高频段 3000Hz、4000Hz、6000Hz 双耳平均听阈 ≥40dB；任一耳传导性耳聋，平均语频听力损失≥41dB
高温	未控制的高血压；慢性肾炎；未控制的甲状腺功能亢进症；未控制的糖尿病；全身瘢痕面积 ≥20%；癫痫
振动	多发性周围神经病；雷诺病

（二）在岗期间健康检查

在岗期间健康检查又称定期健康检查（periodical health examination），是指用人单位按一定时间间隔，对已从事某种作业的职业从事者的健康状况进行检查。其目的是及时发现职业性有害因素对职业从事者健康的早期损害或可疑征象，为识别职业性有害因素及防护措施效果评价提供依据。健康检查的内容及检查周期应根据国家颁布的《职业健康监护技术规范》（GBZ 188—2014）中的有关规定执行。职业性有害因素所致职业病的特殊体检项目见表 9-4-2。

表 9-4-2　职业性有害因素所致职业病的特殊体检项目

职业性有害因素	体检特殊项目
铅	尿铅、血铅、尿 δ- 氨基 -γ- 酮戊酸（δ-ALA）、红细胞游离原卟啉（FEP）、红细胞锌原卟啉（ZPP）测定，神经 - 肌电图
锰	神经科、尿锰或发锰测定
铍	皮肤科、胸部 X 线片、肝功能、肺功能、心电图检查
镉	尿镉、尿 β_2- 微球蛋白测定、胸部 X 线片、肺功能
铬	耳鼻咽喉科检查、皮肤科检查、心电图、肝功能、胸部 X 线片等
苯	血常规、尿常规、心电图、肝功能、肝脾 B 超检查，必要时骨髓象检查等
苯的氨基、硝基化合物	血常规、尿常规、心电图、肝功能
三硝基甲苯	眼科常规检查及眼晶状体、玻璃体和眼底检查，肝功能，心电图，肝脾 B 超等
氟	口腔科检查、骨科检查、心电图、肝功能、骨骼 X 线摄片
有机磷农药	全血或红细胞胆碱酯酶（ChE）活性检查
氯乙烯	骨科检查、肝功能、肝脾 B 超、手部 X 线摄片
二硫化碳	神经科检查、眼科（包括视力、视野、角膜知觉和眼底）检查、血糖、血脂、血常规、尿常规
四氯化碳	血常规、尿常规、心电图、肝功能、肝脾 B 超检查
三氯乙烯	神经系统检查、皮肤科检查、肝功能、血常规、尿常规、心电图、肝脾 B 超
粉尘	后前位 X 线高千伏胸片或数字化摄影胸片、心电图、肺功能等
噪声	纯音气导听阈测试、心电图、纯音骨导听阈测试、声导抗
振动	血常规、压指试验、冷水复温试验、神经 - 肌电图、指端振动觉检查、指端温度觉检查

（三）离岗或转岗时的健康检查

离岗或转岗时健康检查是指职业从事者调离当前工作岗位时或改换为当前工作岗位前所进行的检查。其目的是掌握职业从事者在停止接触职业性有害因素时的健康状况，为离岗从事新工作的职业从事者和接受新职业从事者的业主提供健康与否的基础资料。

（四）应急健康检查

应急健康检查是当发生急性职业病危害事故时，对遭受或可能遭受急性职业病危害的职业从事者，及时组织的健康检查。依据检查结果和现场劳动卫生学调查，确定危害因素，为急救和治疗提供依据，控制职业病危害的继续蔓延和发展。应在事故发生后立即开始。

从事可能产生职业性传染病的职业从事者，在疫情流行期或近期密切接触传染源者，应及时开展应急健康检查，随时监测疫情动态。

（五）职业病的健康筛检

职业病筛检是在接触职业性有害因素的人群中所进行的健康检查，可以是全面普查，也可以在一定范围内进行，属于二级预防措施。其目的是早期发现患者，早期采取干预措施或治疗措施，或者用于评价职业危害控制措施和其他初级预防措施的效果；或根据毒理学和其他研究的结果，发现过去没有认识的可疑健康危害，并建议进一步进行确诊性检查。

二、职业健康监护信息管理

职业健康监护工作是一项覆盖职业健康检查、接触控制和信息管理的系统工程，科学性、技术性很强，具有综合性功能，有一定的系统性。

（一）健康监护档案

职业健康监护档案是职业健康监护全过程的客观记录资料，是系统地观察职业从事者健康状况的变化，评价个体和群体健康损害的依据，其特征是资料的完整性和连续性，其内容包括生产环境监测和健康检查两方面资料。健康监护档案分为个人健康档案和企业健康档案两种，个人健康档案包括职业从事者的基本信息、职业史和既往史、接触职业性有害因素名称及其监测结果、职业防护措施、家族史（尤其应注意遗传性疾病史）、基础健康资料，其他如生活方式、生活水平和日常嗜好等，职业健康检查结果及处理情况，职业病诊疗资料等信息。企业健康监护档案包括用人单位的基本情况、有害因素的来源及其浓度（强度）的测定结果、主要有害因素接触情况、接触有害因素职工健康监护及职业病情况、职业健康检查异常职业从事者名单等信息。

（二）健康状况分析

对职业从事者的健康监护资料应及时加以整理、分析、评价并反馈，使之成为开展和做好职业卫生工作的科学依据。评价方法分为个体评价和群体评价。个体评价主要反映个体接触量及其对健康的影响，群体评价包括作业环境中有害因素的强度范围、接触水平与机体的效应等。在分析和评价时，涉及的常用于反映职业性危害情况的指标有发病率、患病率等。

1. 发病率（检出率、受检率）　是指一定时期（年、季、月）内，特定人群中发生某种职业病新病例的频率。

$$发病率（\%）=\frac{某个时期内新发病例数}{该时期的平均工人数}\times100\%$$

$$检出率（\%）=\frac{检出时新发现的病例数}{受检工人数}\times100\%$$

$$受检率（\%）=\frac{实际受检工人数}{应受检工人数}\times100\%$$

发病率可以反映该作业的发病情况，还可以说明已采取预防措施后的效果。发病率可以按厂矿计算，也可以按车间、工种或工龄分组计算。但在计算发病率时应注意：①发病率以新发病例来计算，要明确该病例的发病时间，而对于某些慢性病或发病时间难以确定的疾病如尘肺等要确定哪些人是新发病例比较困难，这时就采用确诊的时间来计算；②计算发病率（检出率）时该作业职业从事者数不包括该时期以前已确诊为该疾病的人数；③计算慢性病如尘肺的检出率时，被检职业从事者数是指从事该作业 1 年以上的职业从事者数；④受检率达到 90% 以上时，计算发病率或患病率才有意义。

2. 患病率　计算患病率可以一般地了解历年来累积的患者数、发病概况和防治措施的实际效果，但不能具体说明某个时期内疾病发生和疾病严重程度的情况。在应用患病率进行分析对比时，还应考虑到不同人群中性别、年龄和工龄等因素的差异。

$$患病率（\%）=\frac{检查时发现的新旧病例数}{从事该作业的受检人数}\times100\%$$

3. 疾病构成比　指各种不同疾病或某种严重程度不同（轻度、中度、重度）职业病的分布情况。例如，要了解矽肺在所有尘肺中所占比例或壹期矽肺在各期矽肺中所占比例。

$$矽肺病例数与尘肺总例数之比=\frac{矽肺病例数}{尘肺总例数}\times100\%$$

$$壹期矽肺病例数与矽肺总例数之比=\frac{壹期矽肺病例数}{矽肺总例数}\times100\%$$

4. 平均发病工龄　是指职业从事者从开始从事某种作业（如硅尘作业）起到确诊为该作业有关的职业病（矽肺）时所经历的时间。

$$矽肺平均发病工龄=\frac{确诊为壹期矽肺时硅尘作业工龄总和}{壹期矽肺病例数}$$

5. 平均病程期限　为了反映某些职业病（如尘肺）进展的速度和防治措施的效果，就需要计算平均病程期限。

$$平均病程期限=\frac{某时期内某病由确诊到死亡的时间总和}{该时期死于该病的例数}$$

6. 其他指标

$$病死率（\%）=\frac{某个时期内死于某病的例数}{该时期内患该病的例数}\times100\%$$

$$病伤缺勤率（\%）=\frac{某个时期内因病伤缺日数}{该时期内应出勤工作日数}\times100\%$$

通过统计分析，可以发现对职业从事者健康和出勤率影响较大的疾病及其所在部门与工种，从而深入探索其原因，采取相应的防护策略。

对于一些作用比较明确的职业性有害因素，可利用某项主要指标进行动态观察和分析。如苯作业职业从事者健康监护可用白细胞计数作为指标，将逐年检查结果登记于记录表或以曲线图标明，一旦发现白细胞计数降低到正常值下限，即应查明原因，并作为重点监护对象，缩短定期检查间隔期，密切观察。若再继续下降，则应立即脱离接触，给予早期治疗。运用这种分析方法可以控制慢性职业病。但对于作用尚不清楚，不能采用个体分析方法的有害因素，则应改用流行病学方法进行分析，探索职业接触与症状或疾病的关系及致病条件，并为进一步监护提供新的检测项目。

（三）职业健康监护档案管理

健康监护档案管理是一项非常重要的工作，管理得好可以起到事半功倍的效果。职业健康监护工作过程中，要求有一支具有一定经验、精通本专业知识、熟悉相关学科知识的相对高学历人员组成的专业技术人员队伍。同时应由指定机构依照法规进行专门监督、指导，并制订一套完整的切实可行的管理模式。用人单位应设立专门机构或专人管理职业健康监护工作，将职业健康监护工作由专门机构或专人依照法律、法规的要求确定监督对象、管理范围和监督职责。

三、职工工伤与职业病致残程度鉴定

（一）概述

劳动条件中存在的各种职业性有害因素在一定条件下可对职工的健康产生不良影响，严重者可导致各种职业性病损，甚而导致伤残，危及职业从事者的生命。我国目前的职业病和工伤事故仍较严重。

工伤保险是社会保险制度的重要组成部分，具体实施时必须以对职业性伤残患者进行科学的劳动能力鉴定为基础，做出适当的工作安排、妥善的安置管理和合理的经济补偿。因此，对职业性伤残患者的劳动能力鉴定是一项严肃、重要的任务，鉴定结果是用人单位实施工伤与职业病致残保险的医学依据。其目的是保障职业从事者在工作中遭受事故伤害和患职业病后获得医疗救治、康复和经济补偿的权利。

职业病和工伤患者的劳动能力状况如何、是否致残及怎样评价等涉及对患者功能能力大小的认识。功能能力（functional capacity）是指完成有目的、有意义、有用的、有始有终、有可测量结果的任务的能力。国外将功能能力评价分为五种：①损伤康复评价；②伤残等级评价；③工作适应性评价；④职业适应性评价；⑤工作能力评价。

在我国，工伤与职业病致残程度鉴定是指法定机构对职业从事者在职业活动中因公负伤或患职业病后，根据国家工伤保险法规规定，在评定伤残等级时通过医学检查对劳动功能障碍程度（伤残程度）和生活自理障碍程度做出的技术性鉴定结论。1996 年我国首次颁布了职工工伤与职业病致残程度标准，2014 年进行了修订《劳动能力鉴定 职工工伤与职业病致残等级》（GB/T 16180—2014）。由于工伤和职业病可累及各个系统和器官，因此该标准根据器官损伤、功能障碍、医疗依赖及生活自理障碍的程度四方面进行鉴定。

（二）工伤与职业病致残程度鉴定

1. 鉴定内容　对于职业病患者的评残，应注意与职业病的分级诊断取得一致性。职业病内科要在确诊患有国家卫生健康委等四部委联合颁布的《职业病分类和目录》中的各种职业病导致的肺脏、心脏、肝脏、血液或肾脏损害，于经治疗停工留薪期满时需评定其致残程度。伤残标准以器官损伤、功能障碍、对医疗与日常生活护理的依赖程度为主要依据，适当考虑由于伤残引起的社会心理因素影响，进行综合评定。

2. 分级原则　根据器官缺失、功能障碍、医疗依赖和生活自理障碍的程度进行分级（表 9-4-3）。

表 9-4-3　职业从事者工伤与职业病致残程度鉴定分级

级别	器官缺失	功能障碍	医疗依赖	生活自理障碍的程度
一级	器官缺失、其他器官不能代偿	功能完全丧失	存在特殊医疗依赖	完全或大部分或部分生活自理障碍
二级	器官严重缺损或畸形	有严重功能障碍或并发症	存在特殊医疗依赖	大部分或部分生活自理障碍
三级	器官严重缺损或畸形	有严重功能障碍或并发症	存在特殊医疗依赖	部分生活自理障碍
四级	器官严重缺损或畸形	有严重功能障碍或并发症	存在特殊医疗依赖	部分或无生活自理障碍
五级	器官大部缺损或明显畸形	有较重功能障碍或并发症	存在一般医疗依赖	无生活自理障碍
六级	器官大部缺损或明显畸形	有中等功能障碍或并发症	存在一般医疗依赖	无生活自理障碍
七级	器官大部缺损或畸形	有轻度功能障碍或并发症	存在一般医疗依赖	无生活自理障碍
八级	器官部分缺损、形态异常	轻度功能障碍	存在一般医疗依赖	无生活自理障碍
九级	器官部分缺损、形态异常	轻度功能障碍	无医疗依赖或存在一般医疗依赖	无生活自理障碍
十级	器官部分缺损、形态异常	无功能障碍或轻度功能障碍	无医疗依赖或存在一般医疗依赖	无生活自理障碍

根据分级原则将工伤、职业病伤残程度分为五个门类十级共 530 个条目。五门：①神经内科、神经外科、精神科门；②骨科、整形外科、烧伤科门；③眼科、耳鼻咽喉科、口腔科门；④普外科、胸外科、泌尿生殖科门；⑤职业病内科门。根据条目划分原则及工伤致残程度，综合考虑各门类间的平衡，将残情级别分为一至十级。最重为第一级，最轻为第十级。

3. 工伤与职业病的认定　国务院于 2003 年颁布了《工伤保险条例》（简称《条例》），2010 年进行了修订，确定了我国工伤事故保险责任处理的基本原则和具体方法。2003 年人力资源和社会保障部通过了《工伤认定办法》（简称《办法》），并于 2010 年进行了修订，规范了工伤认定程序和办法，使工伤认定有了法律依据。

根据《条例》的规定，将工伤认定工作分为应认定为工伤、视同工伤和不得认定工伤或视同工伤三种情况。

职业从事者有下列情形之一的，应认定为工伤：①在工作时间和工作场所内，因工作原因受到事故伤害的；②工作时间前后在工作场所内，从事与工作有关的预备性或者收尾性工作受到事故伤害的；③在工作时间和工作场所内，因履行工作职责受到暴力等意外伤害的；④患职业病的；⑤因工外出期间，由于工作原因受到伤害或者发生事故下落不明的；⑥在上下班途中，受到非本人主要责任的交通事故或城市轨道交通、客运轮渡、火车事故伤害的；⑦法律、行政法规规定应当认定为工伤的其他情形。

职业从事者有下列情形之一的应视同工伤：①在工作时间和工作岗位，突发疾病死亡或者在 48h 之内经抢救无效死亡的；②在抢险救灾的维护国家利益、公共利益活动中受到伤害的；③职工原在军队服役，因战、因公负伤致残，已取得革命伤残军人证，到用人单位后旧伤复发。职业从事者有上述第①项、第②项情形的，按照《条例》的有关规定享受工伤保险待遇；有第③项情形的，享受除一次性伤残补助金以外的工伤保险待遇。

职业从事者有下列情形之一的，不得认定为工伤或者视同工伤：①故意犯罪的；②醉酒或者吸毒的；③自残或者自杀的。

工伤的认定由统筹地区社会保险行政部门依据用人单位出具的工伤认定材料依法做出是否工伤的结论。用人单位未在规定的时限内提出工伤认定申请的，受伤害职工或者其近亲属、工会组织在事故伤害发生之日或者被诊断、鉴定为职业病之日起 1 年内，可以直接按照《办法》的规定提出工伤认定申请。提出工伤认定申请应当填写《工伤认定申请表》，并提交：①劳动、聘用合同文本复印件或者与用人单位存在劳动关系（包括事实劳动关系）、人事关系的其他证明材料；②医疗机构出具的受伤后诊断证明书或者职业病诊断证明书（或者职业病诊断鉴定书）。认定机构在接受工伤认定申请之后，社会保险行政部门有权进行调查核实。用人单位、职业从事者、工会组织、医疗机构及有关部门应当予以协助。社会保险行政部门应按照《办法》有关要求，将《认定工伤决定书》或者《不予认定工伤决定书》送达受伤害职工（或者其近亲属）和用人单位，并抄送社会保险经办机构。

4. 劳动能力鉴定步骤　劳动能力鉴定由用人单位、工伤职业从事者或者其直系亲属向设区的市级劳动能力鉴定委员会提出劳动能力鉴定申请。劳动能力鉴定委员会应当视伤情程度等从医疗卫生专家库中随机抽取 3 名或者 5 名与工伤职工伤情相关科别的专家组成专家组进行鉴定，由专家组提出鉴定意见。鉴定意见应在收到劳动能力鉴定申请之日起 60 日内做出劳动能力鉴定结论。对伤情复杂、涉及医疗卫生专业较多的，做出劳动能力鉴定结论的期限可以延长 30 日。劳动能力鉴定结论应当自做出鉴定结论之日起 20 日内及时送达工伤职工及其用人单位，并抄送社会保险经办机构。

申请鉴定的用人单位或者个人对市级劳动能力鉴定委员会做出的鉴定结论不服的，可以在收到该鉴定结论之日起 15 日内向省、自治区、直辖市劳动能力鉴定委员会申请再次鉴定。省、自治区、直辖市劳动能力鉴定委员会做出的劳动能力鉴定结论为最终结论，不能再要求重新鉴定。

自劳动能力鉴定结论做出之日起 1 年后，工伤职工、用人单位或者社会保险经办机构认为伤残情况发生变化的，可以向设区的市级劳动能力鉴定委员会申请劳动能力复查鉴定。

由于工伤和职业病所致伤残的种类繁多、错综复杂，必须依靠专科医生进行具体的医疗检查和残情评定。若被鉴定人同时具有多项伤残（如骨折、烧伤或患有尘肺）时，可由专科医生完成单项伤残等级的鉴定，然后交当地劳动能力鉴定委员会进行综合评定。

5. 晋级原则　对于同一器官或系统多处损伤，或一个以上器官不同部位同时受到损伤者，应对单项伤残程度进行鉴定。如果几项伤残等级不同，以重者定级；如果两项及以上等级相同，最多晋升一级。

（李　静）

第五节　职业性有害因素预防和控制

职业性有害因素是引起职业病发病的根本原因，而且它与工作相关疾病、职业工伤的发生密切相关。通过采取切实可行的职业性有害因素预防和控制措施，可以有效预防职业病的发生，降低工作相关疾病和工伤的发生率，达到保护和增进劳动者健康，促进国民经济可持续发展，实现职业卫生和安全工作中一级预防的目的。

职业性有害因素的预防和控制措施需要多学科的交叉，目前对工作环境中职业危害的预防和控制方法主要有以下四个方面，即法律措施、组织措施、工程技术措施和卫生保健措施。①法律措施：通过职业卫生法律、法规、条例及制订并执行职业卫生标准来预防和控制职业危害，这也是职业卫生监督与管理工作的法律依据。②组织措施：包括加强领导，健全机构，建立健全各项职业卫生规章制度和操作规程，加强监督执法管理，落实经费、人员培训和健康教育等；通过减少作业者在污染区的工作时间、安排良好的工作实习环境及员工培训等方式，包括对危害性认知及针对特定工种进行的有助于减少暴露的工作实践，最大限度地减少作业者的暴露。③工程技术措施：通过工程学设计规范或使用代替、隔离、通风、屏蔽的方法来排除或减少危害；革新生产工艺，新设备、新技术的应用，无毒、低毒物质的使用，作业场所的通风等。④卫生保健措施：主要包括环境监测、个人卫生和个人防护、健康监护及保健膳食等。个体防护设施可与工程技术措施及其他措施方法联合应用。

为了有效预防和控制职业性有害因素，改善不良的劳动条件，应根据有害因素的性质、危害程度和不同阶段的技术发展水平，采取多方面的综合措施。对于新建、改建、扩建建设项目和技术引进、技术改造项目，消除和控制职业性有害因素的措施必须与建设项目主体工程同时设计、同时施工、同时投产使用，从根本上解决"先污染，后治理"的问题。对于不能从根本上控制的职业性有害因素，可以通过改革工艺、新技术新材料应用、推行清洁生产、通风、加强个人防护等措施来加以控制。同时，配以劳动者的健康教育、健康促进和健康监护，以及作业场所的环境监测等措施，组成完整的职业卫生三级预防体系。因此，职业性有害因素的控制需要政府、企业、医疗卫生和工程技术人员、劳动者个人及社会相关层面的共同参与。本节主要介绍作业场所通风、采光与照明、工业除尘、作业场所噪声控制和振动控制技术等几个方面的内容。

一、作业场所通风

在生产劳动过程中，劳动者会不同程度地接触到粉尘、有害气体及不良气象条件等职业性有害因素。如果对这些职业性有害因素不采取控制措施，就会使工作环境和周围大气环境空气质量下降，劳动者若长期暴露在这样的作业环境中，可对他们的健康造成危害甚至罹患职业病。作业场所通风包括工业作业场所通风和非工业工作场所通风两类。

（一）工业作业场所通风

工业作业场所通风（ventilation of industrial workplaces）包括通风、除尘、排毒、防暑降温等，其目的是控制作业场所存在的职业性有害因素，改善劳动条件，通过净化排放，防止室外大气的污染和空气质量的恶化。工业作业场所通风的主要任务是利用专门的技术手段，合理地组织气流，消除或控制生产过程中产生的粉尘、有害气体、高温和余湿，向工作环境输送新鲜的或经专门处理的清洁空气。在预防性卫生监督审查过程中，通风是工业作业场所控制工作环境粉尘、有害气体和改善工作环境内微小气候的重要卫生技术措施之一，是职业卫生工作不可缺少的重要内容，在安全生产中也占有重要地位。新中国成立以来，不少工矿企业应用或辅以通风技术措施，在防尘、排毒、防暑降温工作中取得了显著效果，在改善劳动条件中起到了相当大的作用。

1. 按通风系统的工作动力分类　可分为自然通风和机械通风两种类型。

（1）自然通风（natural ventilation）：是依靠室外风力造成的风压与室内外空气的温差而使空气流动所形成的一种通风方式，是完全依靠自然形成的动力来实现工作场所内外空气的交换。

（2）机械通风（mechanical ventilation）：是利用通风机产生的压力，使气流克服沿程的流体阻力，沿风道的主、支网管流动，从而使新鲜空气进入工作场所，污浊空气从工作场所排出的通风方式。

2. 按工作场所实施的换气原则分类　可分为全面通风、局部通风和混合通风。

（1）全面通风（general ventilation）：是指在一个工作场所内全面地进行通风换气，用新鲜空气稀释或全部替换工作场所内污浊的空气，以使整个工作场所内的空气环境符合卫生标准。全面通风又分为全面自然通风和全面机械通风。

（2）局部通风（local ventilation）：是一种经典的控制措施，是指在作业环境某些局部区域建立良好的空气环境，或在有害因素扩散前将其从发生源排出，以防其扩散到整个工作场所的通风系统。

（3）混合通风：是指在工作场所使用两种或更多的空气流动方式。

（二）非工业作业场所通风

非工业作业场所通风（ventilation of non-industrial workplaces）是通过采暖通风与空调（heating, ventilating and air conditioning, HVAC）系统提供充足的加热、冷却、加湿、除湿和清洁的空气，人为地创造和维持人们工作所需的环境，创造安全、舒适和健康的环境。

二、采光与照明

采光（lighting）与照明（illumination）是重要的劳动条件，在作业场所设置合理的、符合职业卫生要求的采光与照明，可以为作业者提供良好的视觉工作条件，预防或减轻视觉疲劳，甚至可以预防和减少职业性眼病的发生；同时有利于保障劳动者的职业安全和劳动生产率的提高。利用太阳和自然光称为天然采光，简称采光。照明是利用各种光源照亮工作和生活场所或个别物体的措施，其目的是创造良好的可见度和舒适愉快的环境，包括自然照明和人工照明。

（一）工业采光

工业采光（industrial lighting）是为了解决工业建筑的室内光照问题，以天然光为光源来照明的方式。工业采光形式常用顶部采光（top lighting）或侧面采光（side lighting），顶部采光常用平天窗、矩形天窗和锯齿形天窗，厂房中间部分照度较大，向边缘逐渐降低。侧面采光即在厂房一侧或两侧开窗，照度随厂房进深很快衰减，只能保证有限的进深照度。工作环境采光应符合《建筑采光设计标准》（GB 50033—2013）。

（二）照明

照明指在无天然光（如夜间、矿井、隧道、地下室）或天然光不足及作业需要高照度时，为从事正常生产活动和保证作业安全而采用人工光源的形式。照明可依据作业的具体需要加以调节、改变，应用十分方便。工作环境照明应符合《建筑照明设计标准》（GB 50034—2013）。

1. 照明方式　按照明系统可分为 4 种。

（1）一般照明（general illumination）：又称全面照明，指不考虑特殊局部需要，在整个作业场所安置若干照明器，使各工作面普遍达到所规定视觉条件的照明方式。对光线投射方向没有特殊要求，工作点不固定且较密集的作业场所，且受作业技术条件限制不适合装设局部照明或不必要采用混合照明时，宜采用一般照明。其优点是作业点的视觉条件较好，视野亮度基本相同；缺点是耗电量大。

（2）局部照明（local illumination）：指在某工作面安置照明器，使其达到规定视觉条件的照明方式。优点是耗电量少且可获得高的照度；缺点是直接眩光和使周围视野变暗会对作业者造成不利影响。在一个工作场所内不应只装设局部照明。

（3）混合照明（mixed illumination）：是由一般照明和局部照明共同组成的照明方式。适用于照明要求高、有一定的投光方向及固定工作点分布密度不大，且单独装设一般照明不合理的场所。其优点是集一般照明和局部照明的优点为一体，成为一种较为经济的照明方案。一般照明与局部照明的比例以 1：5 为好，对于较小的作业场所一般照明的比例可以适当提高。

（4）特殊照明（special illumination）：系指应用于特殊用途或需有特殊效果的各种照明方式，如细微对象检查照明、不可见光照明、色彩检查照明、运动对象检查照明和透过照明等。

2. 照明种类　按用途可分为正常照明、应急照明、值班照明、警卫照明和障碍照明。其中应急照明是在正常照明系统因电源发生故障无法使用的情况下，供人员疏散、保障安全或继续工作的照明，包括备用照明、安全照明和疏散照明。

三、工业除尘

除尘是将含尘气体引入具有一种或几种力作用的除尘器，使颗粒物相对于其运载气流产生一定的位移，并从气流中分离出来，最终沉积到捕集体表面。除尘通常用于燃煤锅炉烟气、水泥窑炉尾气、钢铁冶炼烟尘、装卸与粉碎工艺颗粒物捕集与去除。

（一）除尘技术分类

根据除尘机制不同，目前常用的除尘技术可分为以下几类。

1. 重力除尘　如重力沉降室。是通过重力作用使尘粒从气流中分离，其结构简单且投资少、压力损失小、维修管理容易，但往往体积大、效率低。通常作为高效除尘器的预除尘装置，适用于除去 50μm 以上的粉尘，压力损失一般为 50～130Pa。

2. 惯性除尘　如惯性除尘器。它是在气流中设置各种形式的挡板，利用尘粒的惯性作用使其和挡板发生碰撞而被分离。一般用于多级除尘中的第一级除尘，用以捕集 20μm 以上的粗尘粒，压力损失一般为 100～1000Pa。

3. 离心力除尘　如旋风除尘器。是利用气流旋转过程中作用在尘粒上的惯性离心力，使尘粒从气流中分离。旋风除尘器结构简单、体积小，维护方便，对于 10～20μm 的粉尘净化效率为 90% 左右。

4. 湿式除尘　如喷淋塔、旋风水膜除尘器等。是通过含尘气体与液滴或液膜的接触使尘粒从气流中分离的装置。

5. 静电除尘 如电除尘器。是利用高压放电，使气体电离，粉尘荷电后向收尘极板移动而从气流中分离出来，从而达到净化烟气的目的。

6. 过滤除尘 如袋式除尘器。是使含尘气体通过过滤材料将粉尘分离捕集的装置。袋式除尘器是一种高效的干式除尘器，对 1μm 的粉尘，除尘效率可达 99% 以上。

（二）袋式除尘器

袋式除尘器（bag house）是利用纤维滤料制作的袋状过滤元件来捕集含尘气体中固体颗粒物的设备。

1. 袋式除尘原理 袋式除尘器一般由箱体、滤袋、清灰装置、灰斗等部件组成。滤袋是袋式除尘器的核心部件，通常由针刺毡材料制成，除尘器运行一段时间后要及时清灰。

2. 袋式除尘器常用清灰方法 有简易清灰、气流清灰、机械振动清灰和脉冲喷吹清灰 4 类。

四、作业场所噪声控制

噪声控制是通过工程技术措施来控制噪声源的声输出，控制噪声的传播和接收。噪声污染是一种物理性污染，其特点是局部性和无后效应。噪声在环境中只是造成空气物理性质的暂时变化，噪声源的声音输出停止后，噪声污染立即消失。噪声的防治主要是控制声源和声的传播途径，以及对接收者（劳动者）进行保护。解决噪声污染的一般程序是首先进行现场噪声调查，测量现场的噪声级和噪声频谱，然后根据有关的环境标准确定现场容许的噪声级，并根据现场实测的数值和容许的噪声级之差确定降噪量，进而制订技术上可行、经济上合理的控制方案。

（一）噪声控制技术

噪声是一种物理性职业性有害因素，其特点为局部性和无后效应。噪声源停止辐射，噪声污染就消失了。为了控制噪声，要考虑噪声传播的三个环节，即噪声源、传播途径和接收者。相应的措施包括声源控制、噪声传播途径控制和接收噪声的劳动者保护三个方面。

1. 声源控制 降低声源本身的噪声是治本的方法，包括降低激发力、减小系统各环节对激发力的响应及改变操作程序或改造工艺过程等。控制噪声源有以下 3 条途径。

（1）结构改进，提高其中部件的加工精度和装配质量，采用合理的操作方法等，以降低声源的噪声发射功率。

（2）控制噪声辐射，利用声的吸收、反射、干涉等特性，通过吸声、隔声、减振、隔振等技术，以及安装消声器等来控制声源的噪声辐射。

（3）"反噪声"技术：是一项十分有前途的新技术，用一组传感器将声源的噪声信号输入计算机，经过分析通过专有设备将"反噪声"信号发射出来，以抵消噪声。

2. 噪声传播途径控制 控制传播途径是噪声控制中最常用的技术方法。

（1）吸声降噪：物体的吸声作用是普遍存在的，吸声降噪是一种在传播途径上控制噪声强度的方法。吸声的效果不仅与吸声材料有关，还与所选的吸声结构有关。

（2）消声降噪：可以用消声器来降噪，消声器是一种能使气流通过并且能有效地降低噪声的设备。

（3）隔声降噪：是指把产生噪声的机器设备封闭在一个较小空间，使其与周围环境隔离，减少噪声对周围环境的影响。

（4）管路系统噪声控制技术：管路系统要满足动力装置采用振动噪声控制手段后变形补偿的要求，安装橡胶软管、双球或单球挠性接管、波纹管及支承等。管路系统噪声过大不仅会引起管路的破裂和介质泄漏，而且还影响动力装置的安全运行。

（5）噪声有源控制技术：有源控制技术是基于声波或机械波的干涉原理，在检测到声波或振动信号以后，经过实时分析，由发声器或振动器产生反相位的声波或振动，从而起到减振降噪作用。

3. 接收噪声的劳动者保护 在声源和传播途径上采取控制措施有困难或无法进行时，要考虑对接收噪声的劳动者进行保护。接收者可以是人，也可以是灵敏的设备（如电子显微镜、激光器、灵敏仪器等）。工人可以佩戴护耳器（如耳罩或耳塞）或在隔声间操作等加以保护；仪器设备可以采取隔声、隔振设计等手段加以保护。简单的方法是工人佩戴耳塞、耳罩、防声头盔等。最常用的是耳塞，一般由橡胶或软塑料等材料制成，根据外耳道形状设计大小不等的各种型号，隔声效果可达 20～35dB。此外还有耳罩、帽盔等，其隔声效果优于耳塞，可达 30～40dB，但佩戴时不够方便，成本也较高，普遍采用存在一定的困难。在某些特殊环境，需要将耳塞和耳罩合用，以保护劳动者的听力。

（二）控制措施的选择

合理地控制噪声的措施是综合分析噪声控制费用、噪声容许标准、劳动生产效率等有关因素而确定的。

（三）制订工业企业卫生标准

尽管噪声可以对人体产生不良影响，但在生产中要想完全消除噪声，既不经济，也不可能。因此，制订合理的卫生标准，将噪声强度限制在一定范围之内，是防止噪声危害的重要措施之一。我国于 1980 年开始施行的《工业企业噪声卫生标准》（试行草案）是以语言听力损伤为主要依据，参考其他系统的改变，按照 A 声级制订的。这个标准规定每天接触噪声 8h 的情况下，允许噪声强度为 85dB（A）。根据等能量的原则，接触时间每减少一半，标准容许放宽 3dB（A），但最高不许超过 115dB（A）。这一标准只适用于连续稳态噪声。现已执行《工业企业设计卫生标准》（GBZ 1—2010）对防噪声的要求。

（1）生产性噪声的车间应尽量远离其他非噪声作业车间、行政区和生活区。

（2）噪声较大的设备应尽量将噪声源与操作人员隔开；工艺允许远距离控制的，可设置隔声操作（控制）室。

（3）产生强烈振动的车间应有防止振动传播的措施。

（4）噪声与振动强度较大的生产设备应安装在单层厂房或多层厂房的底层；对振幅、功率大的设备应设计减振基础。

（5）工作场所操作人员每天连续接触噪声 8h，噪声声级卫生限值为 85dB（A）。对于操作人员每天接触噪声不足 8h 的场合，可根据实际接触噪声的时间，按接触时间减半，噪声声级卫生限值增加 3dB（A）的原则，确定其噪声声级限值。但最高限值不得超过 115dB（A）。

（6）制订生产性噪声传播至非噪声作业地点的噪声声级的卫生限值。

（7）制订具有脉冲噪声作业地点的噪声声级卫生限值。

（8）工作地点生产性噪声声级超过卫生限值，而采用现代工程技术治理手段仍无法达到卫生限值时，可采用有效个人防护措施。

（9）噪声的控制在发生源控制的基础上，对厂房的设计和设备的布局需采取降噪措施。

（10）产生噪声和振动的车间墙体应加厚。为减轻噪声和振动的产生和传播，设置隔声室以阻断噪声的传播。隔声室的天棚、墙体、门窗均应符合隔声、吸声的要求。

（11）噪声强度超过《工业企业噪声控制设计规范》（GB/T 50087—2013）要求的厂房，其内墙、顶棚应设计安装吸声层。

五、振动控制技术

（一）控制振动源

振动控制过程与噪声控制类似，预防振动职业危害的根本措施包括改革工艺过程，采取技术措施，进行减振、隔振，以至消除振动源的振动。例如，采用液压、粘接、焊接等新工艺代替风动工具铆接工艺；采用水力清砂、化学清砂、水爆清砂等工艺代替风铲清砂；设计自动或半自动的操纵装置，减少手部和肢体直接接触振动；工具的金属部件改用塑料或橡胶，以减弱因撞击而产生的振动；采用减振材料降低交通工具、作业平台的振动。

1. 消振　消除或减弱振源，即控制振动源振动。

2. 隔振　通常是在振源与受控对象之间串加一个子系统使振动传输不出去来实现隔振，用以减小受控对象对振源激励的响应。

（1）采用大型基础设施：这是最常用和最原始的办法。

（2）防振沟：在机械振动基础的四周开有一定宽度和深度的沟槽，里面填以松软物质（如木屑、沙子等），用来隔离振动的传递。

（3）采用隔振元件：通常在振动设备下安装隔振器，如隔振弹簧、橡胶垫等，使设备和基础之间的刚性连接变成弹性支撑。

3. 吸振　是在受控对象上附加一个子系统使得某一频率的振动得到控制，称为动力吸振，也就是利用它产生吸振力以减小受控对象对振源激励的响应。

4. 阻振　又称阻尼减振，是在受控对象上附加阻尼器或阻尼元件，通过消耗能量使响应最小，也常用外加阻尼材料的方法来增大阻尼。阻尼可使沿结构传递的振动能量衰减，还可减弱共振频率附近的振动。

5. 修改结构　它是一种高科技手段，目前非常有吸引力，是通过修改受控对象的动力学特性参数使振动满足预定的要求，不需要附加其他子系统的振动控制方法。

（二）限制作业时间和振动强度

通过制订和实施振动的职业卫生标准，限制接触振动的强度和时间，最大限度地保障作业者的健康，是预防措施的重要方面。ISO 发布的涉及全身振动评价标准（ISO2631）主要是根据人体对 $1 \sim 80Hz$ 的全身振动响应的实验数据制订的。该标准以全身振动对人体的影响，以保护工人健康安全、作业能力及作业条件的舒适为准则，制订了垂直和水平全身振动的加速度的 3 个界限，即引起不适的界限（reduced comfort boundary）、承受极限（exposure limit）和疲劳 - 减效界限（fatigue-decreased proficiency boundary）。承受极限是引起健康受试者疼痛的加速度水平的 1/2，是疲劳 - 减效界限的 2 倍（即高 6dB）。引起不适的界限值是疲劳 - 减效界限的 1/3.5（即低 10dB）。我国应按《工业企业设计卫生标准》（GBZ 1—2010）要求执行。

（1）局部振动作业，其接振强度 4h 等能量频率计权振动加速度不得超过日振动时间

$5m/s^2$，这一标准限值可保护 90% 作业工人工作 20 年（年接振 250 天，日接振 2.5h）不致发生振动性白指。当振动工具的振动暂时达不到标准限值时，可按振动强度大小相应缩短日接振时间，少于 4h 可适当放宽。

（2）制订全身振动作业接触限值。

（3）制订受振动（1 ~ 80Hz）影响的辅助用室（办公室、会议室、计算机房、电话室、精密仪器室等）的接触限值。

（4）振动的控制在发生源控制的基础上，对厂房的设计和设备的布局需采取减振措施。

（5）产生强烈振动的车间应修筑隔振沟。

（三）改善作业环境，加强个人防护

作业环境需要防寒和保温，尤其是寒冷季节的室外作业，要有必要的防寒和保暖设施。振动性工具的手柄温度如能保持 40℃，对预防振动性白指的发生和发作有较好效果。

（四）加强健康监护和卫生监督

实施三级预防，按规定进行就业前和定期健康体检，及时发现和处理患病个体，加强健康管理和宣传教育，提高劳动者健康意识。计算机、材料等技术的发展，为振动控制技术的发展提供了实现的基础。

（牛丕业　陈　田）

第六节　职业卫生和安全法律

自 1949 年以来，我国陆续制定并颁布了一系列劳动保护和技术安全的法律、法规、规章和标准，特别是近年相继颁布的《中华人民共和国职业病防治法》《中华人民共和国安全生产法》《中华人民共和国劳动法》《工伤保险条例》，保障了"职业安全与卫生"任务的顺利执行。

一、职业病防治法

为了预防、控制和消除职业病危害，防治职业病，保护劳动者健康及其相关权益，促进经济发展，根据宪法，我国于 2001 年 10 月 27 日制定并颁布了《中华人民共和国职业病防治法》（以下简称《职业病防治法》）。目前施行的版本为 2018 年 12 月 29 日第十三届全国人民代表大会常务委员会通过的第 4 次修订。

（一）《职业病防治法》基本内容

《职业病防治法》是以保护广大劳动者健康权益为宗旨，规定了我国在预防、控制和消除职业病危害，防治职业病中的各种法律制度。该法律确定职业防治法律关系的四方主体：政府相关行政部门，产生职业病危害的用人单位，接触职业病危害因素的劳动者，以及承担职业卫生检测、体检和职业病诊断的职业卫生技术服务单位等。法律明确上述四方之间的行政和民事法律关系，并分别规定了各自的权利义务、法律地位、法律责任。

《职业病防治法》确立了我国职业病防治工作坚持预防为主、防治结合的原则，建立了用人单位负责、行政机关监管、行业自律、职工参与和社会监督的机制，实行职业病防治分类管理、综合治理。明确用人单位在职业病防治中的职责和义务，突出劳动者健康权益的法律保护，规定政府行政部门在职业病防治监管中的职责，以及职业卫生技术服务机构的职能

和各法律关系主体违反《职业病防治法》的法律责任，并规定"工会组织依法对职业病防治工作进行监督，维护劳动者的合法权益"。

《职业病防治法》明确了我国职业病防治的六项基本法律制度，分别为职业卫生监督制度；用人单位职业病防治责任制度；按职业病目录和职业卫生标准管理制度；劳动者职业卫生权利受到保护制度；职业病患者保障制度；职业卫生技术服务、职业病事故应急救援、职业病事故调查处理、职业病事故责任追究制度。

《职业病防治法》的颁布，是我国职业安全卫生管理与国际接轨的重要步骤，也是我国政府在职业卫生与安全管理方面，履行与 ILO、ISO、世界贸易组织（World Trade Organization，WTO）和 WHO 所签署的公约或承诺的重要体现。

《职业病防治法》共七章 88 条，包括总则、前期预防、劳动过程中的防护与管理、职业病诊断与职业病患者保障、监督检查、法律责任、附则。

第一章总则，共 13 条，明确了《职业病防治法》的立法宗旨、适用范围，职业病防治策略，劳动者依法享有的职业卫生保护的权利，用人单位对本单位产生的职业病危害承担的责任和国家实行职业卫生监督制度等。明确了职业卫生执法主体为县级以上地方人民政府职业卫生监管部门、公共卫生主管部门和劳动保障部门，依据各自职责，负责本行政区域内职业病防治的监督管理工作。

第二章前期预防，共 6 条，规定了用人单位应当依照法律、法规要求，严格遵守国家职业卫生标准，落实职业病预防措施，从源头上控制和消除职业病危害。包括工作场所职业卫生要求，职业病危害项目申报，建设项目（含医疗机构放射性职业病危害建设项目）职业病危害预评价，职业病防护设施经费预算，以及医疗机构放射性职业病危害严重的建设项目防护设施设计的审查等。

第三章劳动过程中的防护与管理，共 23 条，明确了用人单位应当采取的职业病防治管理措施；必须采用的职业病防护设施和必须提供的个人防护用品；应当优先采用有利于防治职业病和保护劳动者健康的新技术、新工艺、新材料等。对产生职业病危害的用人单位，应当在醒目位置设置公告栏，公布有关职业病防治的规章制度、操作规程、职业病危害事故应急救援措施和工作场所职业病危害因素检测结果等。职业卫生技术服务机构依法从事职业病危害因素检测及评价工作，接受卫生行政部门的监督检查。

劳动者依法享有的职业卫生保护权利有：①接受职业卫生教育培训权；②获得健康检查、职业病诊疗、康复等职业卫生服务权；③知情权；④请求用人单位提供职业病防护设施和防护用品、改善操作条件权；⑤依法拒绝职业危害作业权；⑥检举、控告权；⑦职业病防治工作建议权等。用人单位的职业病防治责任有：①建立健全职业病防治责任制；②履行保护劳动者健康义务；③建立健全职业卫生管理制度和操作规程；④落实职业病患者保障；⑤保证职业病防治经费投入；⑥及时消除职业病事故隐患；⑦制订职业病事故应急救援预案；⑧及时报告职业病及职业病事故；⑨落实职业卫生监督的整改措施等。

第四章职业病诊断与职业病患者保障，共 19 条，对职业病诊断与职业病患者保障等问题做出了明确的规定，包括诊断机构、职业病诊断与鉴定、职业病患者享受待遇、安置、赔偿等。

第五章监督检查，共 7 条，明确了县级以上人民政府职业卫生监督管理部门依照职业病防治法律、法规、国家职业卫生标准和卫生要求，依据职责划分，对职业病防治工作进行监督检查。

第六章法律责任，共 16 条，明确了违反《职业病防治法》行为应追究的法律责任，包括：①行政责任，即对用人单位和职业卫生技术服务机构、职业病诊断机构及其主管或直接责任人的行政处罚和行政处分；②刑事责任，即对违反《职业病防治法》造成严重后果、构成犯罪的，依法追究刑事责任；③民事责任，即职业病患者除依法享有工伤保险外，依照民法，有权向用人单位提出赔偿要求。

第七章附则，共 4 条，规定了本法的执行范围及相关用语的含义。强调医疗机构放射性职业病危害控制的监督管理，由卫生行政部门依照本法的规定实施。

（二）《职业病防治法》相关配套法规与规章

1. 工作场所职业卫生管理规定　为加强职业卫生监督管理工作，强化用人单位职业病防治的主体责任，预防和控制职业病危害，保障劳动者健康和相关权益，根据《职业病防治法》等法律及行政法规，国家卫生健康委员会于 2021 年 2 月 1 日颁布实施了《工作场所职业卫生管理规定》（以下简称《规定》），该《规定》分总则、用人单位的职责、监督管理、法律责任、附则五章 60 条，明确了用人单位应当加强职业病防治工作，为劳动者提供符合法律、法规、规章、国家职业卫生标准和卫生要求的工作环境和条件，并采取有效措施保障劳动者的职业健康；用人单位是职业病防治的责任主体，并对本单位产生的职业病危害承担责任；用人单位的主要负责人对本单位的职业病防治工作全面负责。该《规定》从用人单位职业卫生管理机构与人员的设置、规章制度建设、作业环境管理、劳动者管理、职业健康监护、档案管理、材料和设备管理等方面，对用人单位职业卫生管理的主体责任进行了细化规定。

2. 职业病危害项目申报办法　为规范职业病危害项目的申报工作，加强对用人单位职业卫生工作的监督管理，根据《职业病防治法》，制定了《职业病危害项目申报办法》。该办法对职业病危害项目申报的主要内容、用人单位在何种情况下应申报职业病危害项目、受理申报的安全生产监督管理部门如何对用人单位的申报回应和监督管理等做出了规定：存在或者产生职业病危害项目的用人单位，应当按照《职业病防治法》及本办法的规定申报职业病危害项目，项目按《职业病危害因素分类目录》确定。煤矿职业病危害项目申报办法另行规定。

3. 用人单位职业健康监护监督管理办法　为了规范用人单位职业健康监护工作，加强职业健康监护的监督管理，保护劳动者健康及其相关权益，根据《职业病防治法》，国家安全生产监督管理总局于 2012 年制定颁布并实施《用人单位职业健康监护监督管理办法》。该办法对用人单位所承担的劳动者健康监护、职业健康监护档案管理的法定义务和劳动者享有的健康监护权益做出明确规定，并明确用人单位、医疗卫生机构违反《职业病防治法》及本办法规定时应承担的法律责任。该办法规定职业健康检查包括上岗前、在岗期间、离岗时和应急健康检查。职业健康监护档案内容应包括职业史、既往史、职业病危害接触史，相应作业场所职业病危害因素监测结果，职业健康检查结果及处理情况和职业病诊疗等劳动者健康资料。

4. 职业病诊断与鉴定管理办法　为了规范职业病诊断与鉴定工作，加强职业病诊断与鉴定管理，根据《职业病防治法》，国家卫生健康委员会于 2020 年 12 月 4 日制定了《职业病诊断与鉴定管理办法》。该办法明确规定职业病诊断和鉴定应当遵循"科学、公正、及时、便捷"的原则。依照《职业病防治法》，职业病的诊断应按该管理办法和国家职业病诊断标准进行，并符合法定程序方有法律效力。该办法对职业病诊断机构、职业病诊断医师的条件，职业病诊断基本原则、出具职业病诊断证明书及职业病鉴定都有具体要求。

二、劳 动 法

《中华人民共和国劳动法》（以下简称《劳动法》）于 1994 年 7 月 5 日公布，1995 年 5 月 1 日起施行，并于 2018 年 12 月 29 日完成第二次修正。《劳动法》是调整劳动关系及与劳动关系密切联系的其他关系的法律规范，内容主要包括劳动者的主要权利和义务；劳动就业方针政策及录用职工的规定；劳动合同的订立、变更与解除程序的规定；集体合同的签订与执行办法；工作时间与休息时间制度；劳动报酬制度；劳动卫生和安全技术规程等。《劳动法》共十三章 107 条，包括总则、促进就业、劳动合同和集体合同、工作时间和休息休假、工资、劳动安全卫生、女职工和未成年职工特殊保护、职业培训、社会保险和福利、劳动争议、监督检查、法律责任和附则。

（一）用人单位在职业健康方面的职责

用人单位必须建立、健全劳动安全卫生制度，严格执行国家劳动安全卫生规程和标准，对劳动者进行劳动安全卫生教育，防止劳动过程中的事故，减少职业危害（《劳动法》第五十二条）。新建、改建、扩建工程的劳动安全卫生设施必须与主体工程同时设计、同时施工、同时投入生产和使用（《劳动法》第五十三条）。

（二）劳动者在职业健康方面的权利和责任

（1）劳动者在劳动过程中必须严格遵守安全操作规程；劳动者对用人单位管理人员违章指挥、强令冒险作业，有权拒绝执行；对危害生命安全和身体健康的行为，有权提出批评、检举和控告（《劳动法》第五十六条）。

（2）用人单位的劳动安全设施和劳动卫生条件不符合国家规定或者未向劳动者提供必要的劳动防护用品和劳动保护设施的，由劳动行政部门或者有关部门责令改正，可以处以罚款；情节严重的，提请县级以上人民政府决定责令停产整顿；对事故隐患不采取措施，致使发生重大事故，造成劳动者生命和财产损失的，对责任人员依照刑法第一百八十七条的规定追究刑事责任（《劳动法》第九十二条）。

（3）用人单位强令劳动者违章冒险作业，发生重大伤亡事故，造成严重后果的，对责任人员依法追究刑事责任（《劳动法》第九十三条）。

三、安 全 生 产 法

为了加强安全生产工作，防止和减少生产安全事故，保障人民群众生命和财产安全，促进经济社会持续健康发展，全国人民代表大会常务委员会于 2002 年 6 月 29 日公布了《中华人民共和国安全生产法》（以下简称《安全生产法》）并于同年 11 月 1 日实施，2021 年 6 月 10 日第十三届全国人民代表大会常务委员会通过第 3 次修正。《安全生产法》共七章 119 条，从立法的目的意义、生产经营单位的安全生产保障、从业人员的权利和义务到安全生产的监督管理、生产安全事故的应急救援与调查处理及法律责任都做出了明确的规定。

在《安全生产法》的总则中，规定了保障安全生产的国家总体运行机制，包括如下五个方面：政府监管与指导（通过立法、执法、监管等手段）；企业实施与保障（落实预防、应急救援和事后处理等措施）；员工权益与自律（8 项权益和 3 项义务）；社会监督与参与（公民、工会、有关协会组织、舆论和社区监督）；为安全生产提供技术、管理服务的机构的支持与服务（通过技术、管理支持和咨询服务等方式）。

四、危险化学品安全管理条例

为了加强危险化学品的安全管理，预防和减少危险化学品事故，保障人民群众生命财产安全，保护环境，国务院于 2002 年 1 月 26 日颁布了《危险化学品安全管理条例》（以下简称《条例》），并于同年 3 月 15 日起施行，目前施行的是 2013 年 12 月 4 日经国务院常务会议修正的版本。《条例》共八章 102 条，包括总则，生产、储存安全，使用安全，经营安全，运输安全，危险化学品登记与事故应急救援，法律责任，附则。条例对生产、储存、使用、经营、运输危险化学品单位、主要负责人、从业人员及卫生主管部门做好安全管理提出了要求。

五、生产安全事故报告和调查处理条例

为了规范生产安全事故的报告和调查处理，落实生产安全事故责任追究制度，防止和减少生产安全事故，国务院于 2007 年 3 月 28 日颁布了《生产安全事故报告和调查处理条例》，并于同年 6 月 1 日起施行。该条例共六章 46 条，包括总则、事故报告、事故调查、事故处理、法律责任和附则，条例对生产安全事故的报告及如何组织调查处理作了明确的规定，对安全生产监督管理工作具有积极的现实意义。

六、女职工劳动保护特别规定

为了减少和解决由于劳动给女职工带来的特殊困难，保护女职工健康，国务院于 2012 年 4 月 18 日颁布并实施了《女职工劳动保护特别规定》（以下简称《特别规定》）。《特别规定》包括规定的使用、用人单位的法律责任等共 16 条，《特别规定》的颁布实施，有利于保护女职工的平等就业、职业安全和生命健康，对于进一步激发女职工参与经济建设的积极性、主动性和创造性，提高劳动生产率具有积极的促进作用。

七、职业卫生标准

为加强国家职业卫生标准的管理，卫生部于 2002 年 3 月 28 日根据《职业病防治法》制定并发布实施了《国家职业卫生标准管理办法》。职业卫生标准以保护劳动者健康为目的，对劳动条件各种卫生要求所做出的技术规定，可视作技术的尺度。它可被政府采用，成为实施职业卫生法规的技术规范，卫生监督和管理的法定依据。国家职业卫生标准包括职业卫生专业基础标准，工作场所作业条件卫生标准，工业毒物、生产性粉尘、物理因素职业接触限值，职业病诊断标准，职业照射放射防护标准，职业防护用品卫生标准，职业危害防护导则，劳动生理卫生、工效学标准，以及职业病危害因素检测、检验方法等。国家卫生健康委员会主管国家职业卫生标准工作，聘请有关技术专家组成全国卫生标准技术委员会，负责国家职业卫生标准审核工作，委托办事机构承担相关日常管理工作。

国家职业卫生标准分强制性标准和推荐性标准两大类，强制性标准又分为全文强制和条文强制两种形式。强制性标准包括工作场所作业条件卫生标准，工业毒物、生产性粉尘、物理因素职业接触限值，职业病诊断标准，职业照射放射防护标准，职业防护用品卫生标准等。其余均为推荐性标准。强制性标准的代号为 "GBZ"，推荐性标准代号为 "GBZ/T"。已颁布的职业卫生标准，由卫生健康委员会在一定时间内组织复审，复审周期一般不超过 5 年。国家职业卫生标准由卫生健康委员会负责解释，并具有法律效力。

（一）工作场所有害因素职业接触限值

1. 职业接触限值的定义 职业接触限值是为保护作业人员健康而规定的工作场所有害因素的接触限量值，它属于卫生标准的一个主要组成部分。不同国家、机构或团体所采用的职业接触限值其名称与含义不尽相同。

职业接触限值（occupational exposure limit，OEL）是我国职业卫生标准中对于限值的一个总称。指劳动者在职业活动过程中长期反复接触某种有害因素，对绝大多数人的健康不引起有害作用的容许接触浓度（permissible concentration，PC）或接触水平。职业接触限值包括三个具体限值，分别为：①时间加权平均容许浓度（PC-TWA），指以时间为权数规定的8h工作日的平均容许接触水平；②最高容许浓度（maximum allowable concentration，MAC），指一个工作日内，任何时间均不应超过的有毒化学物质的浓度；③短时间接触容许浓度（PC-STEL），指一个工作日内，任何一次接触不得超过的15min时间加权平均的容许接触水平。

2. 制订依据 我国职业接触限值一般是以下列资料为依据制订的：①有害物质的物理和化学特性资料；②动物实验和人体毒理学资料；③现场职业卫生学调查资料；④流行病学调查资料。制订有害物质的接触限值，应在充分查阅文献资料的基础上进行。一般先从毒理实验着手，由于职业接触的特点，最好采用吸入染毒资料。

（二）生物接触限值

生物接触限值（biological exposure limit，BEL）是对接触者生物材料中有毒物质或其代谢、效应产物等规定的最高容许量。它是衡量有毒物质接触程度或健康效应的一个尺度，当属卫生标准范畴。

目前世界上只有为数不多的国家公布了生物接触限值，以ACGIH和DFG公布的数量最多，前者公布的生物接触限值称为生物接触指数（biologic exposure indices，BEI），后者公布的生物接触限值称为工业物质生物耐受限值（德文biologische arbeitsstoff toleranzwerte，BAT）。按照ACGIH的解释，BEI代表工人经呼吸道吸入处在阈限值浓度的毒物，其体内可监测到的内剂量水平，它并不表示有害与无害接触的界限。德国BAT指接触者体内某化学物质或其代谢产物的最高容许量，或偏离正常指标的最大容许值，该容许值既考虑了化学物质的健康效应，又考虑了适宜的安全界限，一般可保证工人长期反复地接触，健康不受损害。总之，生物接触限值是依据生物材料检测值与工作环境空气中毒物浓度相关关系，以及生物材料中毒物或其代谢产物含量与生物效应的相关关系而提出的。

研制生物接触限值与研制车间空气中有害物质接触限值一样，除了要考虑其科学性外，也要兼顾其可行性。从保护水平看，生物接触限值也是为了保护绝大多数工人的健康不受损害，不能保证每个个体不出现有损于健康的反应。

生产环境中可能接触到的有毒物质并非都能制订生物接触限值，而需具备下述条件：有毒物质本身或其代谢产物可出现在生物材料中；可使某些机体组成成分在种类和数量上发生变动；能使生物学上有重要意义的酶的活性发生变动；能使容易定量测定的某些生理功能发生变动。我国在生物监测方面已取得不少成就和经验，共颁布了15种毒物的生物接触限值。

（三）职业卫生标准的应用

制订、颁布、实施职业卫生标准，是改善作业环境，促进工人健康的重要保证。职业接触限值是专业人员在控制工作场所有害因素实际工作中使用的技术尺度，是实施卫生监督的依据之一。但它不是安全与有害的绝对界限（fine lines），只是判断化学物质在一定浓度其安全性的基本依据。某化学物质是否损害健康必须以医学检查结果为基础结合实际案例的接触情况进行综合判定。因此，即使符合卫生标准，也还有必要对接触人员进行健康检查。此外，它只是一种限量标准，应当尽量降低空气中有害物质的浓度，而不应以达到卫生标准为满足。它又有别于立即危及生命或健康的浓度（immediately dangerous to life or health，IDLH）。空气中毒物浓度超过接触限值就应发出警报，采取紧急措施，疏散工作人员是不现实的，也是没有根据的。职业接触是否超过卫生限值也不能作为职业病诊断的依据。此外，空气中同时存在数种毒物时，要依据它们之间联合作用的特点，采用不同的评价方法。我国已颁布的接触限值数量还很有限，不能满足实际工作的需要。借用国外职业接触限值作为参考标准，对于实施职业卫生监督、监测工作大有好处。

（牛丕业　李　婕）

思　考　题

1. 职业病健康监护包括哪几项内容？
2. 职业健康监护如何体现三级预防的策略？
3. 工作环境中职业危害的预防和控制方法主要有哪些？
4. 作业场所通风方式有哪些？
5. 根据除尘机制不同，常用的除尘器可分为几类？
6. 振动控制常用的技术有哪些？
7. 劳动者依法享有的职业卫生保护权利有哪些？
8. 我国《劳动法》的内容主要包括哪些？
9. 简述职业接触限值的定义及分类。

第十章 突发公共卫生事件中的职业安全与健康

在社会与经济快速发展过程中，各种突发公共卫生事件包括重大传染病疫情、不明原因疾病暴发、中毒、电离辐射事故及自然灾害等频繁发生，这些突发事件严重影响着人们的健康和安全，导致巨大的经济损失，引起社会动荡。WHO在其应急框架中将"突发公共卫生事件"定义为对公众的生活和福祉产生影响并需要多部门协同援助的情况。

突发公共卫生事件的管理涉及的应急人员包括消防员、军人、警察、医务人员、心理学家、环境消杀人员、遗体处置人员、建筑工人及大批的志愿者等，这些人员在应急过程中各司其职，同时也面临形形色色的安全和健康有害因素。本章重点介绍在化学物质中毒、电离辐射事故、自然灾害和传染病暴发过程中应急人员面临的职业性有害因素，以及如何提供更好的职业安全和健康保护。

第一节 化学事故中的职业安全与健康

由于生产事故、自然灾害或人为因素等原因引起不同规模和后果的化学事故，在世界范围内较为常见。化学事故包括由于各种原因（如爆炸、安全包装失效或非法倾倒等）引起化学物质泄漏从而污染周围环境，以及食品或药品等产品的掺假或污染事件，本节重点介绍化学物质泄漏引起的环境污染对职业卫生与健康的影响。

一、化学品职业健康危害及职业安全

WHO《化学事件公共卫生管理手册》将化学事故定义为"化学品从容器中意外泄漏"。化学事故可以是在有限时间内，迅速释放化学物质的突发事件，也可以是持续数天甚至数年的慢性事件。

大量易燃物质爆炸、火灾或有毒物质排放等都可能引起重大化学事故。工厂排放常见的有毒物质包括氯、氨、硫酸、氯化氢、光气和硫化氢等化学物质。如印度博帕尔某化工厂由于安全阀控制失灵而发生有毒气体异氰酸甲酯溢散。在运输的过程中，也可能发生化学品泄漏事故。化学事故对人体健康产生影响主要取决于以下因素。

1. 化学品的毒性作用 化学品可通过皮肤、眼睛、肺部或消化道进入机体。化学物质的机体吸收速度受化学物质性质、接触途径和持续时间，以及个体因素的影响，环境条件（如温度）通过改变化学物质的物理状态也可影响其吸收。出现化学事故时，人体最常见的接触途径是经呼吸道、皮肤和眼睛，肺部吸收通常速度最快，而经过皮肤吸收则较慢。

化学物质的毒作用取决于其毒性大小，到达靶器官的吸收量及个体易感性等因素，如年龄、健康状况、遗传因素（如个体代谢率慢或快）及同时接触其他化学物质的联合作用。短期暴露于高浓度的化学物质可引起急性毒作用，低剂量长时间暴露时，可引起慢性中毒。

腐蚀性物质、刺激性气体和某些有机溶剂可引起局部毒性效应（如皮肤、眼睛或呼吸道灼伤）或全身毒效应（如接触铅、汞、有机磷农药或氰化物等）。对眼睛和呼吸系统产生刺激作用，或对中枢神经系统产生抑制作用，这些影响可在接触后的几分钟或几小时内发生。其他影响（如先天性畸形或癌症）可能在接触后经过数月或数年才会出现。

根据对健康的影响，气体毒作用可分为刺激性气体毒作用和窒息性气体毒作用。具有腐蚀性的刺激性气体，会造成皮肤和黏膜等表面组织损伤，并可引起呼吸道炎症，包括氨、氯、硫的氧化物。窒息性气体可影响体内氧的供应和氧的利用，化学窒息性气体通过阻断血氧运输（如一氧化碳）或抑制细胞利用氧的能力（如氰化氢）而产生毒作用。

2. 化学品引起的火灾 火灾通过产生热损伤、热应激、有毒气体和缺氧等危害生命健康。根据燃烧的物质不同，形成的烟雾中可包含多种危险化学物质。主要成分包括烟尘、一氧化碳、二氧化碳、二氧化硫、氮氧化物、氯化氢、苯酚、甲醛、异氰酸酯和苯等。一氧化碳是大多数火灾的主要危害因素。聚氨酯、尼龙、丝绸和羊毛等火灾中可形成氰化氢。在爆炸时，化学物质的突然释放和压力效应会导致物理性伤害，同时还会产生与火灾相关的化学毒物效应。

3. 化学性灼伤 可由多种物质引起，如强酸、强碱、污水清洁剂、有机溶剂和汽油等。暴露数小时后可能会出现接触部位疼痛和红肿等症状。某些烧伤（如氢氟酸烧伤）可能最初表现轻微，但如果不及时处理，可发展为深度烧伤。

国际化学品安全卡（International Chemical Safety Cards，ICSC）数据库由 WHO 和 ILO 与欧盟委员会合作共同建立，可在线查询化学品的健康危害和安全信息。

二、化学事故中应急人员的职业安全和健康管理

本节介绍化学事故应急响应的基本原则，应急响应人员在化学事故中面临的职业性有害因素及采取的应对措施。

（一）化学品突发事故中管理指挥系统

在应对化学事故时，一般由事故指挥控制中心进行管理指挥。化学事故指挥中心的职能包括形势评估；人员救援；人员疏散；建立安全参数；设立隔离区；进入危险区域仅限于必要授权的工作人员；严格遵守个人防护指南；处理火灾等。

事故现场的分区：在事故现场周围建立多个控制区域，并建立控制污染的通道。通常设立三个区域。

1. 红区、隔离区 化学物质泄漏浓度最高的区域，该区域尽量延伸到外围较大的区域，以防止污染其他人员和物料。该区域只可以进行有限的活动（如控制泄漏和营救受害者的行动）。在该区域内不得给患者提供护理服务，该区域工作人员应严格佩戴个人防护用品。

2. 黄区、半污染区 该区域可能有高浓度化学物质泄漏，但化学物质浓度低于红区。应急响应人员仍需要进行化学防护。被污染者、应急响应人员和相关设备通常要在该区域进行洗消。

3. 绿区、无污染区 被污染者、应急响应人员和相关设备在进入该区域之前必须进行消毒，化学事故的行政指挥部设在该区域（如应急指挥部门和救护车辆等）。

取得授权的人员方可进入不同事故区域，这是控制污染向外扩散的一项重要措施。红区和黄区的应急响应人员应做到：尽快救援和早期环境监测；尽量避免与可能被污染的物料接触；采取自然通风以减少污染暴露；尽快进行消毒处理；对接触暴露人员的体征和症状进行评估。

联合国人道主义事务协调厅（United Nations Office for the Coordination of Humanitarian Affairs，UNOCHA）建议对从事危险作业的应急响应人员提供技术指导。进入污染区域之前，应注意以下事项：应在危害风险评估和现场调查的基础上进行风险分析；专家组应评估接触人员生

存和死亡风险；专家组应考虑在邻近区域内进行搜索和救援。

在评估疑似污染场地时，应采取以下方案：确保安全距离，顺风向或在液体溢出的情况下，向上游延伸设置安全距离；确保指挥、控制到位，让所有在场人员得到充分理解；确保现场其他人员安全；尝试识别污染物（参考使用危险物品或危险化学品代码）；评估潜在的危害，尽可能减少环境污染；尽可能提供专家建议；确保现场安全；未排除风险前，应预测最坏情况发生的可能性。

针对设备密集型和劳动密集型产业，关键是排除污染，佩戴使用防护服或防护设备，同时需要考虑排除污染的方案策略。

在工作地点进行搜救行动时，专家组应考虑在搜救工作期间实施监测：氧含量、污染物质或周围气体的可燃性、污染物毒性、爆炸极限、放射性物质监测等。

可能会影响搜救行动的因素：如果危险性很容易被隔离或减轻，并且已经实施搜救，可继续进行搜救作业；估测搜救到受害者或减轻危险性所需要的时间，如切割地板、墙壁、屋顶等所需的时间；关注危险目标并进行环境监测，特别是涉及核能、放射源、特殊军事设施、化学品制造、生物品生产和储存的危险等；需要详细规划搜救行动，充分保障搜救人员（包括搜救犬）的安全。

在进行监测时，应考虑以下因素：作业现场的检测和监控，应由专家组指定的危险品处理专家执行。①对污染建筑物建立安全边界；②对污染建筑物建立清洁入口点；③对监测操作过程中新发现的空间场所进行监测；④建立除污地点，恰当合理处置被污染的物品；⑤对指定的工具和设备，包括防护服进行消毒；⑥对指定运输车辆进行清洁消毒。

（二）个人防护装备

应急搜救人员和医务人员可能会通过直接接触患者皮肤或衣服上的污染物，或通过吸入接触到有毒化学品。应向这些人员提供相应的个人防护装备，同时对他们进行使用培训。个人防护的要求，取决于接触程度和化学品的毒性。接触化学品越多或化学品的毒性越大，所需的个体防护程度就越高。例如，参与控制化学品泄漏或抢救伤员的工作人员（如在红区作业的人员）需要最高级的个体防护。护理皮肤和呼吸道暴露患者时，医护人员需要佩戴围裙和手套。在选择个人防护装备时，要考虑防护设备的防护等级，以及便于现场开展工作。根据个人防护装备的类型，在取出前应进行适当净化处理。

根据保护程度，美国职业安全卫生管理局将紧急情况下使用个人防护装备分为 4 类。

1. A 级防护　当需要对呼吸道、皮肤、眼睛和黏膜进行最高级别保护时，应采取 A 级防护。

A 级防护装备包括正压自给式呼吸器（self-contained breathing apparatus，SCBA），或带逃生 SCBA 的正压供气呼吸器；全封闭化学防护服；耐腐蚀内层手套；耐腐蚀外层手套；钢头防化靴。

2. B 级防护　当需要最高级别的呼吸保护，皮肤和眼睛保护的级别较低时，应采取 B 级防护。在进行监测、采样等确定危害之前，B 级防护是最初进入现场时建议使用的最低级别防护。

B 级防护装备包括正压自给式呼吸器（SCBA），或带逃生 SCBA 的正压供气呼吸器；防化服（工作服、长袖外套、连体服、连帽两件式防化服、一次性防化服）；耐腐蚀外层手套；耐腐蚀内层手套；钢头防化靴。

3. C 级防护　当空气污染物质种类被确定、浓度已测量、符合使用空气净化呼吸器标准，且皮肤和眼睛不可能接触时，应选择 C 级防护，需对空气进行定期监测。

C 级防护装备包括全面罩或半面罩、空气净化呼吸器；防化服（连体防护服、连帽两件式防化服、防化头罩和围裙、一次性防化服）；耐腐蚀外层手套；耐腐蚀内层手套；钢头防化靴。

4. D 级防护　主要是工作服，仅用于处理轻微污染。只需要工作服和安全鞋。其他个人防护设备（手套的种类等）则视情况而定。有呼吸或皮肤危害的危险地方则不适合佩戴该级防护。

对于有皮肤污染的危险品时，选用丁腈或丁基橡胶手套，不宜选用乳胶手套，适合穿戴防化学性污染的衣服。如果没有，也可以使用防液体的衣服或长袍，并定时更换。医用外科口罩无法保护黏膜免受有毒气体的影响，需要使用装有活性炭过滤器或 SCBA 的空气净化呼吸器。

（三）应急响应人员的去除污染

工作中受到化学物质污染的应急救援人员，在离开黄色区域、接受医疗救治或离开工作现场之前，应第一时间进行洗消。迅速有效地去除污染物，避免受到污染物的急性和慢性毒性作用，这对保护其他人（如同事、家人）免受二次污染也很重要。

通常采用物理方法去除污染物，脱掉被污染的衣服，可以去除大量化学污染物。去除污染物的方法大致分为湿法（使用肥皂水洗掉化学品）和干法（使用吸收性材料吸收和刷掉化学品），对于黏性或油性的化学物质很难单独使用一种方法来清除。

去除污染工作应在指定的区域内进行，并使用清洁材料，如水、肥皂和海绵。去除污染区应该设置在有明确标识的区域，在该区域内接收被污染的人员，进行去除污染洗消工作。此外，"清洁区"是穿戴衣服，必要时接受治疗的地方，该区域单向通行，即从预除污区，到除污区，再到清洁区。

去除污染区包括可能被污染者、被污染的设备或废物的区域。该区域的工作人员可能会接触到被污染者及其物品、被污染的设备或废物。该区域内包括对被污染者进行初步分流和初步医疗救治的区域。被污染者等待（集结）区、实际净化区及净化后的污染者检查区，此区域有时被称为"温区"。

去除污染后的区域，此时可以认为是未被污染的区域，该区域的设备和人员不会受到污染。在接收被污染者的医院中，医院去除污染后的区域包括急诊科（除非受到污染）。该区域有时也被称为"冷区"。此外，怀孕人员不应在去除污染前在污染区工作。

在工作结束时，应急救援人员进行去除污染。身穿防化服的应急人员摘下个人防护设备时应从上向下翻卷，而不是将其从头部直接脱下，在其他个人防护装备（PPE）被脱下后，最后再脱 SCBA。在脱下个人防护设备后，必须使用肥皂水和软毛刷进行清洗，从头到脚，完全清除污染物。脱下后的所有个人防护设备应放在含标签的耐用聚乙烯袋中。然后，该人员进行洗澡，用肥皂水清洗所有部位（包括皮肤褶皱），最后换上干净衣服。

个人防护设备应小心地脱除，同样要避免将物品卡在头上。衣服应放在含标签的耐用的聚乙烯袋中，以便根据化学品性质决定日后进行清洗或作为危险废物处理。

对被污染的残疾人员及急救人员因污染或创伤而不便于活动时，必须由他人按照以下程序进行去除污染洗消处理。

1）在进入医疗机构前应进行去除污染处理。

2）应小心地脱掉衣服，以避免暴露出未被污染部位。如有必要，可将衣服剪掉。

3）由经过专业培训的应急人员穿戴个人防护设备，进行去除污染，并在监督指导下进行工作。

4）使用干法或湿法应根据当地实际情况进行调整。

5）去除污染可能需要伴随着其他工作，如人员分流和医疗抢救。

6）被污染的材料和衣物等应作为危险化学品废物处置。

使用冲洗 - 擦拭进行紧急去除污染。该程序的关键步骤如下。

1）皮肤上的所有液体应该用干净的吸收材料（如伤口敷料）擦掉，需轻轻擦去所有固体物质（如粉尘颗粒）。

2）被污染的部位应该用肥皂水轻轻冲洗或清洗（对开放性伤口使用生理盐水清洗），以稀释污染物并清除。从面部到脚趾，特别注意皮肤皱纹、皮肤皱褶、指甲、耳朵和头发。应用大量生理盐水冲洗眼睛，如果使用少量生理盐水可能会促进某些化学品的扩散和吸收。

3）应用海绵、软刷或毛巾轻轻但必须彻底地擦拭被污染区域，以清除有机化学物质或石化产品。

4）受感染部位应冲洗干净，清洁后用一次性毛巾轻轻擦干。

记录有关被污染的个人信息：

1）个人详细信息（如姓名、年龄、性别、地址、病史）。

2）该人接触化学物质的方式。

3）暴露时间（开始暴露的时间和持续时间）。

4）暴露途径（即空气、土壤或水）。

5）症状，包括其发展进程的时间。

6）收集样本（如生物样本）。

7）指导和提供治疗。

紧急去除化学品污染所需的主要材料如下：

1）剪刀。

2）5 ~ 10L 容量水桶。

3）海绵、洗衣服用的软刷。

4）清洁水源（最好是温水）、冲洗用软管、生理盐水（用于伤口、眼睛和其他黏膜冲洗）、蒸馏水。

5）液体肥皂、洗涤液、不含护发素的洗发水。

6）一次性毛巾、干布。

7）大塑料袋（用于装衣物）。

8）透明小塑料袋。

9）识别和分类用标签、笔。

10）坚固容器。

11）替换衣物或床单、毛毯。

12）担架。

（四）急救人员的医疗监测

由于化学品对健康有急性和慢性的毒性作用，所有应急人员在整个过程中都必须接受医疗监测。应在就业前进行体检，以确定是否适合该项工作，包括呼吸系统检查，以评估是否适合使用呼吸器。在救援工作过程中，应尽可能多地收集有关工作性质和危险类型、工作时间、工作环境中的化学物质接触浓度、污染物对健康影响的信息。救援工作后的体检应着重于接触暴露的因素，包括心理评估。根据救援工作期间的暴露情况，进行定期健康检查。在救援工作周期内，对所有接触者都要进行医学观察。对于复杂的健康危害，其治疗需要咨询临床毒理学专家，在某些情况下，可在医疗机构内使用解毒剂。

（吴永会）

第二节　放射性事故中的职业安全与健康

放射性事故的发生与其他危险材料（如化学物质）事故相比不多见。尽管放射性事故的发生频率很低，但仍在某些国家和地区发生，故会引起公众的高度关注和政治影响。随着对国际恐怖主义认识的提高，人们对潜在恶意使用放射性核材料核威胁的担忧也在增加。

典型的重大核事故有 1957 年英国的温德斯凯尔事故、1979 年美国的三里岛事故、1986 年乌克兰的切尔诺贝利事故、1999 年日本的东海村事故和 2011 年日本的福岛核事故。放射性突发事件的规模和范围，可能从职业或医疗个人过度暴露，到具有全球规模的重大灾难，无论发生事故的规模如何，它们都会对人类健康造成影响。

一、放射性事故的来源和类型

国际辐射防护和辐射源基本安全标准将突发暴露事件定义为，由于事故、恶意行为或任何其他意外事件而产生的辐射暴露，需要迅速采取措施，以避免或减少不良后果。放射性突发事件是指由于某种来源的辐射，存在危险或者有潜在危险的突发事件，包括医学行为中的辐射暴露；危险放射源的丢失或被盗；公共放射性污染或暴露；放射性物质运输过程中的突发情况。放射源广泛应用于多个领域，包括工业、医学和科学研究中，因此，放射性突发事件可能在任何有放射源的地方发生。

（一）放射性事故的类型

根据放射物质进入机体的方式不同可将放射性事故分为外照射事故、内照射事故和内外混合照射事故。

1. 外照射事故　个体受到直接来自放射源、沉积在地面或其他表面的放射性物质或在大气中的散布气态或蒸气形式的放射性物质的照射。

2. 内照射事故　个体通过呼吸、摄入被放射性物质污染的食物或水或通过皮肤或开放性伤口将放射性污染吸收到体内。

3. 内外混合照射事故　放射性物质通过以上两种途径对个体造成健康危害。

（二）放射暴露对健康的影响

短期效应，如皮肤灼伤或高剂量辐射的急性辐射综合征；长期效应，据报道辐射剂量 100mSv 以上，可增加某些癌症的发生风险；即使在很少或没有发生辐射的情况下也会产生长期的心理影响。

二、放射性突发事件中应急人员的职业安全和健康管理

出现突发暴露事件之前，必须考虑采取预防措施或救援应急预案，一旦出现突发暴露事件，通过采取应急预案才可能减少暴露。

发生突发事件时，采取应急救援行动，需要考虑所有的可能暴露途径，确保将辐射剂量降低到最低水平。当超过保护标准时，实施优化保护策略，提供快速救援行动。

突发事件和职业暴露，要遵守应急预案程序和操作，包括评估、监测、演练和培训。在突发事件或暴露情况下，暴露的标准水平代表了风险程度，需要不超过或保持该标准水平。

在特殊情况下，如在核辐射应急行动中，应急工作人员在知情的情况下，可在接触超过50mSv（一年内工人的职业剂量限制）的剂量下自愿采取行动。

除以下情况外，应急工作人员在突发情况下受到辐射不得超过50mSv；挽救生命或防止严重伤害；采取避免大规模集体暴露的行动；采取行动以防止灾难性事件的发展。在这些情况下，应尽可能将工人的暴露剂量控制在最高年剂量限值的2倍以下。在抢救生命情况下应尽最大努力将剂量控制在最高单年剂量限值的10倍以下，以避免对健康产生更大影响。

应急组织和用人单位应确保应急工作人员自愿接受可能超过50mSv的暴露工作；工作人员事先已被明确告知相关的健康风险，以及可用的安保措施；并对其进行必要的行动培训。

进行应急干预的工作人员包括警察、消防员、医务人员、疏散车辆的司机和机组人员等协助人员。根据基本安全标准必须在优化保护措施的基础上，提前进行应急准备和响应预案。

（一）放射性突发事件中应急人员保护指南

根据辐射防护的基本原则，应急响应人员在放射性突发事件中应始终遵循以下准则。

（1）已怀孕或正在哺乳的女工不应作为应急人员。

（2）避免接触可疑的放射性物品。

（3）当在内部警戒区时，要确保可以在监控视野范围内。

（4）在有潜在危险的放射源附近，只执行救生和其他重要任务。

（5）尽量减少在可疑危险放射性材料 / 源 10m 范围内的时间。

（6）在涉及有潜在危险的放射源的火灾或爆炸的100m 范围内，避开烟雾，或使用现有的呼吸保护设备（响应人员）。

（7）保持双手远离口腔，洗手和洗脸前不要吸烟、吃东西或喝水（以避免不慎摄入）。

（8）脱离暴露区域后，尽快更换衣服和洗澡。

（9）在治疗或运送被污染者时，使用正确的防护方法，如佩戴外科手套和口罩。

（10）对可能受到严重污染或暴露的工人（如在内部封锁区内的工人）应进行放射性污染监测。如不能立即进行监测，应尽快淋浴并更换衣服。

（11）对可能受到暴露或污染者进行医疗评估，以确定其后的医疗救护。因此，参与放射性紧急行动的人员应进行登记。

（12）应急部门日常使用的测量仪器，不能检测出所有形式的放射性物质的危险水平，只有经过培训并佩戴正确装备的辐射评估员，才能对辐射危害进行全面评估。因此，在辐射评估员对危险进行评估并提供具体建议之前，应始终遵循工作人员保护准则。

（二）管理辐射突发事件的事故指挥系统

辐射突发事件和化学事故一样，也是通过事故指挥控制系统进行现场管理。在辐射突发

事件中，当地的应急服务（如当地的医疗、执法、消防等）在早期反应中起重大作用。

在现场工作的环境监测、辐射人员分流、去除污染、人员监测、剂量评估和记录小组，以及辐射防护官员和医疗物理学专家等，都是针对辐射突发事件专门组织的应急救援人员。

1. 环境监测组　环境监测组的职能是对事故现场进行环境监测，评估辐射和污染水平。

2. 辐射人员分流组　辐射人员分流组的职能是组织患者按照顺序接受医疗评估、辐射测量和消除污染。

3. 人员监控组　人员监控组的职能是监控人员的外部污染和内部污染。保障事故指挥系统正常运行，如记录人员、后勤和行政管理。

4. 突发事件中志愿者的作用　志愿者是指自愿帮助应对核辐射紧急情况的公众成员。志愿者提供有关潜在辐射和暴露风险的信息，协助了解核辐射紧急情况时受辐射暴露情况。

现场根据辐射暴露水平被划分为不同的区域，在不同区域进行相应活动。红区是高污染区，只有第一响应者可以进入该区域工作。

（三）个人防护装备

个人防护装备的选择应基于工作区域内已知或预期的污染水平、预期的工作活动范围。当进入污染水平超过规定限值的区域时，工作人员必须佩戴个人防护装备，以防皮肤和衣服受到污染。所需防护服的级别，根据工作区域的辐射条件及工作性质而定。决定所需防护服种类及使用范围的基本因素包括污染的类型和形式、污染程度及正在进行的工作要求。

进入红区的急救人员必须佩戴个人防护装备：当存在放射性危害时，需佩戴全脸呼吸器；防水耐磨手套；防水服（必须覆盖所有皮肤和头发）；防水鞋或防水靴；安全帽；带警报的个人剂量计（测量瞬时剂量率和累积剂量）；个人剂量计（薄膜徽章或热释光剂量计）；醒目服装。

进入黄区的急救人员，以及处理被污染患者的医务人员必须佩戴：外科手套（必须经常更换）；覆盖手臂、腿部、颈部和头部的防水工作服；呼吸器；塑料鞋套；护发套（如手术帽）；个人剂量计（薄膜徽章或热释光剂量计）。

去除污染的操作人员必须穿戴：上述规定的个人防护装备，必要时穿戴防水服。

（四）去除污染

根据受辐射污染程度，可在医院或事故现场附近对被污染患者进行去除污染工作。去除污染程序包括脱掉衣服，用肥皂水清洗身体，以消除大部分外部污染。仅脱掉外衣而不清洗身体，可以减少80%～90%的辐射污染。进行去除污染工作人员不应在去污染前进食或吸烟，并应在脱去外衣和淋浴前将手远离口部。在去除污染地点，应建立一个单向出行系统，使需要去除污染人员不与已经完成去除污染者接触。去除污染区域必须有单独的入口和出口。放射性物质污染虽然不会立即威胁生命，但也应尽快进行去除污染。一般不需要像化学或生物污染那样立即进行，除非在极端情况下，如放射性污染足以造成严重影响。如果衣服上有污染，必须更换被污染的衣服。如果皮肤上发现污染，该人员必须完成去除污染程序。被污染或可能被污染的物品，如伤员的衣服、敷料、设备、工作人员的衣服等，应装入袋中，贴上标签，存放在安全区域。

（五）急性职业性放射暴露人员职业健康监护

ILO 第 115 号公约第 12 条规定"所有直接从事辐射工作的工人应在从事工作之前或之后短时间内进行健康体检，随后在一定时间内接受进一步体检"，为所有职业暴露的工人提供了必要的健康监护和医疗服务。

事故发生后，可能会出现职业性暴露，职业性暴露通常发生在应急响应初始阶段的应急小组和长期在该区域工作的人员中。大多数情况下，暴露是可控的，但可能超过剂量限值。

通常情况下，剂量限值为0.5Gy。救援人员必须经过充分的培训，并且必须自愿参加相关救援的工作。另一个条件是，在实施有可能导致暴露超过剂量限值的工作之前，应将救援操作内容告知相关工人，使他们了解潜在的危险，并指导其采取防护措施，以保持暴露在较低水平下。

过度暴露者的治疗：根据国际原子能机构（IAEA）的指导意见，暴露可按剂量分为三类：暴露剂量接近或刚刚超过剂量限值；暴露剂量远高于剂量限值，但低于某一器官的确定性效应的阈值；暴露剂量达到或超过确定性效应的阈值。

1）接近剂量限值：接近剂量限值者通常不需要任何特殊临床调查或治疗，这种暴露一般不会损害健康，无论工人是否提出要求，都要对其提供咨询。

2）接触剂量远高于剂量限值：如果暴露剂量明显高于剂量限值，需要为暴露工人提供咨询，并确定是否需要检测生物剂量指标，如淋巴细胞计数和染色体畸变检测，以判定估计剂量，同时应采血进行检查和剂量估算。

3）接触剂量达到或超过确定性效应的阈值：如果评估的全身或器官的外部剂量在确定效应的阈值附近，这时需要进行治疗。需要对过度暴露的工人进行临床检查，并记录任何异常发现或症状。还需要进行血液学检查，以监测过度暴露的临床过程。如果暴露严重到足以导致急性辐射综合征，则必须及早转移到专门医疗机构进行专业治疗。

职业病医师应开始对早期症状进行调查和治疗，必须优先处理威胁生命的直接损伤（如骨折或烧伤），然后再转移到专门的治疗中心。对高度暴露的患者进行长期临床管理，通常需要到治疗辐射损伤的专业医疗机构进行治疗。

意外和急性暴露的医疗记录：应尽可能详细完整，包含所有检查、治疗和医生建议等细节。

（吴永会）

第三节　自然灾害中的职业安全和健康危害

自然灾害是人类赖以生存的自然界中所发生的异常现象，它对人类社会造成的危害往往是触目惊心的。突发性自然灾害主要有地震、火山爆发、泥石流、海啸、台风和洪水等，灾害应急救援是灾害发生后的快速反应。自然灾害期间，应急救援工作人员的主要职责包括救援幸存者和提供医疗帮助，疏散受灾地区人员，回收尸体，防止次生灾害，清理现场，提供食物和饮用水，保持良好的卫生水平以防止传染性疾病的传播，并为受灾人群提供疫苗接种等。本节介绍在自然灾害发生后，救援人员面临的职业安全和健康危害因素，以及如何预防和控制这些危害因素带来的健康危害。

一、自然灾害中存在的职业性有害因素

在不同的自然灾害面前，救援人员面临的职业危害是不同的。洪水、风暴和海啸造成的自然灾害与溺水风险、水传播疾病和媒介传播疾病的发生有关；火山喷发导致大量的火山灰和气体释放，山体滑坡和地震产生大量的粉尘，这些因素（气体、烟雾和粉尘）会引起眼睛

和呼吸道的刺激，甚至导致窒息；火山喷发产生的火灾可能造成救援人员皮肤损伤和烧伤，同时燃烧产生的一些副产物往往具有致癌性；自然灾害期间，救援人员往往会遭遇建筑物倒塌，基础设施、电力设施和通信线路遭到破坏，随之而来的风险是严重受伤或被废墟困住，或被野生动物攻击；在院前医疗和向灾民提供援助时，急救人员接触血液、体液及针头的机会增多，使他们感染艾滋病、乙型肝炎和丙型肝炎的风险增加。

（一）洪水救援中存在的职业性有害因素

洪水是最常见的气象灾害之一，影响着世界上许多国家。联合国减少灾害风险办公室（United Nations Office for Disaster Risk Reduction，UNDRR）报告显示，2005 ～ 2015 年，洪水占所有气象灾害的 47%，引起的死亡人数占灾害造成的总死亡人数的 40%，其中 89% 发生在非洲和亚洲的低收入国家。

洪水会增加介水传染病和虫媒传染病发生的风险。受灾区域的人们通过直接或间接接触污染的水导致伤口感染、皮炎、结膜炎、真菌感染等介水传染病感染的风险增加。此外，洪水可能通过扩大虫媒栖息地的数量和范围间接导致虫媒传播疾病的增多。暴雨或河流泛滥造成的积水可能成为蚊子的滋生场所，因此增加了受灾人口和救援人员感染登革热、疟疾和西尼罗河热等疾病的风险。

目前没有证据表明尸体会在灾后引起疾病的流行，因为大多数病原体在尸体内不会存活很久，只有因霍乱和出血热死亡的遗骸才会具有健康风险。处理遗体的工作人员可能有感染结核病、血液传播疾病和胃肠道疾病的风险。洪水带来的其他健康风险包括溺水、意外伤害或精神创伤，如果被困在洪水中很长一段时间还会出现体温过低，并增加呼吸道感染的风险。

（二）热带风暴、飓风、气旋和台风救援中存在的职业性有害因素

尽管名称不同，但热带风暴、飓风、气旋和台风描述的是同一类型的灾难。这种灾害的特点是可以提前预测，影响范围广泛，往往具有很强的破坏性。在突如其来的短暂袭击中，大风对基础设施和住房造成重大破坏，紧随其后的通常是暴雨和洪水。

在台风环境中工作或进行灾后救援时，救援人员面临的职业性危害因素有由于房屋结构不稳定，被倒下的电线和带电的电气设备击中；噪声；从高处坠落；暴露于建筑材料中的石棉和铅；飞行物体对眼睛和面部的影响；手动搬运重物；暴露于未知化学品；割伤；工作时滑倒、绊倒和跌倒等。

（三）地震救援中存在的职业性有害因素

当地震发生在人口稠密的地区时，可能造成大规模人员伤亡和财产损失。大多数与地震有关的伤害都是由于地面震动导致墙壁倒塌、玻璃飞溅和物体坠落所造成，而地震造成的大部分损失是可以预防的。

地震期间应急人员面临的主要职业性有害因素包括被结构不稳定的建筑物砸伤；工作时滑倒、绊倒和跌倒；被突出的钢筋、尖锐物体刺伤；接触危险化学品和材料；在缺氧或受限空间中工作；暴露于血源性病原体造成的生物危害；恶劣天气条件；设备发出的噪声；暴露在空气中的烟雾和粉尘（石棉、二氧化硅等）。

二、自然灾害应急救援中职业性有害因素的应对措施

保护应急人员的职业安全和健康措施包括职业安全健康管理部门监督应急人员的安全和

健康；确保实施最佳的安全和伤害预防措施；调查和记录所有应急人员的健康状况；建立特殊场合的进入许可制度；确保使用适当的个人防护设备；制订和实施日常健康和安全计划；评估已确定危险因素的风险；培训应急人员的危害意识和正确使用防护设备。

（一）搜救人员面临的职业性有害因素及应对措施

搜救是应对自然灾害的一项重要活动。突如其来的重大自然灾害通常会破坏基础设施，造成人员被困和受伤，甚至出现大量死亡。需要立即采取措施来营救被困者和疏散幸存者。配备重型或专门技术装备的专业救生搜救人员需要快速到达现场，应急人员需要在公共服务和基础设施中断或被摧毁的地区（甚至是废墟）中工作。以下是在搜索和救援过程中面临的职业安全和健康危害因素及相应的控制措施。

1. 使用操作设备　消防和救援人员因手工操作设备容易造成肌肉骨骼损伤。可以采用以下措施预防和控制相关风险：进行手工搬运行为指导培训和风险评估；条件允许时采用团队吊装作业；提供充足的方便救援行动的各类设备；设置物流区域或设备堆放场，最大限度地减少搬运距离；在适当情况下使用机械起重辅助设备；人员轮换以减少疲劳。

2. 抢救伤亡人员　从现场抢救伤亡人员包括徒手操作和使用重型机器。风险最高的应急人员包括消防、救援人员及其他应急人员。主要的健康和安全风险包括肌肉骨骼损伤、生物危害、污染和感染、对人员的言语和身体攻击、长期和反复暴露在精神创伤中与创伤后应激障碍。

为预防和控制这些风险，需要采取下列控制措施：徒手操作程序指导和培训及风险评估；条件允许时采用团队吊装作业；急救和伤员处理程序的指导与培训；提供临床护理和评估的一线应急组成员；接种合适的疫苗（如破伤风、乙肝）；救援部门具备应对生物危害的设备和程序；紧急净化去污程序；考虑使用机械起重辅助设备或担架；人员轮换以减少疲劳；与危险地区应急小组或辅助医疗人员进行联络和培训；使用个人防护装备；不允许消防和救援人员对伤员进行注射或用药；救援队至少由两人组成；提供职业健康服务。

3. 进入密闭空间　密闭空间基本上是封闭的（通常并非完全封闭），空间内的危险物质或条件可能会造成严重伤害。密闭空间或缺氧区通常出现在矿井、下水道、储罐及储存或使用大量气体的区域。水井、暴雨排水沟、锅炉、筒仓和隧道及刚刚烧毁的建筑物可能成为缺氧的密闭空间。在密闭空间与工作有关的健康和安全风险主要包括挤压伤、溺水、窒息、中暑、体温过低、幽闭恐惧症、接触有害气体和有毒物质。

需要采取下列措施预防和控制这些风险：应急部门对密闭空间作业程序进行培训；完备的密闭空间作业搜索和救援程序；提供并使用气体监测设备；提供通风设备；专人监督密闭空间作业；有效的通信联络；只允许必要人员进入密闭空间；救援队至少由两人组成。

4. 空间破拆作业　参与破拆的工作人员在作业过程中可能接触到大量粉尘、噪声、振动及泄漏的气体，因此面临的健康和安全风险包括呼吸窘迫、窒息、噪声引起的听力障碍、手臂振动综合征、继发性坍塌导致的伤害、割伤或挫伤、电击和挤压伤。需要采取下列措施预防和控制这些风险：使用专用设备前进行培训和指导；轮换工作人员以减少暴露；使用噪声和振动管理系统记录暴露水平和持续时间；设置专职安全人员监督；对建筑物进行现场评估；加强现场各领域（搜救、建筑结构等）专家的协作和沟通；提供支撑设备；预先确定疏散信号；提供呼吸防护装备；使用能够定位地下电缆的设备；使用气体监测设备。

（二）使用链锯人员面临的职业性有害因素及应对措施

在自然灾害期间，需要链锯来清理树木和灌木丛以进行救援。链锯的刀片可能导致割伤，产生的噪声和振动会引起听力损失及神经肌肉损害。链锯使用过程中产生的后坐力会造成伤害，切割树木飞来的碎片会导致眼睛受伤。同时链锯本身很重，可能会导致背部肌肉损伤。

为了安全地操作链锯，在链锯使用前和使用中都需要采取预防措施。在启动电锯之前，检查控制装置、链条制动器、链条张力及电锯上的所有螺栓和手柄，以确保它们正常工作。确保离合器盖未破裂或露出链条或链轮。向电锯添加燃料时，确保操作员距离任何点火源至少3m。启动链锯时要距离加油区3m以上，并注意拉上链式制动器。

在使用链锯过程中要清除周围可能干扰操作的障碍物，将手放在手柄上，并确保站稳脚跟。不要在头顶或两腿之间直接切割。切割前要抬头查看是否有松动的树枝从树上掉下来。准备好应对后坐力，不要用链锯的尖端切割。

（三）户外工作中接触有毒动植物造成的危险及应对措施

在应对自然灾害时，应急人员可能会接触到野生动物或者对健康构成严重威胁的昆虫。为了预防这种风险建议采取以下保护措施：使用驱虫剂；避免出现在野生动物频繁活动的时间和地点；衣物能有效遮挡身体以避免直接接触；使用蚊帐；使用苄氯菊酯等杀虫剂处理衣物、蚊帐和装备；提高对野生动物迁徙的了解和认知；在进入陌生区域之前进行检查；注意手和脚的位置（不要把手放进洞、巢内等，不要踩在岩石或圆木上面）；在可疑区域工作时，应佩戴适当的脚具和皮手套。

应对自然灾害的行动可能会使应急人员接触某些对健康构成风险的植物，造成皮肤和呼吸道刺激或过敏。因此建议采取以下措施来预防：学会识别工作区域内有毒植物；使用手套和适当的衣物（如长裤和长袖衬衫）；用肥皂或洗涤剂清洗受影响的皮肤；使用酒精擦除引起反应的油性树脂；避免燃烧含有毒物质的植物。

（杨　瑾）

第四节　传染病暴发中的职业安全与健康

随着旅行业的兴起、全球化和人口的增长，传染病的发展和传播变得更快，特别是在缺乏公共卫生应对能力的国家和地区，传染病感染可能会成为国际关注的突发公共卫生事件。大量的卫生工作者参与此类疫情的管理，包括急救医疗队和医院的医护人员，实验室工作人员及参与受影响社区的急救、护理、运输和治疗的工作人员。

本节介绍在传染病暴发中，医护人员、实验室工作人员及社区应急人员面临的职业安全和健康危害因素，以及如何预防和控制这些危害因素带来的健康影响。

一、传染病暴发期间医护人员的职业安全与健康

为控制各种有害因素造成的职业安全与健康风险，应采取相应措施加以预防和控制。在职业安全健康管理体系中，控制措施的优先顺序是从效能最高到效能最低。其基本理念是首选消除职业性有害因素，如果无法消除，应该首先从源头采取措施替代有害因素，其次是采取隔离措施，最后是采取个体防护措施保护劳动者（图10-4-1）。

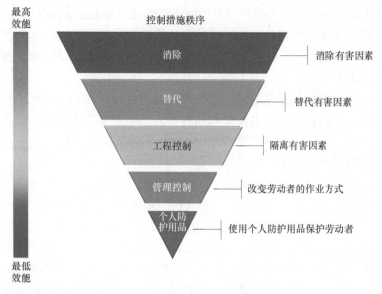

图 10-4-1　工作场所危害因素控制层级

（一）预防和控制职业感染的策略

预防和控制传染病（infection prevention and control，IPC）的策略也涉及控制优先秩序。管理控制是预防传染病策略中最重要的组成部分，包括采用和促进传染病预防控制措施和安全的患者护理措施。环境和工程控制措施有助于减少由于医疗照护而导致的一些病原体传播。控制措施的最后一道防线是使用个人防护用品。

1. 控制传染源　意味着控制甚至消除导致感染的危险因素。包括实施分诊程序，避免将具有高传染性疾病患者安置在传染病治疗之外的一般医疗区域；杀死/灭活实验室测试样本中的病毒；通过焚烧或高压灭菌方式销毁医疗废弃物；选择危害最小的替代方案（例如，采用口服而非静脉注射法，在抽取血样时使用点刺而非静脉抽血）。

2. 工程和环境控制　包括为分诊患者提供带独立卫生间的隔离室；设置物理屏障和通风系统；安装使用收纳锐器的容器；配备方便可及的洗手设备及速干手消毒剂；数量适宜的洗手间；安全注射器设备；安全饮用水和卫生服务，包括污水和医疗废物的处置。

3. 管理控制　为防止医护人员接触传染源并传播到易感人群，应对其提供相应的政策和标准操作流程。包括加强对医护人员预防和控制传染病策略的教育；床旁照护的风险评估；患者分诊、流转和报告程序；限制进入隔离室的人员数；限制访客进入；环境清洁及减少静脉注射。

4. 个人防护　是有害因素控制等级中效能最低的。包括个人防护用品的正确佩戴、拆卸、储存和维护，以确保达到尽可能高的防护水平。在进行特定任务时，要对医护人员穿戴防护用品进行风险评估，以便为这些医护人员选择最合适的个人防护装备。同时要对医护人员进行体检，评估其健康状况是否受到职业危害暴露的影响。在高传染性疾病暴发期间，使用个人防护装备与其他行政控制措施一起，成为保障医护人员健康和安全的最直接措施之一。

（二）呼吸道传染病暴发期间医护人员的职业安全与健康防护

急性呼吸道疾病（acute respiratory diseases，ARD）因其暴发性及潜在流行性可能成为国际关注的公共卫生突发事件，包括严重急性呼吸综合征（severe acute respiratory syndrome，SARS），新型流感病毒和冠状病毒引起的呼吸道传染病等。纵观历史，传染性疾病在不同人群和地区间传播，而且新发传染性疾病很可能会长期存在。许多传染性疾病都有动物宿主并能在某些情况下感染人类。

在季节性或大流行性流感暴发期间，医护人员可通过社区接触或医疗机构内接触而感染流感，一旦被感染，他们将作为传染源向其他医护人员及患者传播病毒，因此要注意对医护人员提供保护和监测。

对医护人员的预防措施如下。

（1）建立医护人员流感样疾病监测系统，监测体温及流感样症状。如果发热超过 38℃，或出现流感样疾病的症状，应该立即限制医护人员与他人的互动，停止工作，远离公共区域，并告知感染控制团队 / 职业健康团队和（或）他们的卫生保健提供者。

（2）具有潜在 ARD 并发症高风险的医护人员（如孕妇、免疫力低下的人和患有心肺或呼吸系统疾病的人）应该被告知医疗风险，并为其提供不接触 ARD 患者的工作。

（3）为医护人员开展病毒预防，接种季节性流感疫苗并监测疫苗接种效果。及时接种新开发的疫苗。

二、实验室的职业安全和健康管理

WHO 在《实验室生物安全手册》中建议处理高传染性样本时应采取下列措施来保护实验室工作人员的健康和安全。

（1）制定完善的安全政策，政策的执行由实验室主任负责。实验室所有工作人员都要对自己和同事的安全负责。

（2）规范的操作技术是实验室安全的基础。使用安全设备时，遵守规范的程序和做法，有助于减少生物危险物暴露的风险。包括禁止在实验室工作区域内进食、抽烟、化妆和处理隐形眼镜；操作过程中应尽量减少气雾剂和水滴的形成；可能引起传染性材料飞溅、飞沫或气雾化的操作（如离心、研磨、混合、振摇、超声波处理、打开压力容器等）都应使用生物安全柜或其他屏障装置。限制注射器的使用，不能将其作为移液装置的替代品；配备足够的收纳生物废弃物的容器；采用新鲜配制的漂白剂溶液处理危险材料的泄漏和日常清洁。

（3）始终遵循标准的个人防护措施。在采集样本、实验室处理和诊断性测试时，都应穿戴个人防护装备；工作人员在接触传染性物质和动物之后、离开实验室工作区之前和进食前应严格做好手卫生；在离开实验室之前，必须脱下个人防护用品。

三、传染病暴发中社区的职业安全与健康

对于突发传染病疫情的防护需要多部门甚至国际协作，应对的战略目标是阻止疫情、治疗感染者、确保基本服务、保持稳定和防止他国疫情暴发。这些防控活动需要在不同的环境中进行，包括家庭、保健中心、交通工具及入境点。因此除了医护人员外，其他类别的职业人群也有很高的感染风险。

（一）社区工作者

社区工作者开展病例检测、接触者追踪和社会动员时可能增加与未检出病例接触的风险，并给卫生工作者带来高的职业感染风险。因此，在开展此类工作时，必须始终采取以下保障

措施。

（1）和被采访者之间保持 1m 以上社交距离，避免任何身体上的接触。

（2）使用个人防护用品，如防渗防护服、口罩、眼罩、手套、靴子和含酒精的洗手液。

（3）接触任何疑似病例和可能受到污染的环境后，以及离开在社区内进行接触者追踪和个案调查问诊地点后，应进行手卫生。

（二）运送患者和尸体的工作人员

工作人员在运送患有高度传染性疾病患者和死者时有通过接触体液发生感染的风险。同时在清洁和消毒车辆时也具有感染的风险。需要采取以下预防措施。

1. 提供合适的个人防护用品　与患者有直接身体接触的应急人员（帮助患者上救护车或在运送过程中为患者提供护理）应使用适当的个人防护用品。如果患者没有呕吐、出血或腹泻症状，那么个人防护装备至少应该包括手套、口罩和防护服；如果患者出现以上症状或者需要处理遗体时，工作人员的防护装备应包括双层手套、呼吸器（如 N95）、防渗防护服、面罩和靴子。救护车和其他运送患者的车辆应始终配备手套、口罩、防护服等个人防护用品，以及含酒精洗手液、垃圾袋、尸袋、水箱、湿巾和消毒剂。随车救护员应接受这一培训并做呼吸器适配检验。

2. 运送尸体的规范操作　将尸体放进双层塑料尸袋，外表面用适当的消毒剂（0.5% 含氯消毒液）擦拭，然后将袋子密封并贴上高度传染性的标签。

3. 正确处置生物废弃物　在处理过有体液渗出的患者或运送尸体后，应及时按照穿脱规范更换个人防护装备，并放置在收纳高传染性物质的容器或塑料袋中。

4. 手卫生　急救人员在接触患者的体液、受污染的物品及移除个人防护用品后，应使用含酒精的洗手液或肥皂进行手部卫生。

5. 车辆的消毒　救护车和其他用于运送患者的车辆应至少每天清洁一次，并用 0.5% 含氯消毒剂进行消毒。如果车辆表面被体液污染，应立即清洁和消毒。

（三）尸检人员

对疑似传染病（如霍乱、埃博拉）死者的尸检决策应咨询传染病预防控制人员，尸检仅限于必要的评估，并由经过培训的人员进行操作。在进行尸检时，需要采取以下预防措施。

1. 尸检人员的个人防护　进行尸检的人员应穿戴全套个人防护装备。此外，对已知或疑似急性呼吸系统传染病病例进行尸检的人员应佩戴防微粒物呼吸器（如欧洲认证的 FFP2 或同类产品，美国 NIOSH 认证的 N95）或电动空气净化呼吸器（powered air purifying respirator，PAPR）。脱下个人防护设备时，应避免与面部有任何接触，同时要立即进行手部卫生。

2. 标本的处理程序　将标本放入有明确标签的非玻璃材质的防漏容器中，标本容器的所有外表面应使用有效的消毒剂彻底消毒，并直接送至指定的标本处理区。需要处理的组织或体液应放在有明显标记的密封容器中进行焚烧。

（四）遗体处置人员

《中华人民共和国传染病防治法》第四十六条规定：患甲类传染病、炭疽死亡的，应当将尸体立即进行卫生处理，就近火化。患其他传染病死亡的，必要时，应当对尸体进行卫生处理后火化或者按照规定深埋。因此从事遗体接运和火化的人员有接触病原体的风险。其他风险因素还包括穿戴个人防护用品在室外工作时产生的热应激、人工搬运遗体时产生的不良工效学问题及处理遗骸时产生的心理压力。因此工作人员应采用以下预防措施。

1. 成立遗体处置小组 殡仪馆根据需要处置的遗体数量设置遗体处置小组成员及人数。小组成员应包括驾驶员、遗体接运工和火化工。参与遗体处置的人员要建立个人健康信息档案，工作期间加强健康监测，必要时设置专门隔离室。

2. 遗体处置人员的个人防护 对参与传染病遗体处置的工作人员进行专业的防护培训。提供手套、医用口罩、防渗防护服、面罩和靴子等装备。脱下的非一次性防护用品直接放入盛有消毒液的容器中浸泡，一次性防护用品放入医疗废弃物收集袋，同时要立即进行手部卫生。

3. 良好的劳动组织 团队人员应充足，尽可能保证有4人使用担架搬运遗体；组织安排搬运遗体工作时应该留有充分的工间休息时间，以使工作人员脱除个人防护用品后能够休息并适量饮水。

（五）出入境口岸工作人员

机场、海港和陆路口岸出入境工作人员的工作内容主要包括文件管理，国际旅行者体温扫描和健康评估，行李、货物、集装箱和运输工具的处理等。面临的主要危险因素有接触国际旅行者的体液和被污染的物体表面。

负责出口筛查的工作人员应接受有关如何正确使用个人防护用品和感染控制方面的培训。对乘客进行安检的工作人员应配备与工作任务风险评估相适应的个人防护用品。工作人员应避免触摸到旅客，尽可能保持1m的安全距离；为患者或疑似患者进行健康评估时应配备个人防护用品，包括一次性手套、防渗工作服、口罩、护眼用具（如护目镜或面罩）及有鞋套或胶靴的闭合鞋。工作人员应使用肥皂和水或乙醇进行手卫生，如果处理了疑似病例，则必须进行手卫生。出入境工作人员包括货物处理员，不得自行处理明显沾有血液或体液的包裹。

（六）航班机组人员

若传染病患者或疑似患者乘坐飞机前往其他国家或地区，会给未受该疾病影响的地区或国家控制疾病传播带来巨大挑战。鉴于这种情况，对机场地面人员和机组人员进行培训，并且在飞机上配备符合国际民用航空组织（International Civil Aviation Organization，ICAO）指南要求的适用于病例管理的医疗预防用具显得尤为重要。在出入境处，机组人员应遵循国际航空运输协会（International Air Transport Association，IATA）关于管理飞机上传染性疾病的标准操作规程，具体措施如下。

1. 对飞机上疑似传染病患者的处置程序 根据IATA的指南，疑似病例是指发热（体温达到或超过38℃），出现一个或多个以下症状或体征：出现明显不适、持续的咳嗽、呼吸障碍、持续腹泻、持续呕吐、皮疹、既往无损伤却出现瘀斑或出血及发生意识模糊。

如果空乘人员发现飞机上有疑似传染病患者，机组人员应告知在途空中交通管制员，后者将继而告知目的地机场的空中交通管制员。所传送的资料应包括航班号、出发地、目的地、预计抵达时间、航班上人员数及疑似病例数等详情。目的地航空交通管制员应根据当地规定将具体情况告知当地公共卫生机构。当地公共卫生机构在飞机抵达前进行远程风险评估，决定是否需要启动公共卫生应急响应方案中的措施，从而将航班延误降至最低。

根据IATA建议的操作程序，在飞机上应采取下列措施确保对乘客和机组人员的影响降到最低；调整座位，让乘客远离疑似患者，最好把患病乘客放在厕所附近，供其单独使用。如果患病乘客有呼吸道症状（如咳嗽或打喷嚏），应戴上医用口罩（如耐受），如果患病乘客不能耐受口罩，应向其提供纸巾，并要求其在咳嗽或打喷嚏时捂住口鼻，并在咳嗽或打喷嚏后洗手；如果患病乘客恶心或想呕吐，应为其提供呕吐袋；为患病乘客提供一个塑料袋，盛放患者使用过的废弃物，并贴上"生物危害"的标签；将与患病乘客的直接接触控制在最低限度。由已经与该乘客有过直接接触的机组人员来进行照顾，这名机组人员或其他与患病乘客有过直接接触的人都应采取预防措施，佩戴适当的个人防护用品，在脱下防护用品后应进行手卫生。

2. 追踪与患病乘客发生过直接接触的乘客和机组人员 如果证实患病乘客感染了高度传染性病原体，那么曾直接接触患病乘客体液或污染物的乘客和机组人员将面临感染风险。应从航空公司获得与患者邻座的乘客（前、后、左右及过道）及机组人员信息进行追踪，也应对飞机的保洁人员进行接触追踪。对高危人群的症状监测应持续到最长的潜伏期。

（七）船舶营运人员

船舶营运人员的主要职业危险是接触乘客或船员的体液或被体液污染的表面和衣物等，可采用以下措施进行控制。

船员应遵循 WHO《旅游和运输风险评估：针对公共卫生当局和运输部门的临时指南》中的建议，确保船长和随船医务人员充分了解传染病的风险及船员应采取的预防和保护措施；工作时保持 1m 以上安全距离；避免触摸和直接接触可能被体液污染的物品表面；处理文件时佩戴手套，经常进行手卫生。

如果乘客或船员出现疑似传染病症状，应采取以下防范措施。

（1）关闭感染者所在的舱门或将其留在船上的隔离室。

（2）将传染病的风险信息提供给准备去照顾患者或准备进入患者舱的人员。

（3）确保医护人员进入隔离室为受感染的人提供护理或清洁机舱时穿戴合适的个人防护用品，包括手套、防渗防护服、医用口罩、面罩和胶靴。离开隔离室之前，应将个人防护用品摘除，并进行手卫生。

（八）公共交通从业人员

在传染病密集传播的国家或地区，出租车司机接触有呼吸道症状的乘客或其体液有发生感染的风险。疾病也可能通过被体液污染的座椅或车辆表面进行传播。因此需要广泛开展社区教育，使民众认识到公共交通工具不能用于运送传染病患者，同时建议出租车司机做到以下几点。

（1）询问乘客最近的患病或就诊情况，观察乘客的症状或体征。切勿直接接触确诊或疑似患者，并联系医务人员用专用车辆将患者送往医疗机构。

（2）在汽车前后座椅之间设置隔断；避免与乘客握手；携带乙醇类洗手液、手套、垃圾袋、纸巾和消毒剂，经常使用水、肥皂或乙醇类洗手液进行手卫生，特别是在接触表面沾有血液和体液的物体后；用塑料布盖在后座上，如果被血液和体液弄脏，应立即更换，并放在密封的垃圾袋内处理，操作时应佩戴手套。

（3）如果司机曾接触过疑似患者，应立即向当地卫生部门报告。

（九）废水处理工

废水处理工包括医疗卫生机构中的废水处理工、废弃物运输工、污水处理工及从特定医疗机构和受影响社区接收污水的污水处理厂的操作工。在受感染者的排泄物中可能发现致病微生物，与排泄物直接接触的废水处理工应采取预防措施并穿戴个人防护用品。

1. 个人防护用品　在处理污水和废水时，应穿戴的个人防护用品包括防护面罩、护目镜、防渗工作服、防渗手套和橡胶靴等。

2. 基本卫生要求

（1）处理排泄物或污水时，避免吸烟或嚼口香糖。

（2）用干净、干燥的绷带包扎溃疡、伤口。

（3）如不慎有排泄物或污水溅入眼睛，用安全清洁的水冲洗眼睛。

（4）处理污水时穿戴防渗透工作服、手套和胶靴，防止割伤和直接接触排泄物或污水。离开废弃物处理场所前脱掉个人防护用品并做手卫生。

（5）每天用 0.05% 含氯溶液清洗被污染的工作服。用餐前脱掉工作服，在指定地点用餐，日常活动时远离人类排泄物和污水。

（十）环境消杀人员

在虫媒传染病暴发的情况下，对于病媒的控制是应急反应的关键组成部分。自然灾害发生后，在为受灾害影响的社区居民提供临时住所的常规活动中，也需要控制病媒。控制病媒的主要方法是喷洒杀虫剂。

消杀人员在打开容器、混合配制喷雾溶液、喷洒杀虫剂、清洗和保养喷雾设备及处理空容器时都会接触杀虫剂。高浓度杀虫剂的溢出、飞溅和泄漏可能导致消杀人员的意外接触。

1. 管理措施

（1）规划保护措施：如明确农药购买和使用的国家条例，并通过全球统一的危险信息通报系统提供农药有关成分及其对健康潜在影响的信息。

（2）培训：对使用杀虫剂的人员进行培训，使之掌握正确的设备操作程序，确保农药喷洒作业期间无泄漏。

（3）杀虫剂和喷雾设备的安全存放和处置：按照制造商的标签建议将杀虫剂存放在安全的地方。应按照国家指南和制造商的建议处理未使用的稀释杀虫剂和空容器。空容器在废弃之前用溶剂（如煤油、柴油、水）进行三次清洗。冲洗空容器的溶剂可用于准备后续的喷雾剂，或者按照国家标准处理。喷洒设备在使用 25h 后，或者进行了重大维护或更换配件后要重新校准。

（4）个人卫生：严格实施个人卫生，如定期清洗、更换衣物和清洗设备。施用杀虫剂期间，严禁吸烟、进食和饮水。

2. 个人防护　个人防护用品的选择取决于与不同任务相关的职业安全和卫生风险。个人防护用品的选用必须符合国家农药使用规定，同时也必须考虑制造商的建议。

在倒出浓缩杀虫剂产品、混配喷雾液体及使用灌装设备时穿戴的个人防护用品包括覆盖手臂和腿部的全身性棉质工作服、橡胶防化手套、宽檐帽、防化护目镜或面罩和橡胶靴；进行喷雾时应佩戴具有有机蒸气滤芯的空气净化半面罩式呼吸器，同时带有结合气溶胶和颗粒物的滤膜（如 N95、R95 或 P95 滤膜），并根据制造商的指示定期更换呼吸器滤膜；当施用微生物杀幼虫剂和生长调节剂时应穿戴工作服、橡胶手套和防尘口罩。

3. 健康监护　实施健康监护，发现接触者的任何细微的神经损害，如阅读能力和注意力下降等。除了临床监测外，还可进行定量生化测试，评估其就业前和就业期间的接触程度。确保接触者能及时反馈自身出现的任何不适症状，与特定杀虫剂中毒确认的体征和症状无关的异常疾病均要记录并向上级卫生主管部门报告。因职业接触杀虫剂导致的急慢性中毒应按照国家法规向主管机关报告登记职业病及工伤，并进行赔偿。

（1）岗前体检：所有操作者都应进行岗前体检，以确定是否有禁忌证。岗前体检包括体格检查、病史、职业史、综合代谢类指标（血糖、电解质和肝肾功能）、胆碱酯酶红细胞/血浆基线测试（适用于使用有机磷和氨基甲酸盐者）和肺功能测试（适用于要求佩戴呼吸器的人）。工作中涉及有机磷和氨基甲酸盐的工人要额外关注有无消化性溃疡、支气管哮喘、贫血、中枢神经系统退行性疾病、慢性结肠炎、精神病、重症肌无力和青光眼等疾病。

（2）中毒急救：脱掉所有被污染的衣物，防止进一步吸收。然后用肥皂清洗受污染的皮肤，并用大量的水冲洗。如果眼睛受到污染，应该用手指轻轻打开眼睑，用干净的自来水冲洗结膜几分钟。在全球化学品协调系统信息中可查阅到针对不同杀虫剂的去污措施。去污后应及时就医，临床治疗以对症治疗为主，并防止杀虫剂进一步被机体吸收。

（杨　瑾）

思　考　题

1. 在发生的化学事故中，对人体健康产生影响主要取决于哪些因素？

2. 放射性突发事件中，应急响应人员在放射突发事故中应采取哪些职业防护措施？

3. 在传染病暴发期间，应急人员应采取哪些职业防护措施？

参 考 文 献

戴维·斯纳沙尔，迪皮蒂·帕特尔，2003. 职业与环境医学 ABC. 2 版. 伦敦：英国医学杂志出版社.

戴宇飞，郑玉新，2022. 中国职业卫生与职业病研究的进展. 中华疾病控制杂志，26（8）：869-875.

董一丹，姜萍，彭毓，等，2022. 某轨道客车装配车间工人工作相关肌肉骨骼疾患工效学干预研究. 环境与职业医学，39（6）：609-616.

董一丹，娜扎开提·买买提，王富江，等，2020. 中国肌肉骨骼疾患问卷编制与验证：附调查问卷. 中国职业医学，47（1）：8-18.

郭伏，钱省三，2015. 人因工程学. 北京：机械工业出版社.

国际劳工组织，2022. 职业安全与健康指南. https://www.ilo.org/global/topics/labour-administration-inspection/resources-library/publications/guide-for-labour-inspectors/lang--en/index.htm.

国家卫生和计划生育委员会，2014. 职业健康监护技术规范（GBZ 188—2014）. 北京：中国标准出版社.

何丽华，2022. 关注工作相关肌肉骨骼疾患的防控. 环境与职业医学，39（6）：589-592.

姜萍，董一丹，金旭，等，2022. 四家制造企业装配作业人员工作相关肌肉骨骼疾患的影响因素. 环境与职业医学，39（6）：593-599.

刘长安，2004. 放射工作人员职业健康监护. 北京：中国原子能出版社.

刘树铮，1998. 医学放射生物学. 修订版. 北京：中国原子能出版社.

栾荣生，2014. 流行病学研究原理与方法. 2 版. 成都：四川科学技术出版社：93-152.

毛秉智，陈家佩，2002. 急性放射病基础与临床. 北京：军事医学科学出版社.

牛侨，2020. 公共卫生与预防医学. 北京：科学出版社.

牛侨，张勤丽，2015. 职业卫生与职业医学. 3 版. 北京：中国协和医科大学出版社.

世界卫生组织，国际劳工组织，2018. 突发公共卫生事件中的职业安全与健康：保护卫生工作者和应急人员手册. 日内瓦：世界卫生组织与国际劳工组织.

孙世荃，1996. 人类辐射危害评价. 北京：中国原子能出版社.

孙志伟，2017. 毒理学基础. 7 版. 北京：人民卫生出版社：94-113.

王富江，张忠彬，何丽华，2019. 我国职业工效学研究历程和进展. 工业卫生与职业病，45（6）：485-488.

王生，2022. 全面认识工效学因素及其特点. 中华劳动卫生职业病杂志，8（2）：81-82.

王璇，龚俊辉，2019. 我国职业健康风险评估方法现状研究. 江苏预防医学，30（5）：536-538.

邬堂春，2017. 职业卫生与职业医学. 8 版. 北京：人民卫生出版社：26-33.

张文昌，贾光，2017. 职业卫生与职业医学：案例版. 2 版. 北京：科学出版社.

中华人民共和国安全生产法，2021.

中华人民共和国劳动法，2018.

中华人民共和国职业病防治法，2018.

朱莉娅·斯梅德利，芬利·迪克，史蒂芬·萨德拉，2013. 牛津职业健康手册. 2 版. 牛津：牛津大学出版社.

H.A. 沃尔德伦，C. 埃德林，2004. 职业卫生实践. 4 版. 牛津：牛津大学出版社.

Alli BO，2008. Fundamental principles of occupational health and safety.Geneva: International Labour Office.

Alpert N，van Gerwen M，Taioli E，2020. Epidemiology of mesothelioma in the 21st century in Europe and the United States，40 years after restricted/banned asbestos use. Transl Lung Cancer Res，9（Suppl 1）：S28-S38.

Anonymous，2015. Global，regional，and national comparative risk assessment of 79 behavioural，environmental and occupational，and metabolic risks or clusters of risks in 188 countries，1990-2013: a systematic analysis for the Global Burden of Disease Study 2013. British Dental Journal，219（7）：329.

Barnes H，Goh NSL，Leong TL，Hoy R，2019. Silica-associated lung disease: an old-world exposure in modern industries. Respirology, 24 (12): 1165-1175.

Brammer AJ, Taylor W, Lundborg G, 1987. Sensorineural stages of the hand-arm vibration syndrome. Scand J Work Environ Health, 13 (4): 279-283.

Bray F, Ferlay J, Soerjomataram I, Siegel RL, Torre LA, Jemal A, 2018. Global cancer statistics 2018: GLOBOCAN estimates of incidence and mortality worldwide for 36 cancers in 185 countries. CA Cancer J Clin, 68 (6): 394-424.

Cantú AM, Torres FC, León MBD, et al., 2006. Occupational toluene exposure induces cytochrome P450 2E1 mRNA expression in peripheral lymphocytes. Environ Health Perspect, 114 (4): 494-499.

Checkoway H, Pearce NE, Kriebel D, 2004. Research Methods in Occupational Epidemiology. 2nd ed. New York: Oxford University Press: 17-246.

Chen WH, Liu YW, Huang XJ, et al., 2012. Respiratory diseases among dust exposed workers//Ghanei M, ed. Respiratory Diseases. Croatia, IntechOpen.

Division of Respiratory Disease Studies in National Institute for Occupational Safety and Health, 2022. Work-related lung disease surveillance report. US Generic.

Gwinn MR, Weston A, 2008. Application of oligonucleotide microarray technology to toxic occupational exposures. J Toxicol Environ Health Part A, 2008, 71 (5): 315-324.

Hahad O, Bayo Jimenez MT, Kuntic M, Frenis K, Steven S, Daiber A, Münzel T, 2022. Cerebral consequences of environmental noise exposure. Environ Int, 165: 107306.

Han YL, Zhang TC, Chen H, et al., 2022. Global magnitude and temporal trend of mesothelioma burden along with the contribution of occupational asbestos exposure in 204 countries and territories from 1990 to 2019: results from the Global Burden of Disease Study 2019. Critical Reviews in Oncology/Hematology, 179: 103821.

Herrera NP, Minaya HP, Arredondo ES, et al., 2008. PON1Q192R genetic polymorphism modifies organophosphorous pesticide effects on semen quality and DNA integrity in agricultural workers from southern Mexico. Toxicol Appl Pharmacol, 230 (2): 261-268.

Hoy RF, Jeebhay MF, Cavalin C, et al., 2022. Current global perspectives on silicosis-Convergence of old and newly emergent hazards. Respirology, 27 (6): 387-398.

HSE, 1997. Biological monitoring in the workplace, HSG 167. Sudbury: HSE Books.

Huang JJ, Chan SC, Pang WS, et al., 2023. Global incidence, risk factors, and temporal trends of mesothelioma: a population-based study. Journal of Thoracic Oncology: Official Publication of the International Association for the Study of Lung Cancer, 18 (6): 792-802.

IAEA, ILO, WHO, 1998. Health surveillance of persons occupationally exposed to ionizing radiation: guidance for occupational physicians, Safety Reports Series No.5. Vienna: IAEA.

ICRP Publication 84, 2000. Pregnancy and medical radiation. Oxford: Pergamon Press.

Joubert DM, 2002. Occupational health challenges and success in developing countries: a South African Perspective. International Journal of Occupational and Environmental Health, 8 (2): 119-124.

Karasek RA, 1979. Job demands, job decision latitude, and mental strain: Implications for job redesign. Adm Sci Q, 24: 285.

Krajnak K, 2018. Health effects associated with occupational exposure to hand-arm or whole body vibration. J Toxicol Environ Health B Crit Rev, 21 (5): 320-334.

Labrèche F, Kim J, Song C, et al., 2019. The current burden of cancer attributable to occupational exposures in Canada. Prev Med, 122: 128-139.

Leung CC, Yu ITS, Chen WH, 2012. Silicosis. Lancet, 379 (9830): 2008-2018.

Lu S, Wei F, Li GL, 2021. The evolution of the concept of stress and the framework of the stress system. Cell Stress, 5 (6): 76-85.

Lucas D, Ferrara R, Gonzales E, et al., 2001. Cytochrome CYP2E1 phenotyping and genotyping in the evaluation of health risks from exposure to polluted environments. Toxicol Lett，124（1-3）：71-81.

Mahiout S，Kiilunen M，Vermeire T，et al.，2022. Occupational exposure to Cr（VI）in Finland in 1980-2016 and related lung cancer risk assessment. Regul Toxicol Pharmacol，136：105276.

Marsh GM，1992. Epidemiology of occupational diseases. In：Environmental and Occupational Medicine. 2nd ed. New York：Lettle，Brown and Company：35-46.

Merchant JA，1986. Occupational respiratory diseases. Washington D.C.：U.S. Government Printing Office.

Micallef MC，Shield KD，Baldi I，et al.，2018. Occupational exposures and cancer：a review of agents and relative risk estimates. Occup Environ Med，75（8）：604-614.

Piccoli P，Carrieri M，Padovano L，et al.，2010. In vivo CYP2E1 phenotyping as a new potential biomarker of occupational and experimental exposure to benzene. Toxicol Lett，192（1）：29-33.

Rantanen J，Fedotov IA，2010. Standards，Principles and Approaches in Occupational Health Services. Geneva：World Health Organization.

Rom WN，2007. Environmental and Occupational Medicine. 4th ed. Philadelphia：Lippincott Williams & Wilkins.

Saha RK，2018. Occupational health in India. Ann Glob Health，84（3）：330-333.

Scott AR，1985. Biological monitoring in the workplace. Lancet 1，325（8426）：459-460.

Sheppard A，Ralli M，Gilardi A，et al.，2020. Occupational noise：auditory and non-auditory consequences. Int J Environ Res Public Health，17（23）：8963.

Smedley J，Dick F，Sadhra S，2013. Oxford handbook of occupational health. 2nd ed. New York：Oxford University Press.

Smith MT，Vermeulen R，Li GL，et al.，2005. Use of 'Omic' technologies to study humans exposed to benzene. Chem Biol Interact，153/154：123-127.

Snashall D，Patell D，2013. ABC of Occupational and Environmental Medicine. 2nd ed. London：BMJ Publishing Group.

The National Institute for Occupational Safety and Health，2012. Emergency responder health monitoring and surveillance.

United Nations Office for the Coordination of Humanitarian Affairs，2012. International Search and Rescue Advisory Group. INSARAG guidelines，Volume Ⅲ：Operational field guide. Geneva：United Nations Office for the Coordination of Humanitarian Affairs.

UNSEAR，1994. Sources and effects of ionizing radiation. United nations scientific committee on the effects of atomic radiation，1994 report to the general assembly with annexes. New York：United Nations.

WHO，2021. World Report on Hearing. https：//www.who.int/teams/noncommunicable-diseases/sensory-functions-disability-and-rehabilitation/highlighting-priorities-for-ear-and-hearing-care.

World Health Organization，2016. Attacks on health care：prevent，protect，provide. Report on attacks on health care in emergencies. Geneva：World Health Organization.

World Health Organization，2018. Occupational safety and health in public health emergencies：A manual for protecting health workers and responders.

World Health Organization Regional Office for the Western Pacific，2004. Practical guidelines for infection control in health-care facilities.

Zhou ZJ，2018. Understanding the administrative regulation on occupational health and trend in China. J Occup Health，60（2）：126-131.